通过**病例**
学习掌握

消化内镜
系列丛书

食管和胃
肿瘤的诊断

明确鉴别诊断和深度诊断的技巧
及病例学习

修订版

［日］**田尻久雄**　［日］**小山恒男**　主编

孙晓梅　译

北方联合出版传媒（集团）股份有限公司
辽宁科学技术出版社

敬告 ——

　　作者及出版者对于本书中的诊断法、治疗法的记载是基于出版发行时的最新研究结果，并努力追求准确。随着医学及医疗技术的进步，所记载的内容有可能不是完全正确的。

　　因此，当面对不熟悉的诊断法、治疗法或者使用没有广泛使用的新药、检查及判读结果时，请先参考药品、器械、试剂的使用说明书。采用本书中介绍的诊疗技术时，请在慎重考虑后谨慎实施。

　　在本书出版后，由于医学研究及医疗的进步使本书中记载的诊断法、治疗法、药品、检查法、有关疾病适应证等发生变化时，作者及出版社不承担由于诊断法、治疗法、药品、检查法、有关疾病适应证引起的不良事件产生的后果。

「食道・胃腫瘍診断 改訂版」田尻久雄，小山恒男 / 编
Copyright © 2015 by YODOSHA, CO., LTD.
All rights reserved.
Original Japanese edition published in 2015 YODOSHA, CO., LTD.

©2025 辽宁科学技术出版社。
著作权合同登记号：第06-2020-80号。

版权所有 · 翻印必究

图书在版编目（CIP）数据

　　食管和胃肿瘤的诊断：明确鉴别诊断和深度诊断的技巧及病例学习 /（日）田尻久雄，（日）小山恒男主编；孙晓梅译. — 沈阳：辽宁科学技术出版社，2025.4
（通过病例学习掌握消化内镜系列）
　　ISBN 978-7-5591-3223-9

　　Ⅰ.①食… Ⅱ.①田… ②小… ③孙… Ⅲ.①食管肿瘤—诊断②胃肿瘤—诊断 Ⅳ.①R735.104②R735.204

　　中国国家版本馆CIP数据核字（2023）第161971号

——

出版发行：辽宁科学技术出版社
　　　　　（地址：沈阳市和平区十一纬路25号　邮编：110003）
印　刷　者：沈阳丰泽彩色包装印刷有限公司
经　销　者：各地新华书店
幅面尺寸：185mm×260mm
印　　张：24.75
字　　数：400千字
出版时间：2025年4月第1版
印刷时间：2025年4月第1次印刷
责任编辑：丁　一　卢山秀
封面设计：袁　舒
版式设计：袁　舒
责任校对：黄跃成

书　　号：ISBN 978-7-5591-3223-9
定　　价：308.00元

联系电话：024-23284363　15998252182
邮购热线：024-23284502
E-mail:191811768@qq.com
http://www.lnkj.com.cn

修订版序

上消化道内镜诊断学的教授应以对初学者通俗易懂的解说（特别是对于初学者）为根本。本书初版发行已经过了6年，其间内镜世界也发生了巨大变化。

NBI第二代具有更加明亮的高清画质，而且BLI的登场也使激光内镜开始了在临床的应用。通过各大内镜厂商的努力，更加高清画质的内镜被研发出来，并应用于日常诊疗工作中。

针对 *H.pylori* 感染胃炎的除菌治疗已经纳入日本医疗保险，全民除菌可能会极大减少胃癌的发病。但是，除菌后也会发生胃癌，而且除菌后胃癌表层黏膜分化较好，病变表面被覆非上皮性黏膜，使诊断更加困难。

日本食管学会总结的食管鳞状细胞癌的放大内镜分类被广泛应用，因为分类简单，所以其局限性也逐渐显现。

因此，修订版中沿袭了"学习消化内镜诊断学的必要入门书"的概念，更新了内镜图片，替换成最新版的高清画质内镜图片。另外，充实了包含BLI在内的第二代IEE的放大内镜的诊断，而且增加了基于日本食管学会分类的解说。

对各位专家在百忙中执笔本书给予衷心的感谢，感谢为我们担当编辑工作的羊土社工作人员铃木美奈子、中田志保子。希望本书不仅对初学者，而且对所有从事内镜工作的医生都能有所帮助，特作此序记念改版。

小山恒男
田尻久雄

注：原书名为《食道·胃腫瘍診断》。

小标题"Point"译为"要点"，"Pitfall"译为"误区"，"MEMO"译为"备忘录"，正文不再翻译。

初版序

电子内镜开发已近20载，最近几年，常规使用放大内镜或者NBI等图像增强内镜（Image-Enhanced Endoscopy）观察的医疗机构逐渐增加，微小平坦的早期胃癌、M1食管浅表癌、2mm以下的超微小癌等的发现和诊断已经成为日常诊疗工作的一部分。

随着内镜治疗技术和周边器械的进步，EMR、ESD等治疗技术也已经在全国推广，各种学会的视频研讨会、各地区开展的内镜现场操作演示、手把手教学等盛况火热进行。如今，随着老龄化社会的到来，微创治疗提高生存质量（QOL）的社会要求逐渐增加，扩大内镜治疗的适应证也在积极探讨中。但是，最近与结肠内镜领域相同，单纯学习上部内镜治疗技术的年轻医生越来越多，略有"轻诊断重治疗"的倾向。为了正确普及EMR和ESD以及站在患者角度选择治疗手段，需要掌握正确的诊断学，重新认识病变深度及浸润范围诊断的重要性。在这种状况下，主要面向消化医生们，作为"学习消化内镜诊断学的必要入门书"，策划编辑了本书。

本书的第1章、第2章主要概述解剖学内容以及内镜插入法、流行病学及筛查、肉眼分型等。第3章的"术前内镜诊断"部分，有关最前沿的内镜诊断学中，不仅针对普通内镜诊断，还对放大内镜诊断、NBI、超声内镜诊断等技术都分别邀请了活跃在临床一线的专家给予解说。在第5章中，以实际病例为基础，简单明了地解说了有关鉴别诊断、深度诊断以及治疗方法的选择等。我们盼望本书中所编写的内镜诊断的基础、技巧以及重点被读者熟读并斟酌，作为自己的所得充分地掌握。从几年前的研究会上得知，负责本书编辑的两个人的生日恰巧都是8月4日，成为共同进行这次编辑策划的契机，与2009年1月正式宣誓就职美国总统的奥巴马也是同一天生日，我们期待着面向新时代的变化。希望阅读过本书的年轻医生们，在今后的新时代里，向全世界传播先进的日本内镜诊断学。

最后，对各位专家在百忙中执笔本书给予衷心的感谢，对为我们担当编辑工作的羊土社工作人员嶋田達哉、担当制作工作的的溝井レナ表示衷心感谢。

田尻久雄
小山恒男

食管和胃肿瘤的诊断 修订版

目　录

- 修订版序 ……………………………………………… 小山恒男，田尻久雄　3
- 初版序 ………………………………………………… 田尻久雄，小山恒男　5
- 作者名单 ……………………………………………………………………　10

第1章　解剖和内镜插入法

A．上消化道内镜
1．食管、胃和十二指肠解剖 …………… 吉田幸永，荒川廣志，田尻久雄　12
2．内镜插入法（包含术前准备、镇静麻醉）… 吉田幸永，荒川廣志，田尻久雄　16

B．经鼻内镜
1．鼻腔、咽部解剖 ……………………………… 辰巳嘉英，松本貴弘　20
2．插入法 ………………………………………… 辰巳嘉英，松本貴弘　23

第2章　食管和胃肿瘤的基本情况

1．流行病学及高危因素
①咽喉~食管 SCC ………………………………………… 田中雅樹　27
②Barrett 食管 …………………………………………… 郷田憲一　30
③胃 …………………………………………… 土岐真朗，高橋信一　34
2．病型分类及肉眼分类
①食管癌 ………………………………………………… 小山恒男　38
②胃癌 …………………………………………………… 田辺　聡　47

第3章　术前内镜诊断

A．普通内镜诊断
1．内镜观察和图像采集的基本操作和技巧
①咽部和食管 ………………………………………… 鼻岡　昇，石原　立　56
②Barrett 食管 ………………………………………… 土橋　昭，郷田憲一　60

③胃和十二指肠 ···································· 小山恒男 64

2．发现病变的诊断

    ①食管 ································· 濱田健太，石原 立 71

    ②胃 ······································· 吉永繁高 76

3．肿瘤与非肿瘤的鉴别诊断

    ①食管 ····························· 高橋亜紀子，小山恒男 81

    ②胃 ······································· 中原慶太 94

4．癌的深度诊断

    ①食管 ································· 平澤 大 105

    ②胃 ·························· 鈴木晴久，小田一郎，谷口浩和 115

B．放大内镜诊断（包括NBI）

1．食管 ······································· 小山恒男 125

2．Barrett食管和浅表癌 ·························· 郷田憲一 130

3．胃

    ①胃炎 ······································· 八木一芳 137

    ②胃癌 ····························· 高橋亜紀子，小山恒男 144

C．超声内镜诊断

1．食管 ······································· 有馬美和子 154

2．胃 ······································· 赤星和也 168

第4章　内镜治疗适应证（EMR和ESD）

1．浅表型食管癌 ························· 竹内 学，小林正明 175

2．早期胃癌 ····························· 吉田将雄，小野裕之 183

3．十二指肠肿瘤 ························· 港 洋平，大圃 研 187

第5章　Case Study: Q & A

A．咽部

1．鉴别诊断

    Case① ······································· 川久保博文 193

    Case② ······································· 川久保博文 198

2．深度诊断

    Case① ····························· 船越真木子，武藤 学 204

Case② ………………………………………………………… 船越真木子，武藤　学　208

B．食管

1．鉴别诊断

Case① ………………………………………………………………… 平澤　大　212

Case② ………………………………………………………………… 平澤　大　217

Case③ ………………………………………………………………… 平澤　大　221

2．深度诊断

Case① ……………………………………………… 依光展和，小山恒男　225

Case② ……………………………………………… 依光展和，小山恒男　229

Case③ ……………………………………………… 依光展和，小山恒男　233

Case④ ……………………………………………… 依光展和，小山恒男　239

Case⑤ ……………………………………………… 依光展和，小山恒男　243

C．胃

1．鉴别诊断

Case① ……………………………………………… 植松淳一，河合　隆　248

Case② ……………………………………………… 植松淳一，福澤誠克　253

Case③ ……………………………………………… 植松淳一，河合　隆　258

Case④ ……………………………………………… 植松淳一，河合　隆　262

Case⑤ ……………………… 関口雅則，小田一郎，谷口浩和　266

Case⑥ ……………………… 関口雅則，小田一郎，谷口浩和　270

Case⑦ ……………………… 居軒和也，小田一郎，谷口浩和　274

Case⑧ ……………………… 居軒和也，小田一郎，谷口浩和　278

Case⑨ ……………………… 居軒和也，小田一郎，谷口浩和　281

2．深度诊断

Case① ……………………………………………… 大仁田　賢，橋迫美貴子　284

Case② ……………………………………………… 大仁田　賢，橋迫美貴子　288

Case③ ……………………………………………… 大仁田　賢，橋迫美貴子　292

Case④ ……………………………………………… 大仁田　賢，橋迫美貴子　296

Case⑤ ……………………………………………… 大仁田　賢，橋迫美貴子　300

3．治疗方法的选择

Case① ………………………………………………………………… 豊泉博史　304

Case② ……………………………………………… 竹内　学，小林正明　308

Case③ ……………………………………………… 竹内　学，橋本　哲　312

Case④ ……………………………………………… 小田島慎也，藤城光弘　316

Case⑤ ……………………………………………… 小田島慎也，藤城光弘　320

　　　　Case ⑥ ·· 小田島慎也，藤城光弘　324

D．十二指肠

　　1．鉴别诊断

　　　　Case ① ·· 赤星和也　328

　　　　Case ② ·· 赤星和也　332

　　2．深度诊断 ······························ 原　裕子，土橋　昭，郷田憲一　336

　　3．治疗方法的选择

　　　　Case ① ······························· 田島知明，野中康一　340

　　　　Case ② ······························· 田島知明，野中康一　344

　　　　Case ③ ······························· 田島知明，野中康一　348

　　　　Case ④ ······························· 田島知明，野中康一　353

　　　　Case ⑤ ······························· 田島知明，野中康一　357

第6章　良性疾病

　　1．胃食管反流病（GERD）···································· 和泉元喜　362

　　2．食管疱疹和巨细胞病毒感染 ····················· 藤原　崇，藤原純子　368

　　3．念珠菌感染 ··· 古川龍太郎　371

　　4．IBD合并食管病变 ····························· 国崎玲子，安原ひさ恵　373

　　5．食管和胃静脉曲张 ····························· 森　直樹，今津博雄　376

　　6．胃息肉 ····································· 望月恵子，田尻久雄　379

　　7．慢性胃炎 ··· 伊藤公訓　382

　　8．鸡皮样胃炎 ··· 伊藤公訓　384

　　9．急性胃黏膜病变（AGML）···························· 和泉元喜　386

　　10．胃溃疡 ····································· 望月恵子，田尻久雄　388

　　11．十二指肠溃疡 ······························· 望月恵子，田尻久雄　392

作者名单

主编

田尻久雄　日本東京慈恵会医科大学先進内視鏡治療研究講座 教授
小山恒男　日本佐久医療センター内視鏡内科 部長

参编者（按执笔顺序排序）

小山恒男　日本佐久医療センター内視鏡内科
田尻久雄　日本東京慈恵会医科大学先進内視鏡治療研究講座
吉田幸永　日本西埼玉中央病院消化器内科
荒川廣志　日本東京慈恵会医科大学附属柏病院内視鏡部
辰巳嘉英　日本パナソニック健康保険組合健康管理センター 予防医療部消化器検診科
松本貴弘　日本パナソニック健康保険組合健康管理センター 予防医療部消化器検診科
田中雅樹　日本静岡県立静岡がんセンター内視鏡科
郷田憲一　日本東京慈恵会医科大学内視鏡科
土岐真朗　日本杏林大学医学部第三内科
高橋信一　日本杏林大学医学部第三内科
田辺　聡　日本北里大学医学部新世紀医療開発センター
鼻岡　昇　日本大阪府立成人病センター消化管内科
石原　立　日本大阪府立成人病センター消化管内科
土橋　昭　日本東京慈恵会医科大学内視鏡科
濱田健太　日本大阪府立成人病センター消化管内科
吉永繁高　日本国立がん研究センター中央病院内視鏡科
高橋亜紀子　日本佐久医療センター内視鏡内科
中原慶太　日本佐賀県医師会成人病予防センター
平澤　大　日本仙台市医療センター仙台オープン病院 消化器内科
鈴木晴久　日本国立がん研究センター中央病院内視鏡科
小田一郎　日本国立がん研究センター中央病院内視鏡科
谷口浩和　日本国立がん研究センター中央病院臨床検査部病理
八木一芳　日本新潟県立吉田病院内科
有馬美和子　日本埼玉県立がんセンター消化器内科
赤星和也　日本（株）麻生 飯塚病院 消化器内科
竹内　学　日本新潟大学医歯学総合病院消化器内科
小林正明　日本新潟大学医歯学総合病院光学医療診療部
吉田将雄　日本静岡県立静岡がんセンター内視鏡科
小野裕之　日本静岡県立静岡がんセンター内視鏡科
港　洋平　日本NTT東日本関東病院 消化器内科
大圃　研　日本NTT東日本関東病院 消化器内科

川久保博文　日本慶應義塾大学医学部一般・消化器外科
船越真木子　日本京都大学大学院医学研究科腫瘍薬物治療学講座
武藤　学　日本京都大学大学院医学研究科腫瘍薬物治療学講座
依光展和　日本佐久医療センター内視鏡内科
植松淳一　日本東京医科大学病院消化器内科・内視鏡センター
河合　隆　日本東京医科大学病院内視鏡センター
福澤誠克　日本東京医科大学病院消化器内科・内視鏡センター
関口雅則　日本国立がん研究センター中央病院内視鏡科
居軒和也　日本国立がん研究センター中央病院内視鏡科
大仁田　賢　日本長崎大学病院消化器内科
橋迫美貴子　日本長崎大学病院病理診断科
豊泉博史　日本東京慈恵会医科大学附属病院内視鏡部
橋本　哲　日本新潟大学医歯学総合病院光学医療診療部
小田島慎也　日本東京大学医学部附属病院消化器内科
藤城光弘　日本東京大学医学部附属病院光学医療診療部
原　裕子　日本東京慈恵会医科大学附属病院内視鏡部
田島知明　日本NTT東日本関東病院 消化器内科
野中康一　日本NTT東日本関東病院 消化器内科
和泉元喜　日本町田市民病院消化器内科
藤原　崇　日本がん・感染症センター都立駒込病院消化器内科
藤原純子　日本がん・感染症センター都立駒込病院内視鏡科
古川龍太郎　日本東京大学医科学研究所附属病院感染免疫内科
国崎玲子　日本横浜市立大学附属市民総合医療センター 炎症性腸疾患（IBD）センター
安原ひさ恵　日本横浜市立大学附属市民総合医療センター 炎症性腸疾患（IBD）センター
森　直樹　日本東京慈恵会医科大学附属病院内視鏡部
今津博雄　日本東京慈恵会医科大学附属病院内視鏡部
望月恵子　日本東京慈恵会医科大学附属病院内視鏡部
伊藤公訓　日本広島大学病院消化器・代謝内科

通过**病例**学习掌握

消化内镜系列丛书

食管和胃
肿瘤的诊断

明确鉴别诊断和深度诊断的技巧
及病例学习

修订版

A. 上消化道内镜

1. 食管、胃和十二指肠解剖

吉田幸永，荒川廣志，田尻久雄

> 从事上消化道内镜检查或治疗的医务工作者了解上消化道的解剖是基础，这很重要，本文对基础解剖给予详细阐述。

✿ 食管

1 食管的解剖

食管全长约25cm，是肌性管腔脏器，前后受压呈扁平形状，但有食物通过时管腔可以舒张。

根据《食管癌处理规范》，食管按照部位大致分为颈部食管（cervical esophagus：Ce）、胸部食管（thoracic esophagus：Te）、腹部食管（abdominal esophagus：Ae）[1]。

胸部食管又分为三部分，胸骨上缘至气管分叉部下缘为胸部上段食管（Ut），从气管分叉部下缘至食管胃结合部（esophagogastric junction：EGJ）二等分，上半部分为胸部中段食管（Mt），下半部分为胸部下段食管（Lt）（图1）。

颈部食管长5~6cm，从第6颈椎至第1胸椎的高度，在椎骨前方、紧挨气管的后方下行，颈部食管和气管之间有喉返神经走行，食管两侧有颈总动脉、颈内静脉和迷走神经。胸部食管在气管后方稍偏左侧下行，于气管分支的下方，在被覆

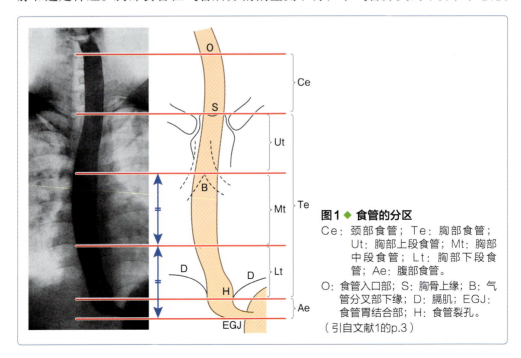

图1 ◆ 食管的分区
Ce: 颈部食管；Te: 胸部食管；Ut: 胸部上段食管；Mt: 胸部中段食管；Lt: 胸部下段食管；Ae: 腹部食管。
O: 食管入口部；S: 胸骨上缘；B: 气管分叉部下缘；D: 膈肌；EGJ: 食管胃结合部；H: 食管裂孔。
（引自文献1的p.3）

心包膜的右肺动脉和左心房的后方下行。

食管上部的血运来源于甲状腺下动脉、支气管动脉，中下部的血运来源于食管固有动脉、胃左动脉。食管静脉血回流注入附近的静脉，食管上部的静脉血回流至甲状腺下静脉，食管中部的静脉血回流至奇静脉和半奇静脉。

在进行上消化道内镜的实际操作中，可看到食管周边的脏器压迫的内镜所见。

2 食管的病理

食管壁由黏膜上皮（epithelium：EP）、黏膜固有层（lamina propria muscularis：LPM）、黏膜肌层（muscularis mucosae：MM）、黏膜下层（submucosa：SM）、固有肌层（muscularis propria：MP）（内侧为环行肌，外侧为纵行肌）、外膜等构成（图2）。

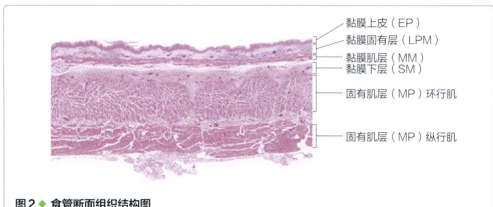

图2 ◆ 食管断面组织结构图

EGJ的内镜定义没有统一，欧美是把胃黏膜皱襞上缘定义为EGJ，而日本是把下段食管的栅状血管网的下缘定义为EGJ。但是，胃黏膜皱襞的上缘会随着内镜送气量的多少而发生变化，缺乏客观性和再现性，因此我们认为日本的定义更为实用。

胃

1 胃的解剖

胃的大约3/4位于左季肋区，约1/4位于上腹部，上端贲门和下端幽门结构比较固定，中间部分可动性较好。

根据《胃癌处理规范》，胃大弯及小弯分别三等分，分为上部（U）、中部（M）和下部（L）。另外，每部分又分为前壁、后壁、大弯和小弯，波及全周的病变为全周（Cric）（图3）[2]。

胃与周围脏器的解剖关系如下，胃体的前面为肝左叶，后面为胰体部，胃窦的前面为肝右叶，后面是胰腺（图4）。

2 胃的病理

胃壁由多层结构组成，由内腔向外分别为黏膜层（mucosa：M）、黏膜肌层（muscularis mucosae：MP）、黏膜下层（submucosa：SM）、固有肌层（muscularis propria：MP）、浆膜下层（subserosa：SS）、浆膜（serosa：S），固有肌层除了内环肌层和外纵肌层外，在胃体部最内侧还有一层内侧斜行肌呈3层结构（图5）。

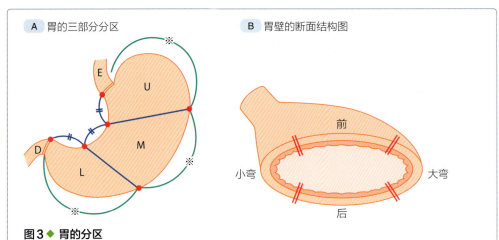

A 胃的三部分分区　　　　　**B** 胃壁的断面结构图

图3◆ 胃的分区

E: 食管；U: 上部；M: 中部；L: 下部；D: 十二指肠（引自文献2的p.6）。

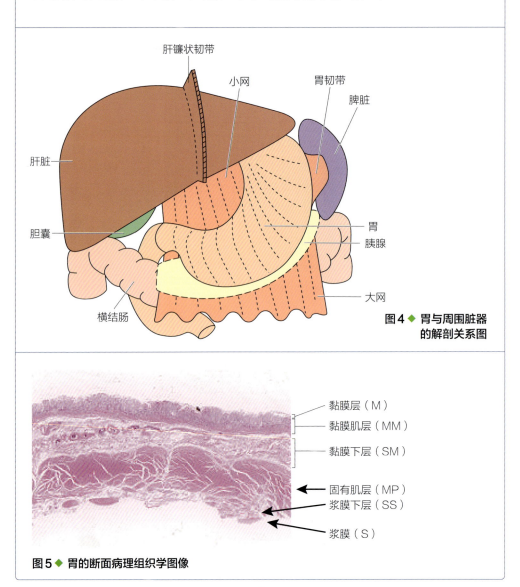

肝镰状韧带

小网

胃韧带

脾脏

肝脏

胆囊

胃

胰腺

大网

横结肠

**图4◆ 胃与周围脏器
的解剖关系图**

黏膜层（M）
黏膜肌层（MM）
黏膜下层（SM）
固有肌层（MP）
浆膜下层（SS）
浆膜（S）

图5◆ 胃的断面病理组织学图像

✿ 十二指肠

1 十二指肠的解剖

十二指肠为从幽门至Treitz韧带之间的管腔脏器，分为球部、降部、水平部和升部。十二指肠为腹膜后脏器，前面被后腹膜覆盖，固定在后腹壁，内侧有胰头部，后壁邻近下腔静脉、右肾，前面为横结肠。

2 十二指肠的病理

十二指肠壁由内腔向外分别为黏膜层（mucosa：M）、黏膜下层（submucosa：SM）、固有肌层（muscularis propria：MP）和浆膜（serosa：S）。

参考文献

［1］「臨床·病理　食道癌取扱い規約 第10版補訂版」（日本食道学会／編），金原出版，2008.
［2］「胃癌取扱い規約 第14版」（日本胃癌学会／編），金原出版，2010.

A. 上消化道内镜

2. 内镜插入法（包含术前准备、镇静麻醉）

吉田幸永，荒川廣志，田尻久雄

> 为了能安全地进行内镜检查，了解内镜的插入和术前处置是很重要的，本文对内镜插入的基本操作、术前准备和镇静麻醉的方法等给予了详细阐述。

内镜插入

1 患者体位

患者在检查床上采取左侧卧位，在右手建立静脉通路，头枕应小且有一定硬度，枕在中间的位置。戴上血氧监护仪，必要时给予鼻导管吸氧。

2 内镜把持

内镜的操作部放在左手的手掌内，无名指和小拇指及大拇指一起保持球状，大拇指指尖放在Up/Down的大螺旋上，因为食指和中指需要操作送气钮、送水钮及吸引钮，所以处于自由移动的状态（图1）。通过训练，左手大拇指能控制左、右螺旋。通过扭转内镜的操作部，可以将动作轴向传导，从而旋转镜身，这是很重要的操作。右手主要是进行镜身插入部的插入和拔除，配合操作部的协调运动，有时会根据需要进行活检等处置器具的操作（图2）。

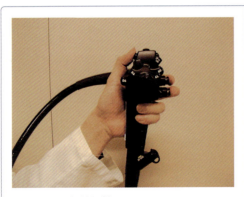

图1 ◆ 操作部的保持

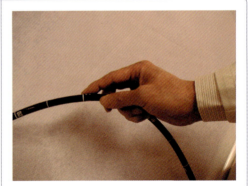

图2 ◆ 镜身的保持

3 从口腔到食管的插入

镜身穿过开口垫沿着舌的上方向中咽部插入，这时不看显示屏而是看患者，当舌根部在显示屏上显现，尽量不要接触舌根诱发呕吐。在下咽部有时会有黏稠的黏液附着，但是不要送水，尽可能地吸引。镜身沿着下咽部后壁抵达左侧梨状隐窝，也就是食管的入口处，没有抵抗感，镜身稍稍右旋插入食管。

术前准备

1 上消化道内镜检查的术前准备

上消化道内镜检查的术前准备过程如下。

① **禁食禁水**

② **消泡及黏膜去除**

消泡剂二甲基硅氧烷（ガスコン®滴剂）4mL+黏液溶解去除剂链酶蛋白酶（链酶蛋白酶®MS）2万单位+碳酸氢钠1g用80~100mL水溶解，适量口服（在本院大约口服50mL）。

③ **咽部麻醉**

· 2%盐酸利多卡因（利多卡因®凝胶）：盐酸利多卡因含量为20mg/mL。

· 8%盐酸利多卡因喷剂（利多卡因®喷雾剂）：盐酸利多卡因8mg/1次喷雾。

· 4%盐酸利多卡因溶液（利多卡因®溶液）：盐酸利多卡因40mg/mL。

· 应用以上麻醉制剂进行咽部麻醉时，盐酸利多卡因的最大使用量为200mg，过量给药会造成局部麻醉药中毒的风险。

本院一般采用利多卡因®凝胶3mL，咽部含1min后咽下，另外，根据需要还可追加利多卡因®喷雾剂1~5次咽部喷雾（盐酸利多卡因总量：70~100mg）。

④ **解痉剂**

副交感神经阻滞剂丁溴东莨菪碱（ブスコパン®）20mg，或者胰高血糖素0.5~1mg。

2 术前准备应用药物副作用

内镜检查术前处置所使用的局部麻醉剂和副交感神经阻滞剂等可能会引起各种各样的副作用。

咽部麻醉剂利多卡因®凝胶和喷雾剂等可能会引起利多卡因®中毒，要确认患者既往应用局部麻醉剂的使用状况，并将利多卡因®的使用量降到最低需要量（使用上限量为200mg）非常重要。

副作用包括休克（血压降低、颜面苍白、脉搏异常）、急剧的体温上升、肌强直、呼吸急促、大汗、震颤、痉挛等症状出现，需要密切观察。

作为副交感神经阻滞剂，丁溴东莨菪碱在临床经常使用，但要注意有些基础疾病是用药的禁忌证，在用药前一定要确认。另外，偶尔也有引起休克的可能，虽然没有能完全防止的方法，但注意观察患者的身体状况以及注射后的反应很重要。

镇静麻醉（sedation）

镇静麻醉的目的是减轻患者在检查过程中的不安和不舒服的感觉，使检查和治疗能顺利完成。

内镜检查和治疗中清醒镇静麻醉（conscious sedation）是理想状态，清醒镇静麻醉是指在给予镇静药的前提下，在检查中患者可以应对内镜医生呼唤的麻醉深度。美国消化病学会（AGS）的指南指出，在美国98%以上的医生日常检查进行镇静麻醉[1]。在日本由于医疗保险上的问题以及镇静麻醉有引起合并症的风险，所以在各个医疗机构的医疗环境下普及还是很有难度的。

镇静麻醉会抑制意识状态和呼吸循环系统，所以检查过程中必须进行两者的术中监测。意识状态可以通过适时地呼唤患者，根据患者的理解和应答来确认，呼吸循环系统的状态必须通过脉搏血氧监护仪监测血氧饱和度及心率来确认，可以根据是否有基础疾病追加自动血压仪和心电图的监测，另外，也必须常备各种药物的拮抗剂（如氟马西尼、纳洛酮）。

检查结束后，要在苏醒区的恢复床上充分休息，确认了①意识清醒、②生命体征平稳、③能够不摇晃而稳定地行走之后，才可以让患者回家。

以下分别叙述内镜检查和治疗使用的镇静药及拮抗药的特征。

1 苯二氮䓬类镇静药（Benzodiazepines：BZD）

BZD的药理作用包括抗不安、健忘、肌肉松弛等，副作用包括精神神经系统表现，如困倦、摇晃感、头痛（偏头痛较多），还包括有去抑制状态的表现（disinhibition：强辩、不安、易怒、烦躁状态等逆向兴奋状态）。循环系统副作用可表现为轻度的血压降低，呼吸系统副作用可表现为由于上呼吸道（咽部、舌）的松弛导致上呼吸道狭窄，由于换气功能低下而导致血氧饱和度降低以及高碳酸血症，对正常人给予适当的剂量的话，这些副作用很少会在临床上出现。

以下列举具有代表性的BZD的特征。

● 地西泮

【商品名】安定®

【剂量】静脉注射5~10mg

内镜检查中地西泮的初期诱导剂量为5~10mg，根据需要可以间隔5min追加一次，10mg可以获得充分的镇静作用，但是对高龄患者需要减量。作用开始时间为1~2min，作用持续时间为40~60min，药物半衰期为20~40h，因为难溶于水不能稀释后给药，所以会有强烈的血管痛。

主要的副作用是咳嗽和呼吸抑制，任何一种副作用都是剂量依赖性的，都是由于中枢神经系统抑制造成的。另外，还可能出现注射后的血管疼痛和静脉炎。

● 咪达唑仑

【商品名】咪唑安定®

【剂量】静脉注射0.02~0.04mg/kg

咪达唑仑比其他的BZD诱导快，半衰期明显缩短，所以容易调整而经常使用，发挥作用时间为30s~1min，作用持续时间为20~40min，半衰期为2~4h。但是，要注意高龄患者大量应用会引起呼吸停止的副作用。与阿片类药物联合应用会出现相加效应，需要减少咪达唑仑的用量。另外，咪达唑仑可以稀释后应用，所以比地西泮引起静脉炎的情况要少，因为其有明显的顺行性遗忘作用（咪达唑仑给药后患者会忘记检查中的痛苦），所以，对于因随访观察需要多次内镜检查的患者具有比较容易接受等优点。

● 氟硝西泮

【商品名】氟硝安定®

【剂量】静脉注射0.004~0.03mg/kg

发挥作用时间、持续时间、半衰期几乎与地西泮相同，与地西泮不同的是，它可以稀释后使用，因此血管疼痛较少见。比咪达唑仑作用时间长，所以适合长时间检查或治疗中应用。

2 阿片类镇静药

阿片类镇静物与中枢神经系统的μ受体结合，除了吗啡样的镇痛和镇静作用外，还有阿托品样的抗胆碱能作用、罂粟样的解痉作用。

● 盐酸哌替丁

【商品名】杜冷丁®

【剂量】静脉注射35~50mg

这种药物不是鸦片生物碱，而是苯基哌啶类镇痛药（合成麻药），通过阿片μ受体发挥镇痛作用，镇痛程度是吗啡的1/10，循环呼吸抑制作用也很弱，是安全范围比较广、临床应用方便的药物。对于MAO阻断剂应用中的患者，由于相互作用而禁忌共同使用杜冷丁（因会诱发痉挛）。对于内镜治疗及结肠镜检查等需要花费时间长而有可能疼痛的病例，杜冷丁与BZD联合应用要比单独大量应用BZD效果好。

参考文献

[1] Lawrence, BC: AGA Institute review of endoscopic sedation. Gastroenterology, 133: 675-701, 2007.

下咽部由硬腭、梨状隐窝和咽后壁等构成（图3）。

MEMO

咽癌好发于下咽部梨状隐窝和咽后壁的部位。

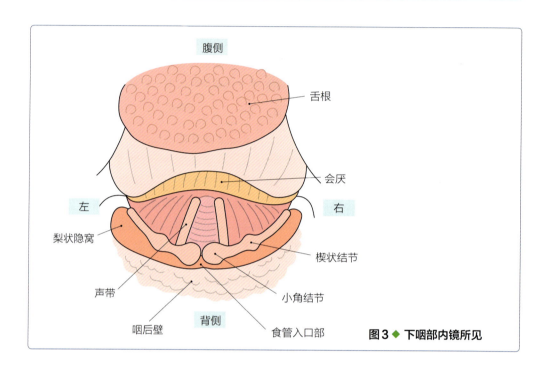

图3 ◆ 下咽部内镜所见

参考文献

［1］飯村陽一，他：経鼻内視鏡検査に必要な耳鼻咽喉科領域の基礎知識．「経鼻内視鏡マニュアル」（宮岡正明，阿部公紀／編），pp23-32，羊土社，2007.

［2］斉藤裕子，他：経鼻内視鏡に必要な解剖用語．消化器内視鏡，19: 624-630，2007.

［3］岡村誠介：IV.経鼻内視鏡検査手順　3.咽頭観察と食道挿入法　C.咽頭観察と挿入法（経鼻挿入）.「経鼻内視鏡による胃がん検診マニュアル」（日本消化器がん検診学会，胃細径内視鏡検診研究会／編），pp37-38，医学書院，2014.

2. 插入法

辰巳嘉英，松本貴弘

> 患者采取左侧卧位经鼻插入时的内镜图像上下左右都是反转的，因此，在右侧鼻腔的画面上看见鼻中隔后沿着左侧插入内镜。在上咽部沿着下方可见咽后壁，轻轻上打螺旋进镜，如果有强烈的鼻部疼痛或者有抵抗感，就停止插入。
>
> 本文中讲述了经鼻插入手法和拔出内镜时的注意事项，有关术前准备以及鼻腔麻醉可参考文献1、文献2。

❋ 检查体位和内镜准备

关于检查时的体位有些医疗机构采取坐位，本文解说的是与经口插入相同，采取左侧卧位时进行检查。插入内镜前要用润滑剂适当地涂抹镜身，同时一定要确认内镜的送气和送水状态，用食指支撑，内镜的前端呈直线，插入时也要时刻注意保持内镜的直线状态。

❋ 经鼻插入手法

1 从鼻前庭至后鼻孔

内镜前端搭在鼻孔轻轻插入，确认鼻毛后观察鼻腔内部。

> **技 巧**
>
> 内镜不是插入鼻孔，而是将内镜前端搭在鼻孔轻轻地插入，注意不要接触鼻中隔前部的易出血区。

经鼻插入时要注意内镜画面是上下左右都反转的，右鼻腔内的画面显示左侧是鼻中隔（图1A），在左侧鼻腔内看到右侧是鼻中隔，要时刻记着内镜基本是沿着鼻中隔方向插入的。

通过中鼻甲下方的经鼻插入通路，在内镜画面上可看到是从中鼻甲的上方越过（图1B、C）到达后鼻孔附近的，能看到方向朝向画面的上方，注意不要接触咽鼓管咽口，沿内镜大螺旋向上打的方向送入内镜（图1F），中鼻甲和下鼻甲下方的通路也是，内镜画面的影像是与鼻腔模型相反的（图2）[3]。

注意不要强行插镜通过狭窄的鼻腔，在中鼻甲下方通路（图1B、C）或者下鼻甲下方通路（图1D、E）中，选择最宽阔的空间插入，插入内镜时如果有轻微抵抗感，通过调整旋转镜身减弱抵抗感再插入。

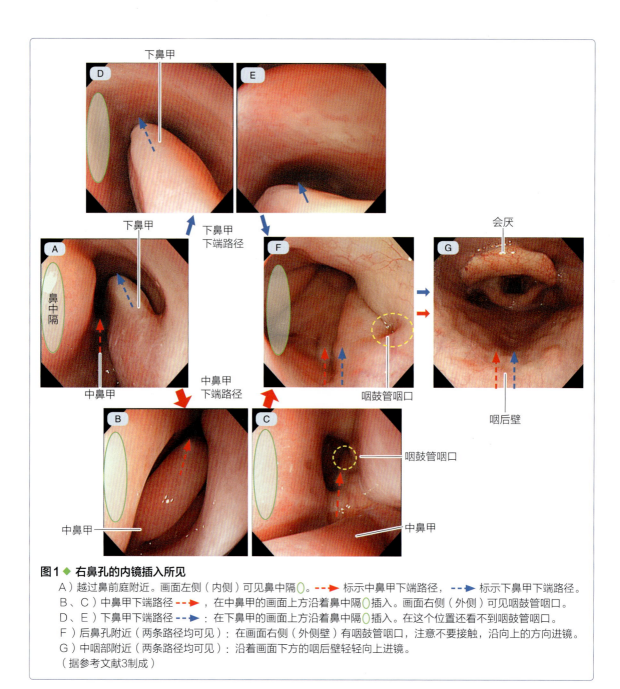

图1 ◆ 右鼻孔的内镜插入所见

A）越过鼻前庭附近。画面左侧（内侧）可见鼻中隔〇。- - ▶ 标示中鼻甲下端路径，- - ▶ 标示下鼻甲下端路径。

B、C）中鼻甲下端路径 - - ▶：在中鼻甲的画面上方沿着鼻中隔〇插入。画面右侧（外侧）可见咽鼓管咽口。

D、E）下鼻甲下端路径 - - ▶：在下鼻甲的画面上方沿着鼻中隔〇插入。在这个位置还看不到咽鼓管咽口。

F）后鼻孔附近（两条路径均可见）：在画面右侧（外侧壁）有咽鼓管咽口，注意不要接触，沿向上的方向进镜。

G）中咽部附近（两条路径均可见）：沿着画面下方的咽后壁轻轻向上进镜。

（据参考文献3制成）

技巧

不是用右手拧转内镜，而是以右手为支点通过左手向上向下调整螺旋而回旋内镜前端，不要在鼻腔内屈曲内镜前端。

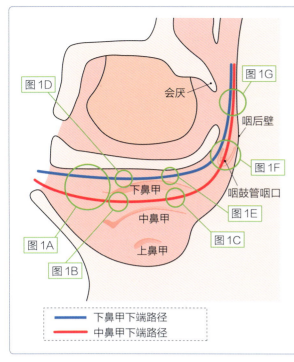

会厌

图1G

咽后壁

图1D

图1F

下鼻甲

咽鼓管咽口

图1E

中鼻甲

图1C

图1A

上鼻甲

图1B

下鼻甲下端路径

中鼻甲下端路径

图2◆上下反转所见鼻腔插入路径

为了更好理解按照图1所示的顺序、经鼻插入时内镜前端
的位置绘制的左侧鼻腔的模式图。

（据参考文献3制成）

Point

　　与中鼻甲下端路径相比，下鼻甲下端路径从后鼻孔转向上咽部的角度急锐（图
2），因此尽可能优先选择中鼻甲下端路径。

2 从后鼻孔至咽部

　　从后鼻孔至咽部注意内镜不要有抵抗感，不要引起鼻部疼痛，轻轻向上打螺
旋，沿着咽后壁（在画面的下方能看到）插入内镜（图1G，图2）。对于上咽部
前方观察困难的病例，让患者闭口一边发声一边送入内镜很容易获得良好的视
野，插入食管和经口插入相同，但可以嘱患者轻轻吞咽后插入内镜。插入时如果
患者有强烈的鼻部疼痛或者有较强的抵抗感的话，要停止插入内镜。

技 巧

　　在鼻孔外要保持内镜不要打弯的状态，在鼻孔附近把持内镜。

❖ 内镜拔出

　　将内镜拔出至咽部后，边观察鼻腔内部边小心拔出内镜。

> **技 巧**
>
> 从上咽部至后鼻孔有时偶尔会出现拔出困难，这时需要①试试变更下颚的角度、②边旋转内镜边拔出、③可以试试在接近鼻孔部位的内镜软性部分涂布润滑剂后，将内镜再次插入食管，然后轻轻前后抽拉，将改善引起拔出困难的内镜部分的润滑度。

> **P**oint
>
> 　　记录鼻出血的有无和程度（Mori A等的分类：grade 0 —— normal mucosa，grade 1 —— mucosalredness，grade 2 —— oozinghemorrhage，grade 3 —— overtbleeding）[5,6]，拔出内镜时对包括插入通路的鼻甲在内进行鼻腔内的拍照[3,6]，记录插入时鼻腔左右、鼻出血的有无和程度等，最好能活用关键通路[3,6]。对于鼻出血较多的病例，最好用口腔科常用的筒状医用棉花蘸取血管收缩剂插入鼻腔压迫[3,4]。

参考文献

［1］辰已嘉英，立花俊治：経鼻内視鏡検査の前処置.「経鼻内視鏡マニュアル」（宮岡正明，阿部公紀／編），pp33-52，羊土社，2007.

［2］安田　貢：Ⅳ. 経鼻内視鏡検査手順　2 前処置·前投薬.「経鼻内視鏡による胃がん検診マニュアル」（日本消化器がん検診学会，胃細径内視鏡検診研究会／編），pp28-35，医学書院，2014.

［3］辰已嘉英，他：経鼻内視鏡を用いた上部消化管スクリーニング検査の要点. Gastroenterol Endosc，50: 3076-3088，2008.

［4］川田和昭：Ⅲ. インフォームド·コンセントとリスク管理　2.偶発症とその対処法.「経鼻内視鏡による胃がん検診マニュアル」（日本消化器がん検診学会，胃細径内視鏡検診研究会／編），pp20-24，医学書院，2014.

［5］Mori A，et al: A proposal for grading nasomucosal injury as a complication of transnasal endoscopy. Endoscopy，40 Suppl 2: E60，2008.

［6］小林正夫：Ⅴ. 偽陰性対策と事後管理　7. 所見記載に関する工夫（鼻腔ルート詳細）.「経鼻内視鏡による胃がん検診マニュアル」（日本消化器がん検診学会，胃細径内視鏡検診研究会／編），pp70-71，医学書院，2014.

1. 流行病学及高危因素
① 咽喉～食管SCC

田中雅樹

咽喉癌的死亡率、患病率在男性、女性人群中都在上升，食管癌的死亡率近年来有减少的倾向，但是男性的患病率在增加。咽喉癌（中、下咽癌）和食管癌有很多共同的危险因素，在进行有效筛查的基础上，掌握各种疾病的基础知识是非常重要的。

日本咽喉癌和食管癌的流行病学

1 咽喉癌的发病率

文献1中展示了口腔癌和咽喉癌的性别、年龄调整后死亡率、发病率的变化（1958—2013年）（图1A）。无论男性还是女性人群中，口腔癌和咽喉癌的发病率都在持续增加，2013年的死亡率，男性为10万分之8.4，女性为10万分之3.2。虽然没有口腔癌和咽喉癌分别统计的数据，但从2013年的死亡人数看，口腔癌和咽喉癌全部患者为7179人，中、下咽癌为2388人，占了近四成。

与消化内镜医生接触较多的癌［如胃癌（男性：10万分之25.2；女性：10万分之9.2）和结肠癌（男性：10万分之21.1；女性：10万分之12.2）等］相比，咽喉癌的发病率还是相当低的，但是其死亡率、发病率都在持续增加，因此在日常诊疗中遇到本病的概率今后可能也会增大。不仅是耳鼻咽喉科医生，消化内镜医生也必须意识到要承担一部分咽喉部领域的疾病筛查。

根据头颈部恶性肿瘤全国登记（2011年版）记载，咽喉癌的组织学类型中，鳞状细胞癌占90%以上，淋巴上皮癌（上咽癌的15%）、类基底细胞癌、腺样囊性癌、黏液表皮样癌等都占不足1%[2]。

2 食管癌的发病率

文献1中展示了食管癌患者的性别、年龄调整后死亡率、发病率的变化（1958—2013年）（图1B）。食管癌从1970年左右开始男女人群发病率都有增加的倾向，2013年的死亡率男性为10万分之15.8，女性为10万分之2.9。

男、女发病率都有增加的倾向，2010年的发病率男性为10万分之29.1，女性为10万分之5.0，与死亡率相比，发病率增加的理由考虑可能是导入了内镜筛查后，早期发现并能根治的病变增加了。

在日本，食管癌90%以上是鳞状细胞癌，其他的组织类型中腺癌（1.5%）的比例稍多，而腺鳞癌、腺样囊性癌、未分化癌及癌肉瘤等的比例都不足1%[3, 4]。

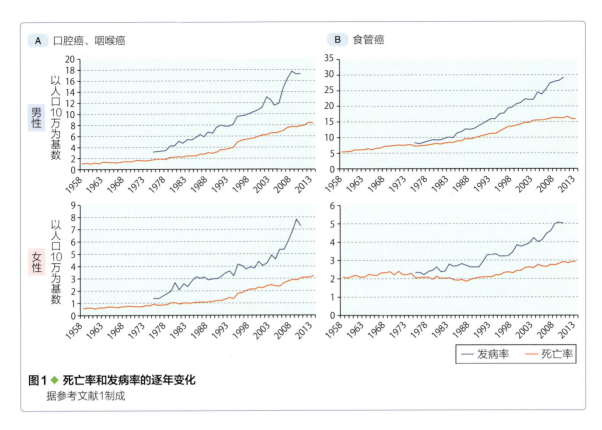

A 口腔癌、咽喉癌
B 食管癌

男性 | 以人口10万为基数
女性 | 以人口10万为基数

—— 发病率　—— 死亡率

图1 ◆ 死亡率和发病率的逐年变化
据参考文献1制成

🔅 咽喉癌和食管癌的危险因素

1 吸烟、饮酒的致癌性

　　大部分中、下咽癌和食管癌都是鳞状细胞癌，共同的危险因素也很多，其中最具代表性的是吸烟和饮酒。吸烟也是很多其他疾病的危险因素，由于有关发病风险的一些科普活动很多，吸烟率有减少的倾向。日本也有逐年减少的倾向，成年男性的吸烟率在20世纪60年代超过80%，但近年下降到了30%左右[5, 6]。关于饮酒，按照清酒换算，1天喝1合（相当于180mL）以上，每周喝3天以上的"习惯饮酒者"的比例，1989年与2012年比较，男性有减少（51.5%→34.0%）的倾向，而女性则微微增长（6.3%→7.3%）[6]。

　　吸烟和饮酒有相互作用，无饮酒史的吸烟者（8支/日以上）的致癌率约为正常人的6倍，无吸烟史的大量饮酒者（150g的酒精/日=清酒7.5合/日以上）的致癌率约为正常人的14倍，同时有吸烟史和大量饮酒史的人，致癌率约为正常人的50倍。酒精本身并不是致癌物，但是，其在代谢过程中产生的乙醛与致癌有很强的相关性。已经明确了，乙醛脱氢酶2型（aldehyde dehydrogenase 2：ALDH2）的遗传基因多态性是致癌的危险因素。ALDH2的纯合子缺陷者是高风险人群，但也因为不能喝酒，所以成为大量饮酒者的可能性也很低。杂合子缺陷者在刚开始喝酒时会出现脸变红、心悸等乙醛引起的饮酒后症状，饮酒量会受到限制，但是通过长期饮酒习惯的"锻炼"，会产生对乙醛的耐受性，有可能会大量饮酒。像这样ALDH2杂合子缺陷者大量饮酒的话，乙醛不被代谢而长时间停留在体内，一般认为这种情况下致癌风险会提高。总之，ALDH2杂合子缺陷者患中、下咽癌和食管癌的风险很高。这些患者可以通过简单的问诊[7, 8]就能筛选出来，所以在听取饮酒史时，确认"饮酒后脸是否会变红""是否以前会变红，现在不变红"等信息，筛选出高危人群是很重要的。

另外，众所周知，咽喉癌、食管癌的概念是"field cancerization（区域癌化）"，多重、多发癌的发生率很高[9]。这也意味着从这些癌的既往病史看，两种癌患者都是对方癌的高危患者。

2 吸烟、饮酒之外的危险因素（表1）

自古以来人们都知道，热的饮食和咀嚼香烟的习惯是吸烟、饮酒以外的危险因素。近年来，HPV（human papilloma virus）和中咽癌的关联很有名，作为化学放射线疗法中的预后因素也备受关注。Plummer-Vinson症候群（缺铁性贫血、舌炎、吞咽困难）是罕见病，但是也是下咽环状后部癌、颈部食管癌的危险因素。

> **MEMO**
>
> 咽喉癌、食管癌与胃癌、结肠癌相比，发病率低，在通常的筛查中被发现的概率不大。另外，对进展期癌的根治创伤很大，有明显损害QOL的可能性，因此早期发现并进行微创治疗是很重要的。理解疾病，关注高危患者和肿瘤好发部位的检查，是进行有效筛查的第一步。

表1 ◆ 咽喉癌、食管癌的各部位危险因素（饮酒、吸烟除外）和好发部位

	危险因素	好发部位
上咽癌	热的饮食 EBV、甲醛	侧壁>后上壁
中咽癌	HPV、咀嚼香烟	侧壁>前壁
下咽癌	热的饮食 慢性缺铁性贫血（女性）	梨状隐窝
食管癌	热的饮食 肥胖、胃食管反流病（腺癌）	胸部中段

EBV: ebstein-bar virus；HPV: human-papilloma virus

参考文献

[1] 国立がん研究センターがん対策情報センター: http://ganjoho.jp/.

[2] Report of Head and Neck Cancer Registry of Japan Clinical Statistics of Registrated Patients. Japan Society for Head and Neck Cancer, Cancer registry Committee, 2011.

[3] Comprehensive registry of esophageal cancer in Japan（1998, 1999）& long term results of esophagectomy in Japan（1988-1997）3rd edition.

[4] 「臨床·病理 食道癌取扱い規約 第10版補訂版」（日本食道学会／編），金原出版，2008.

[5] 「全国たばこ喫煙者率調査」，JT，2014.

[6] 「平成24年国民健康·栄養調査報告」，厚生労働省，2014.

[7] 横山 顕，他: 大酒家の食道扁平上皮癌におけるアルコール代謝酵素の関連からみた 多発癌および口腔咽頭と胃の多臓器重複癌. 胃と腸，38: 339-348，2003.

[8] Yokoyama T, et al: Health risk appraisal models for mass screening of esophageal cancer in Japanese men. Cancer Epidemiol Biomarkers Prev, 17: 2846-2854, 2008.

[9] Slaughter DP, et al: "Field cancerization" in oral stratified squamous epithelium. Cancer, 6: 963-968, 1953.

1. 流行病学及高危因素
③ 胃

土岐真朗，高桥信一

男女胃癌的死亡率和发病率都有减少的倾向，伴随 *H.pylori* 除菌适应证的扩大，预计未来会更加减少。胃癌的危险因素包括 *H.pylori* 感染、吸烟和饮酒等不良习惯、高盐饮食等，在此基础上，本文对胃癌的流行病学和危险因素进行概述。

胃癌的流行病学

1 序言

从胃癌的世界地理分布来看，包括日本在内的亚洲各国、东欧各国、中美洲、南美洲各国是胃癌的流行地区，其中亚洲各国的年龄调整患病率最高，死亡数和患病数占全世界的70%以上。另一方面，非洲和北美洲都是死亡率和患病率较低的地区[1]。在流行地区，胃癌发生的共同原因是盐分摄入量过多，幽门螺杆菌（*H.pylori*）的感染率高。

2 胃癌的死亡数和死亡率

在日本，在过去的半个世纪里，胃癌的流行病学特征发生了显著的变化。1998年曾经作为日本人死亡原因首位的胃癌与肺癌发生了替换，现在排在第2位[2]，特别是在女性中，胃癌继结肠癌、肺癌之后排在第3位。1950年时，胃癌死亡人数约占癌症总死亡人数的48%，2011年下降到了约14%[1,2]。

2013年因癌症死亡的人数为364 872人（男性216 975人，女性147 897人），其中胃癌为48 632人，占第2位（**表1**）[2]。

从修正日本人年龄分布的变动算出的年龄调整死亡率来看，在对数图中显示出直线减少的倾向，预测到2020年，男性中胃癌将次于肺癌、肝癌、结肠癌、前列腺癌降至第5位，女性中胃癌将次于肺癌、乳腺癌、结肠癌、肝癌、胰腺癌降至第6位。另外，胃癌死亡率降低的原因之一，也是与早期诊断（诊断能力）、治疗技术的提高有关。

3 胃癌的患病数和发病率

2010年新诊断的癌症人数（罹患全国推算值）为805 236例（男性468 048例，女性337 188例），其中胃癌为125 730例，发病率从战后到现在一直占第1位。但是，女性中胃癌继乳腺癌和结肠癌之后降至第3位（**表2**）[2]。

1975年胃癌人数占癌症总患病数的36%，2008年仅占16%[1,2]。另外，如果用年龄调整发病率来推算其变动的话，可以预测，到2020年为止，胃癌发病率与死亡率一样，继肺癌之后降至第2位，女性中胃癌则与子宫癌一起下降到第4位。

表1 ◆ 2013年的癌症死亡人数及顺序

	第1位	第2位	第3位	第4位	第5位
男性（人）	肺癌 52 054	胃癌 31 978	结肠癌 25 808	肝脏癌 19 816	胰腺癌 15 873
女性（人）	结肠癌 21 846	肺癌 20 680	胃癌 16 654	胰腺癌 14 799	乳腺癌 13 148
男女合计	肺癌 72 734	胃癌 48 632	结肠癌 47 654	胰腺癌 30 672	肝脏癌 30 175

表2 ◆ 2010年的癌症罹患率（日本）及顺序

	第1位	第2位	第3位	第4位	第5位
男性（人）	胃癌 86 728	肺癌 73 727	结肠癌 68 055	前列腺癌 64 934	肝脏癌 31 244
女性（人）	乳腺癌 68 071	结肠癌 50 924	胃癌 39 002	肺癌 33 514	子宫癌 23 367
男女合计（人）	胃癌 125 730	结肠癌 118 979	肺癌 107 241	乳腺癌 68 071	前列腺癌 64 934

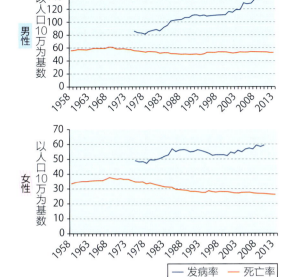

— 发病率　— 死亡率

图 ◆ 胃癌的死亡率及发病率的变化
（据参考文献2制成）

目前的状况，胃癌的最大危险因素*H.pylori*感染率的降低，加上2010年除菌适应证范围的扩大，即使是萎缩性胃炎，在保险诊疗中认可的除菌治疗也正在加速，因此，在日本过了社会高龄化的高峰，到2040年左右，无论男女，胃癌可能都不是日本人主要的癌症了（图）。

胃癌的危险因素

与胃癌相关的最重要的危险因素是*H.pylori*感染，胃黏膜持续的慢性炎症，加上遗传基因的变异可能引发胃癌。以*H.pylori*的持续感染为首、高盐饮食、吸烟、家族性·遗传性、EB病毒感染、A型胃炎等危险因素错综复杂地交织在一起导致胃癌的发生。

1 *H.pylori* 感染

胃的分化型及未分化型腺癌是以伴随*H.pylori*感染的慢性炎症为背景而发病的（参照p.382中的表）。由*H.pylori*感染引起的慢性炎症，是胃黏膜各种分子生物学及病理形态学变化的原因，最终与胃癌发生有很大的关联。与胃癌发生相关的因素，除了*H.pylori*感染以外还有其他因素，但是*H.pylori*感染加上高盐饮食和吸烟等其他因素，会更容易造成胃癌的发病。

鸟肌胃炎中胃癌发生的机制还有很多不明之处，但是识别年轻人未分化型胃癌的高危人群，通过除菌治疗积极预防胃癌发生非常重要。

2 高盐饮食

胃癌的死亡率、发病率因地区不同而存在巨大差异，包括日本在内的东亚地区死亡率较高，其原因之一是饮食习惯等环境因素方面上的差异。2003年世界卫生组织（WHO）和粮农组织（FAO）把高盐饮食对胃癌发生的促进作用判定为"probable"[3]，2007年的世界癌症研究基金会/美国癌症研究所（World Cancer Research Fund/American Institutte for Cancer Research）的研究报告中，食盐以及盐腌制食品被认为是胃癌的危险因素[4]。另外，关于食盐摄入、*H.pylori*感染和胃癌发生的关联性，在各种动物模型的研究中已经被指出，食盐是*H.pylori*感染病例中胃癌的促进因子，对于*H.pylori*感染病例，通过减盐，有可能减少胃癌发生的风险[4]。

3 吸烟

国际癌症研究机构（International Agency for Research on Cancer：IARC）在2004年的报告中，将胃癌定位为与吸烟相关的癌症。根据迄今为止在日本开展的探讨吸烟与胃癌相关的队列研究和病例及对照研究，均发现胃癌风险显著上升，男性基本一致，女性中过半数的研究也与胃癌相关。通过戒烟策略的推进，可以进一步减少胃癌的发病[5]。

4 家族性和遗传性

在胃癌发生率比较高的日本，虽然有遗传背景的胃癌的正确发生率还不明确，但推测在北美为5%~10%[6]。遗传性胃癌自E-钙黏蛋白遗传基因（CDH 1）的生殖细胞变异的报道以来，以欧美为中心在各种人种中被发现，在日本也发现了。2010年修订的国际胃癌联盟重新制定的共识指南的诊断标准如表3所示[7]。其中③、④是新追加的项目，但在40岁左右的胃癌并不罕见的日本，同样的诊断标准是否也适用还存在疑问。

表3 ◆ 国际胃癌联盟重新制定的共识指南的诊断标准

① 家族内有2名胃癌患者，其中1人在50岁以前被诊断为DGC
② 无论年龄大小，DGC患者在一级亲属或二级亲属中至少有3人
③ 40岁以前被诊断为DGC患者，在家族内单发
④ 有DGC和乳腺小叶癌两种疾病的既往史或家族史，其中一种疾病是在50岁以前被诊断的

DGC：diffuse gastric carcinoma（弥漫型胃癌）

5 EB病毒感染

EB病毒属于疱疹病毒科，是约有170 kb的双链DNA病毒。

EB病毒首次作为人类肿瘤病毒从伯基特淋巴瘤组织中分离出来，之后的血清学检测表明，EB病毒在人类中存在广泛的潜伏感染。EB病毒作为鼻咽癌和在免疫抑制状态下发生的机会性B淋巴瘤发生的原因，近年来受到了人们的关注。关于胃癌，有报道称，目前全世界胃癌的约10%为EB病毒阳性[8]。EB病毒感染在一部分胃癌中，与*H.pylori*感染一样，也是与癌症发生相关的重要因素。

6 A型胃炎

A型胃炎是由自身免疫机制引起的慢性萎缩性胃炎，合并恶性贫血、无酸症和伴有高胃泌素血症。自身抗体包括抗内因子抗体、抗胃泌素受体抗体和以H+/

K$^+$ATPase 为抗原的抗壁细胞抗体。A型胃炎中的胃癌发病机制还不清楚，但是，胃泌素通过其受体激活C激酶等，促进活化的细胞增殖，因此高胃泌素血症被认为是胃癌发病的原因之一[9]。

> **MEMO**
>
> 作为 *H.pylori* 感染阴性的胃癌，胃底腺型胃癌近年来散在发病，其中也存在着高恶性程度的病变，是今后将备受关注的病变。

参考文献

[1] 田島和雄：日本における胃癌の疫学的動向：概論. 日本臨床増刊，72: 39-46，2014.

[2] 国立癌研究センター癌対策情報センター: http://ganjoho.jp/.

[3] World Health Organization: Diet, Nutrition and the prevention of Chronic Disease, Report of a Joint WHO/FAO Expert Consultation. WHO Technical Report Series, 916, 2003 .

[4] 加藤総介：胃癌の危険因子 食塩摂取. 日本臨床増刊，72: 63-67，2014.

[5] 笹月 静，津金昌一郎：胃癌の危険因子 喫煙と胃癌. 日本臨床増刊，72: 68-72，2014.

[6] Guilford P, et al: Hereditary diffuse gastric cancer: translation of CDH1 germline mutations into clinical practice. Gastric Cancer, 13: 1-10, 2010.

[7] Fitzgerald RC, et al: Hereditary diffuse gastric cancer: updated consensus guidelines for clinical management and directions for future research. J Med Genet, 47: 436-444, 2010.

[8] 岩切 大：胃癌の危険因子 EBウイルス感染と胃発癌，日本臨床増刊，2: 58-61，2014.

[9] 中田裕久：*H.pylori* 感染以外の胃癌の成因 5-A型胃炎と胃癌（カルチノイドを含む）. 臨牀消化器内科，21: 1-5，2006.

2. 病型分类及肉眼分类

① 食管癌

小山恒男

在《食管癌处理规范（第10版）》（2008年版）中，将食管癌的病型分为两类：由肉眼推断壁内深度到达黏膜下层的病变为"浅表型"，推定壁内深度到达固有肌层以下的病变为"进展型"。"浅表型"的基本型为0型，亚分类分为0-Ⅰ、0-Ⅱ、0-Ⅲ型。此外，"进展型"被分为1~4型的基本型和不能分型的5型。

❀ 第10版补充版的特征（关于病型分类）

◼1 浅表癌和早期癌的定义

· **早期癌：** 无论有无淋巴结转移，原发病变的壁内浸润深度停留在黏膜内的食管癌称为早期食管癌。

· **浅表癌：** 无论有无淋巴结转移，癌肿的壁内浸润深度停留在黏膜下层的食管癌称为浅表癌。

◼2 壁内浸润深度

不再使用过去常用的M1、M2、M3这样的表示方法，变更为EP、LPM、MM这样的标记。

T1a：癌肿局限在黏膜内的病变
T1a-EP：癌肿在黏膜上皮内的病变 T1a-LPM：癌肿在黏膜固有层的病变 T1a-MM：癌肿到达黏膜肌层的病变
T1b：癌肿局限在黏膜下层的病变
SM1：将黏膜下层3等分，在上1/3的病变 SM2：将黏膜下层3等分，在中1/3的病变 SM3：将黏膜下层3等分，到达下1/3的病变

◼3 内镜切除标本的深度

由于内镜切除标本不可能将黏膜下层3等分，所以将从黏膜肌层向下200μm以内的黏膜下层病变定义为SM1，将浸润越过黏膜肌层200μm以上的黏膜下层病变定义为SM2。有关T1a与上述相同。

◼4 浅表型的亚分类

浅表型的亚分类：

0-Ⅰ型　浅表隆起型
0-Ⅰp　有蒂 0-Ⅰs　无蒂
0-Ⅱ型　平坦型
0-Ⅱa　表面隆起型（轻微隆起型） 0-Ⅱb　表面平坦型 0-Ⅱc　表面凹陷型（轻微凹陷型）
0-Ⅲ型　浅表凹陷型

5 混合型的标记方法

在多个基本型混合存在的情况下，从面积较大的病型开始，用"+"连接，此外，在浸润深度最深的病型上加上双引号（" "）。例如，0-Ⅱc和Ⅱa混合，Ⅱc较宽，但在Ⅱa部分SM浸润的情况下，记录为0-Ⅱc+"Ⅱa"型。

❀ 0-Ⅰ型

虽然规范中没有明确记载，但一般0-Ⅰ型是高度超过1mm的隆起。隆起的高度在1mm以下的情况下被分类为0-Ⅱa，用内镜无法精确测量隆起的高度，但是在内镜下有明显的隆起，大量充气病变也不会变形，呈现出明显隆起的癌被列入0-Ⅰ型。另外，0-Ⅰ型又被分类为有蒂的0-Ⅰp型和无蒂的0-Ⅰs型。

0-Ⅰ型的食管鳞状上皮癌几乎百分之百向黏膜下层浸润，这一点与胃癌存在很大的不同，像这样食管鳞状上皮癌的病型分类反映了浸润深度，在临床上非常实用。

■ 病例1：0-Ⅰs（70多岁）

Mt，在前壁发现了边界不明确的隆起型病变，隆起的顶部有轻微凹陷，但其边界不明确（图1A）；在NBI中也有同样所见，没有发现明显的褐色区（brownish area）（图1B）；在顶部的NBI放大观察中发现，有轻度延长的IPCL，但没有发现扩张、弯曲、粗细不同、形状不一（图1C）。在碘染色中，只有顶部凹陷部的一部分呈现不染区，其余大部分着色（图1D）。

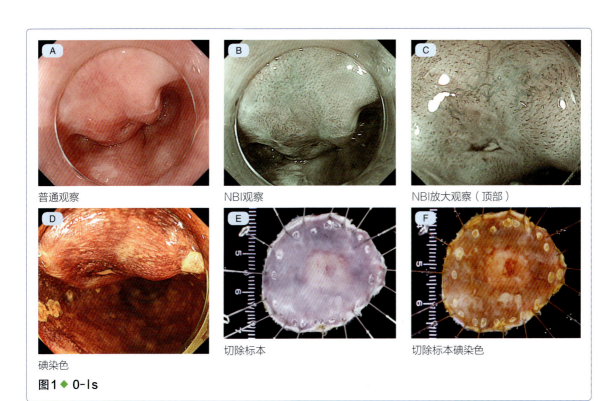

普通观察

NBI观察

NBI放大观察（顶部）

碘染色

切除标本

切除标本碘染色

图1◆ 0-Ⅰs

新鲜切除标本为边界不明确的隆起型病变，其顶部有凹陷（图1E），碘染色全面染色（图1F）。最终诊断为T1b-SM2（1600μm，宽10 000μm），ly0。v0，HM0，VM0，0-Is，13mm×11mm。

在观察到这种SMT样病变时，有必要与basaloid squamous cell carcinoma和adenoic cystic carcinoma等特殊类型肿瘤进行鉴别。但是，即使是常见的SCC（squamous cell carcinoma）也会出现这样很少见的形态，所以需要注意。

■ 病例2：0-Is型（80多岁男性）

Mt，食管后壁可见有蒂的颈部缩窄、边界明确的隆起型病变，颜色稍发红，表面凹凸不整，诊断为鳞状细胞癌（图2A）。NBI观察可见基底部与周围颜色相同，但顶部呈褐色（图2B）。NBI放大内镜中观察到较粗的绿色异常血管，诊断为食管学会分类的Type B3血管（图2C），呈现Type B3血管的典型所见。碘染色中只有顶部呈不染区，最终诊断为SCC，T1b-SM2（1000μm，宽4200μm），ly2，v0，0-Is，23mm×15mm（图2D）。

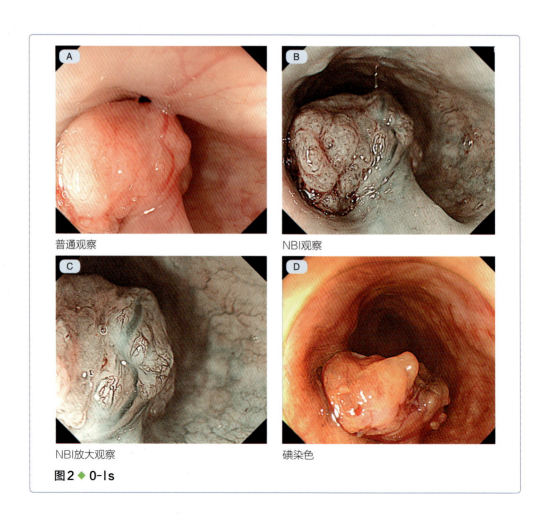

普通观察

NBI观察

NBI放大观察

碘染色

图2 ◆ 0-Is

✳ 0-Ⅱa型

■ 病例3：0-Ⅱa（50多岁男性）

Mt，食管前壁可见边界明确、发红的平坦隆起型病变，普通白光观察就可见扩张的血管（图3A）。NBI观察可见扩张、蛇行、粗细不同、形状不均的环状血管襻，诊断为Type B1血管（图3B），中央部呈小结节状（图3C），肛侧平坦（图3D）。NBI放大观察可见肛侧血管比口侧血管直径细，但粗细不同，走行不规则，诊断为Type B1血管（图3E），碘染色呈现边界清晰的不染区（图3F）。根据以上所见，诊断为0-Ⅱa型SCC，T1a-LPM，实施ESD。

新鲜切除标本为边界明确的扁平隆起型病变，肛侧发红较明显（图3G），碘染色呈现边界明确的不染区，最终诊断为SCC，T1a-LPM，ly0，v0，HM0，VM0，0-Ⅱa，13mm×6mm（图3H）。

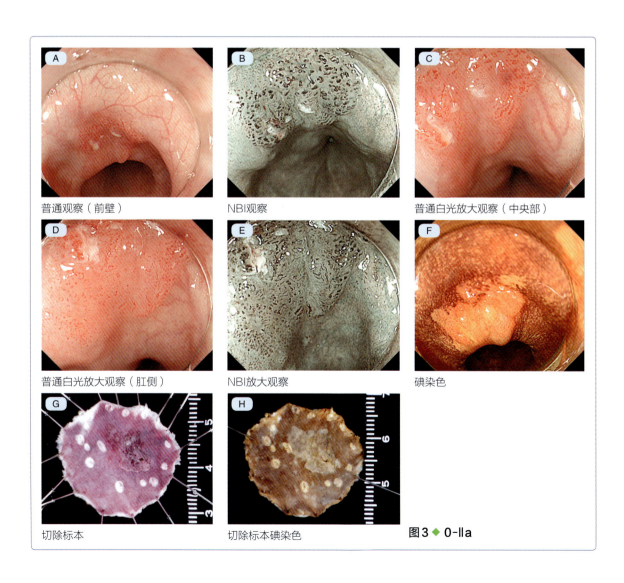

普通观察（前壁）

NBI观察

普通白光放大观察（中央部）

普通白光放大观察（肛侧）

NBI放大观察

碘染色

切除标本

切除标本碘染色

图3 ◆ 0-Ⅱa

■ 病例4：0–Ⅱa（60多岁男性）

Mt，食管前壁可见发红的微小隆起，表面可见细微的凹凸不整，

但是病变太微小，不能清楚地辨认出病变边界（图4A），NBI观察可见边界明确的brownish area，表面可见细微的血管（图4B）。NBI放大观察中发现了扩张、粗细不一的Type B1血管（图4C）。通过碘染色，明确了病变的边界（图4D），最终诊断为长径1mm的SCC，T1a-EP。

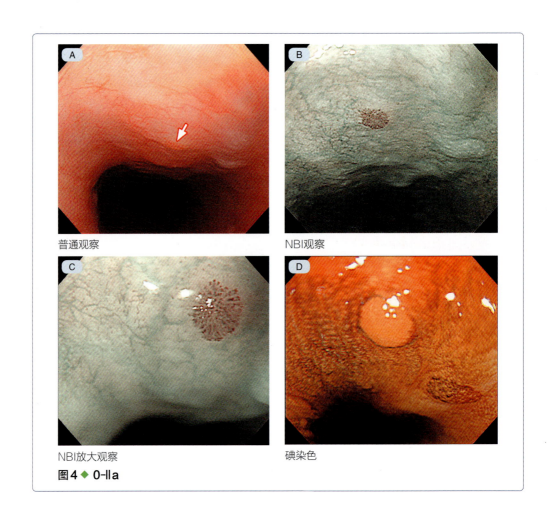

普通观察

NBI观察

NBI放大观察

碘染色

图4 ◆ 0-Ⅱa

■ **病例5：0-Ⅱa（60多岁男性）**

Ut，食管后壁可见褪色的颗粒状隆起型病变（图5A），NBI观察也同样是平坦的褪色隆起型病变（图5B）。虽然尝试了NBI放大观察，但是几乎没有观察到血管（图5C），所以像这样褪色调病变的NBI放大观察有时是有困难的。碘染色呈现边界明确的不染区（图5D），病变处可见席纹征（图5E）。综上所述，诊断为深度T1a-EP-LPM的SCC，实施了ESD。

在新鲜切除的标本中，中央部分发现了扁平的褪色隆起型病变，但其边界不清晰（图5F）。碘染色中边界清晰，呈现不规则的不染区（图5G），最终诊断为SCC，T1a-LPM，ly0，v0，HM0，VM0，0-Ⅱa，11mm×9mm。

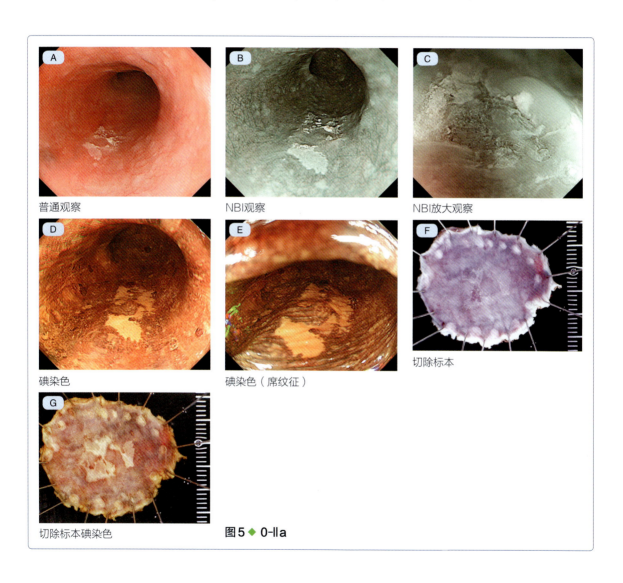

普通观察　　　　　　　NBI观察　　　　　　　NBI放大观察

碘染色　　　　　　　碘染色（席纹征）　　　　切除标本

切除标本碘染色　　　　**图5◆ 0-Ⅱa**

■ **病例6：0-Ⅱb**（**70多岁男性**）

Mt，在食管右侧壁发现平坦的发红区域，但边界不明确（图6A）。NBI观察在后壁、右侧壁可见brownish area，其边界比白光观察更明确（图6B），在NBI放大观察中，发现点状的异常血管，诊断为Type B1血管（图6C）。碘染色呈现出边界明确的不染区，在病变内部观察到席纹征（图6D）。诊断为深度T1a-EP-LPM，实施了ESD。

在新鲜切除的标本中，中央部发现了发红和褪色混合的区域，但边界不清晰（图6E），碘染色显示出边界清晰的不染区（图6F），最终诊断SCC，T1a-LPM，ly0，v0，HM0，VM0，0-Ⅱb，14mm×13mm。

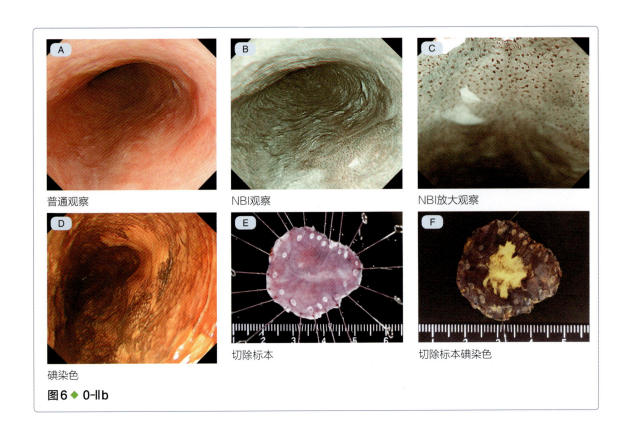

普通观察

NBI观察

NBI放大观察

碘染色

切除标本

切除标本碘染色

图6 ◆ 0-Ⅱb

0-Ⅱc型

■病例7：0-Ⅱc（60多岁男性）

Lt，食管左侧壁可见边界明确的红色凹陷型病变，凹陷底部可见轻度的凹凸不整（图7A）。NBI观察同样可见边界清晰的凹陷型brownish area（图7B），NBI放大观察中，在凹陷部分全部观察到了扩张、蛇行、粗细不同、走行不整、形状不均的异常血管，诊断为Type B1血管（图7C）。碘染色中，呈现边界明确不规则形状的碘不染区（图7D）。综上所述，诊断为T1a-EP-LPM的0-Ⅱc型SCC，实施了ESD。

新鲜标本为边界清晰的发红凹陷型病变（图7E），碘染色为边界清晰，呈不规则的碘不染区，口侧同时伴有多处病变（图7F）。最终诊断为SCC，T1a-LPM，ly0，v0，HM0，VM0，主病变为0-Ⅱc，32mm×26mm，副病变为0-Ⅱb，8mm×8mm。

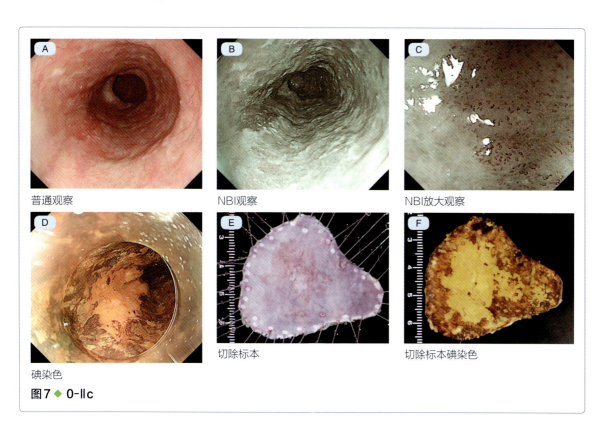

普通观察   NBI观察   NBI放大观察

碘染色

切除标本   切除标本碘染色

图7 ◆ 0-Ⅱc

0-Ⅲ型

■ 病例8：0-Ⅲ型（70多岁男性）

　　Lt，后壁可见边界清晰的发红凹陷型病变，其周围呈SMT样隆起（**图8A**），减少空气量后中央部的凹陷明显，纵皱襞在病变处中断（**图8B**），即使空气量发生变化，中央凹陷及边缘隆起部的形状也没有改变，因此可以诊断为浸润到黏膜下层的癌。像这样，通过改变空气的量来观察病变，对浸润深度诊断是有用的。NBI观察只有凹陷部分为brownish area，边缘隆起部分有规则的IPCL，因此诊断该部分为非肿瘤性上皮（**图8C**）。碘染色中，也只有凹陷部分不染色，边缘隆起部分染色良好（**图8D**）。ESD术后的固定标本中，病变为边界清晰的凹陷型病变，伴有边缘隆起（**图8E**）。最终诊断为SCC，T1b-SM2（2500μm，宽度7000μm），ly0，v0，HM0，VM0，0-Ⅲ，11mm×8mm。

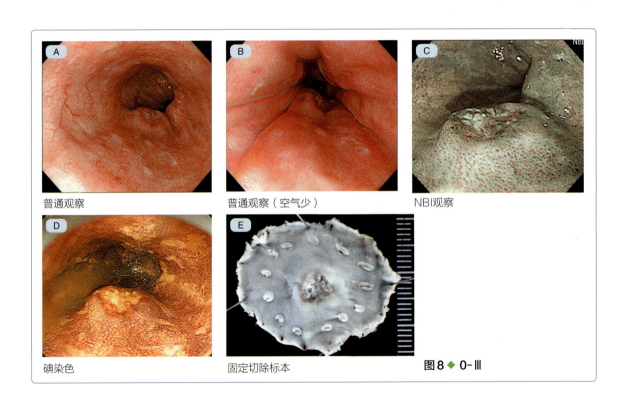

普通观察　　　　　　　　普通观察（空气少）　　　　　　NBI观察

碘染色　　　　　　　　　固定切除标本　　　　　　　　　**图8◆ 0-Ⅲ**

总结

　　本文展示了从0-Ⅰ到0-Ⅲ的典型病例，病型分类在诊断癌的组织类型、浸润深度上是重要的信息来源，但是收集这些信息是有技巧的。利用食管的蠕动，不仅从正面观察，从侧面观察也是很重要的，另外，通过调整空气量观察引起的形状变化，也可以得到更详细的信息。

2. 病型分类及肉眼分类
②胃癌

田辺 聪

> 胃癌是按照《胃癌处理规范》（日本胃癌学会编，第14版）为基准进行肉眼分类的，胃癌按照浸润深度分为早期癌和进展期癌，早期癌分为0型，进展期癌分为1~5型。本文以早期癌为中心，对肉眼分类的基本原则和诊断要点进行概述。

❖ 肉眼分类

现在，使用的是2010年出版的《胃癌处理规范》（第14版）[1]。

在标记早期癌时，首先明确表示为0型，分为0–Ⅰ、0–Ⅱa、0–Ⅱb、0–Ⅱc、0–Ⅲ型，混合型的情况下，从更广泛的病变开始，按顺序用 "+" 符号连接起来进行记载，即0–Ⅱc+Ⅲ，0–Ⅱa+Ⅱc等。

❖ 0–Ⅰ型：隆起型

0–Ⅰ型可见明显的肿瘤样隆起的病变，在《胃癌处理规范》（第14版）中记载，一般隆起高度在2~3mm以内的为0–Ⅱa型，超过2~3mm的为0–Ⅰ型，大多采用与增生性息肉类似的形态来记载。内镜所见为表面呈大小不一的粗大结节状，或者虽然表面比较光滑，但与增生性息肉相比较，呈现小而不整的黏膜表面构造。

● 病例1（0–Ⅰ型，M癌，分化型）

在胃窦部小弯处可见隆起型病变（病例1），高度较高，与周围黏膜相比较红，表面整体光滑，但详细观察可见表面有凹凸，没有在增生息肉中发现的那种红色较强的颗粒状改变。

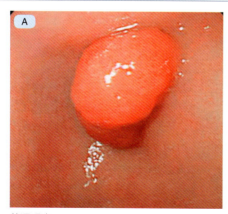
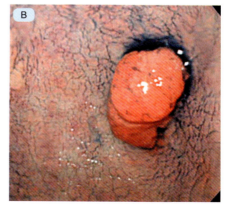

普通观察   喷洒靛胭脂图像

病例1 ◆ 0–Ⅰ型，M癌，分化型癌

❋ 0-Ⅱa型：轻微隆起型

　　0-Ⅱa型虽为表面型，但是可见较低的隆起样病变，隆起的高度在2~3mm内，有时与0-Ⅰ型很难区分。隆起型有时会伴随着表层进展，所以对周围黏膜的详细观察很重要。本型应与胃腺瘤进行鉴别诊断，两者都呈现扁平的隆起，但胃腺瘤是呈现白色色调、结节比较均匀的病变，而0-Ⅱa型胃癌则呈现红色，或与周围黏膜呈现同一色调，表面的结节也呈现大小不同的所见。

● 病例2（0-Ⅱa型，M癌，分化型）

　　胃窦大弯可见略带褪色的扁平隆起型病变（病例2），中心能看到部分较高隆起，表面颗粒比较均匀，但与口侧相比，肛侧的颗粒较大。本型要与胃腺瘤进行鉴别，但根据中心部的粗大结节和表面性状的差异，诊断为0-Ⅱa型。

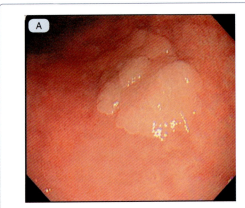
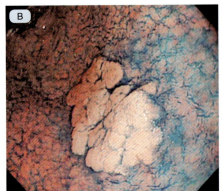

普通观察　　　　　　　　　　　　　　　喷洒靛胭脂图像

病例2 ◆ 0-Ⅱa型，M癌，分化型癌

❋ 0-Ⅱb型：平坦型

　　0-Ⅱb型是并未发现超过正常黏膜凹凸程度的隆起、凹陷样的病变，是色调轻微改变、胃小区有变化、看不到高低差改变的病变。一般是根据病变与周围黏膜色调的轻微差异以及血管网的不清晰等线索发现的。

● 病例3（0-Ⅱb型，M癌，分化型）

　　胃角大弯侧可见轻微发红的区域（病例3），接近观察发现病变处黏膜与周围黏膜呈现不同的区域，喷洒靛胭脂后，病变的边界反而变得更不清晰了，冲洗靛胭脂后再次识别出病变。

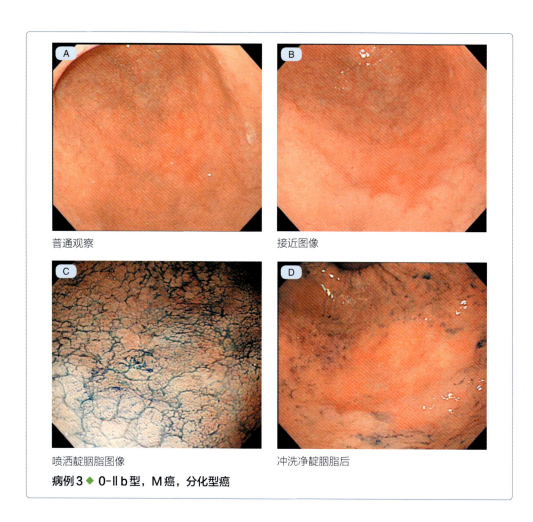

普通观察

接近图像

喷洒靛胭脂图像

冲洗净靛胭脂后

病例3 ◆ 0-IIb型，M癌，分化型癌

🌟 0-IIc型：轻微凹陷型

　　0-IIc型是轻微的糜烂伴黏膜浅凹陷的病变。根据组织分型不同，凹陷面的颜色、凹陷边缘的性状等呈现不同所见。分化型癌多呈红色（发红），未分化型癌多呈褐色调（发白）。从凹陷边缘的边界来看，也会有未分化型癌的边界比较明确而分化型癌的边界不明确的情况。

● 病例4（0-Ⅱc型，M癌，分化型）

伴随边缘隆起的凹陷型病变，凹陷内可见小结节（病例4），凹陷边缘的一部分边界不明确。

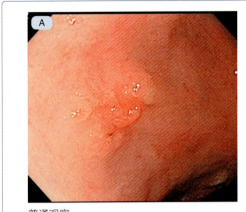

普通观察　　　　　　　　　　　　　　　　喷洒靛胭脂图像

病例4 ◆ 0-Ⅱc型，M癌，分化型癌

● 病例5（0-Ⅱc型，M癌，低分化型）

病变凹陷边界比较明显，凹陷内可见大小结节（病例5），即所谓圣域（黏膜岛）的所见（⇨）。

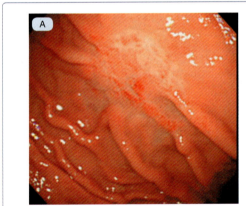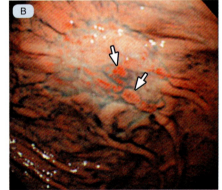

普通观察　　　　　　　　　　　　　　　　喷洒靛胭脂图像

病例5 ◆ 0-Ⅱc型，M癌，低分化型癌

● 病例6（0-Ⅱc型，M癌，低分化型2mm大的微小癌）

胃窦部后壁可见发红区域（病例6），喷洒靛胭脂后，在发红的肛侧可见星芒状的微小凹陷，以直径5mm的圆形为标准，可见大小为约2mm的病变。

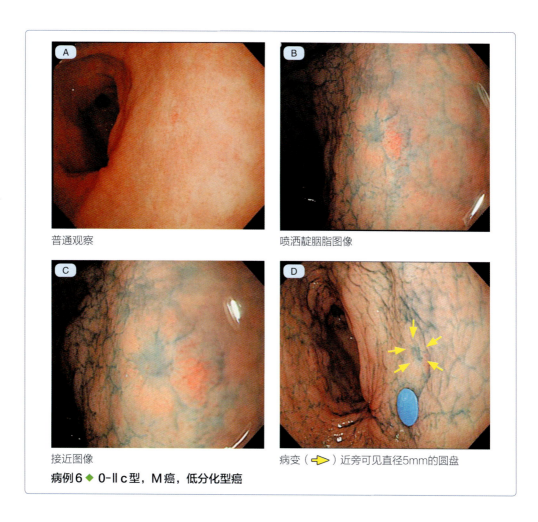

普通观察

喷洒靛胭脂图像

接近图像

病变（➡️）近旁可见直径5mm的圆盘

病例6 ◆ 0-Ⅱc型，M癌，低分化型癌

● **病例7（0-Ⅱc型，SM癌，分化型）**

　　胃体下部大弯可见发红的凹陷型病变（病例7），病变边缘隆起稍微明显，凹陷内有一定深度，考虑SM浸润，浸润深度为SM2。

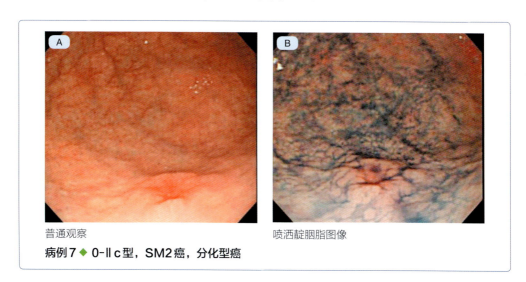

普通观察

喷洒靛胭脂图像

病例7 ◆ 0-Ⅱc型，SM2癌，分化型癌

0-Ⅲ型：凹陷型

0-Ⅲ型是存在明显深凹陷的病变，在实际临床中，纯粹的0-Ⅲ型胃癌的发生率很低。

混合型

● 病例8（0-Ⅱc+Ⅲ型，M癌，分化型）

胃体上部大弯近后壁可见发红的凹陷型病变，伴有皱襞集中像（病例8）。集中的皱襞集合在凹陷内的一点，皱襞的前端逐渐变细，发红的0-Ⅱc表面伴有溃疡的形成，诊断为0-Ⅱc+Ⅲ型，皱襞的前端没有肿大和愈合等深部浸润的表现。

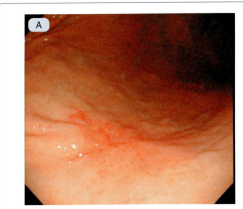

普通观察　　　　　　　　　　　　　　喷洒靛胭脂图像

病例8 ◆ 0-Ⅱc＋Ⅲ型，M癌，分化型癌

● 病例9（0-Ⅱc+Ⅲ型，SM癌，分化型）

胃窦小弯近后壁可见易出血性溃疡性病变（病例9）。溃疡边缘可见发红的结节状黏膜。喷洒靛胭脂后，溃疡周围的0-Ⅱc表面变得更加明显。病变在整体上呈现略微黏膜下隆起的所见，怀疑SM浸润。

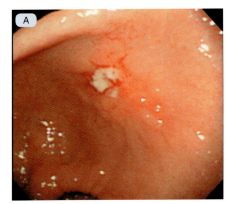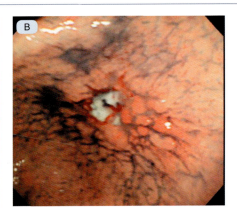

普通观察　　　　　　　　　　　　　　喷洒靛胭脂图像

病例9 ◆ 0-Ⅱc＋Ⅲ型，SM癌，分化型癌

● **病例10（0-Ⅱa+Ⅱc型，M癌，分化型）**

　　紧邻贲门小弯侧可见中心有凹陷的隆起型病变（病例10），中心凹陷内有薄薄的白苔附着，肛侧的边界一部分不清楚，诊断为0-Ⅱa+Ⅱc型。0-Ⅱa+Ⅱc型病变被认为SM浸润的概率很高，本例没有整个病变的紧实感，ESD切除病变术后病理结果是M癌。

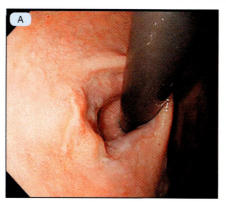
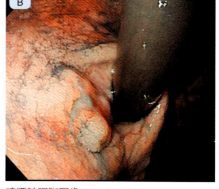

普通观察　　　　　　　　　　　　　　喷洒靛胭脂图像

病例10 ◆ 0-Ⅱa+Ⅱc型，M癌，分化型癌

Point
胃型分化型癌

　　根据中村分型[2]胃癌的组织类型分为分化型癌和未分化型癌，一般认为分化型癌是从肠上皮化生或与其相关的黏膜发生的，而未分化型癌是从胃固有黏膜发生的。但是，有报道显示，在分化型癌中，从形态或黏液性质方面来看，与肠型不同的胃型黏液性质的癌在分化型癌中占20%~30%[3]。

　　胃型分化型癌的特征：①由于高度分化，用活检的微小材料很难确诊，②肉眼上的边界不清楚，或者比肉眼上的边界更广的Ⅱb样进展，③有研究指出其与未分化型癌混合存在等。因此，对疑似胃型分化型癌的病变进行内镜治疗时，要充分进行侧向病变进展的评估以及切除后的病理学评估，慎重对待。

● 病例11（0- I 型，M癌，分化型）

胃体上部大弯近前壁可见广基的隆起型病变（病例11），周围黏膜未见萎缩，是淡红色调的、边界不明确的病变。术前活检没有确诊是腺瘤还是癌，ESD术后，根据切除标本的病理所见，最终诊断为局限于黏膜内的胃型分化型癌。

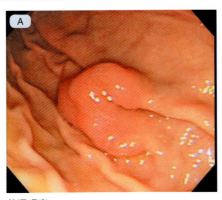

普通观察　　　　　　　　　　　　　喷洒靛胭脂图像

病例11 ◆ 胃型分化型癌，0- I 型，M癌

未分化型成分混合存在的早期胃癌临床病理学特征

很多学者认为，胃癌与其他的癌肿相比，在组织学上存在多样性。组织学上的多样性在黏膜内癌阶段就已经发生，随着癌肿的深部浸润和肿瘤直径的增大，其倾向性也会升高[4, 5]。实际上，在10mm以内的早期胃癌中，86%是纯粹的分化型腺癌，而在10mm以上的早期胃癌中，有报告称混合未分化型成分的早期胃癌增加[6]。作为混合未分化型成分的早期胃癌的临床病理学特征显示，肉眼分型凹陷型较多，肿瘤直径较大，而术前被诊断为中分化型腺癌（tub2）的情况较多。

我们研究了376例外科切除的SM癌，报道了未分化型优势混合癌与分化型优势混合癌相比，淋巴结转移率明显升高[7]。未分化型优势混合癌的淋巴结转移率比纯粹的未分化型癌高，这一点很有意思。泷泽等报告了黏膜内癌也存在同样结果[8]。

在《胃癌处理规范》中记载了，"在发现组织学多样性的情况下，用其优势所见进行诊断"，但是，由于ESD的出现，肿瘤直径大的病变切除的机会也增加了，认为对切除标本的仔细评估很重要。今后，可以预想ESD技术会进一步普及，适应证范围也会扩大，但是未分化型优势混合型胃癌是生物学恶性度较高的肿瘤，谨慎选择治疗方案非常重要。

参考文献

[1] 「胃癌取扱い規約 第14版」（日本胃癌学会／編），金原出版，2010.

[2] Nakamura K, et al: Carcinoma of the stomach in incipient phase: Its histogenesis and histological appearance. GANN, 59: 251-258, 1968.

[3] 吉野孝之，他：早期胃癌における胃型分化型腺癌の肉眼的特徴とその臨床治療. 胃と腸, 34: 513-525, 1999.

[4] Luinetti O, et al: Genetic pattern, histological structure, and cellular phenotype in early and advanced gastric cancers: evidence for structure-related genetic subsets and for loss of glandular structure during progression of some tumors. Hum Pathol, 29: 702-709, 1998.

[5] Ishiguro S, et al: Change of histological type of gastric carcinoma: from differentiated carcinoma to undifferentiated carcinoma. Stomach and Intestine, 31: 1437-1443, 1996.

[6] 下田忠和, 他: 胃癌の病理学的研究の進歩と臨床との接点. 胃と腸, 38: 43-56, 2003.

[7] Hanaoka N, et al: Mixed-histologic-type submucosal invasive gastric cancer as a risk factor for lymph node metastasis: feasibility of endoscopic submucosal dissection. Endoscopy, 41: 427-432, 2009.

[8] Takizawa K, et al: Risk of lymph node metastases from intramucosal gastric cancer in relation to histological types: how to manage the mixed histological type for endoscopic submucosal dissection. Gastric Cancer, 16: 531-536, 2013.

1. 内镜观察和图像采集的基本操作和技巧
② Barrett 食管

土桥 昭，郷田宪一

> 为了避免Barrett腺癌的漏诊，要先理解Barrett食管的正确定义。另外，对于初学者来说，食管胃结合部是观察比较困难的部位，但是通过训练，Barrett腺癌的早期发现是可能的。本文将解说Barrett食管的定义和观察时的技巧和要点。

Barrett 食管的定义

Barrett食管在《食管癌处理规范》[1]中定义为"从胃向食管连续延申的柱状上皮"（图1），因此，在定义Barrett食管时，食管和胃的界线——食管胃结合部（esophagogastric junction：EGJ）的确定很重要。在日本，将"食道下部的栅状血管下端"（图1）作为EGJ，但是，在伴有胃食道反流病的Barrett食管病例和long segment Barrett's esophagus（LSBE）中，栅状血管的观察有时很困难，根据欧美的定义，有时不得不将"胃的纵行皱襞上端"（图1）作为EGJ。

另外，关于Barrett食管的长度，全周性Barrett黏膜在3cm以上的被定义为LSBE，不足3cm或非全周性的Barrett黏膜被定义为SSBE（short segment Barrett's esophagus）（图2）。根据GERD研究会对接受初次内镜检查的2595例病例的研究[2]，日本的SSBE的发生率为20.8%，LSBE的发生率为0.2%，LSBE在Barrett食管中也比较少见。从致癌风险的观点看，区分SSBE还是LSBE也很重要，如果按照C&M分类（所谓布拉格分类[3]）进行记录，如全周性1.0cm、最大长度2.0cm的情况，应记录为C 1.0/M 2.0（C：circumferential extent，全周范围；M：maximum extent，最大范围）（图3）。

另外，组织学的诊断标准为，①柱状上皮内的鳞状上皮岛，②柱状上皮下黏膜层的食管腺导管或黏膜下层的固有食管腺，③柱状上皮下的黏膜肌层的二重结

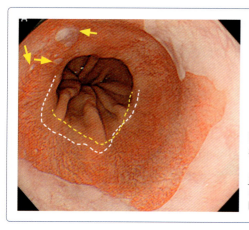

图1 ◆ EGJ与Barrett食管
栅状血管的下端（◦▫◦）或者胃纵皱襞的上端（◦▫◦）被定义为EGJ（本病例中大致一致）。EGJ和SCJ（squam-columnar junction）包围的区域是Barrett黏膜。在Barrett黏膜内，鳞状上皮岛是呈现白色色调的扁平隆起（▷）随处可见，这有助于诊断Barrett食管。

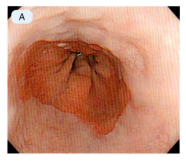

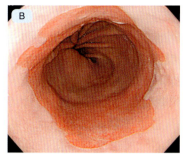

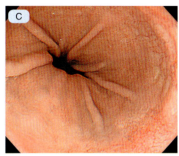

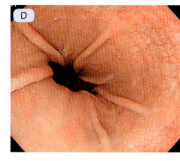

图2 ◆ Barrett食管（SSBE）的病例

观察到被SCJ和EGJ包围的Barrett黏膜，通过送气使黏膜充分伸展，从口侧开始依次观察。本病例是全周性1.0cm、最大长度3.0cm的SSBE，按照布拉格分类记录为C 1.0/M 3.0。

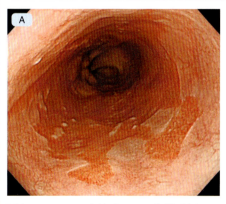

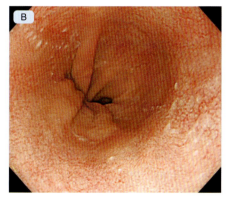

图3 ◆ Barrett食管（LSBE）的病例

像本例一样，在LSBE中，食管下部的栅状血管末端变得不清楚的情况也很多，有时不得不将胃的纵行皱襞上端作为EGJ，本例是全周性4.5cm、最大长度5.0cm的LSBE，记载为C 4.5/M 5.0。

构，满足这三个条件中的其中一个。在观察Barrett食管时，要注意其中①是可以用内镜进行观察和诊断的。

内镜观察方法

由于黏液的附着会妨碍详细的观察，所以在检查前给予蛋白分解酶链酶蛋白酶，充分分解除去黏液非常重要。在我们的医院，所有病例在咽部麻醉前都要服用链酶蛋白酶。

首先，在食管内插入内镜后，在距门齿约25cm的部位，用二甲硅油水冲洗食管，使用冲洗水40~60mL，另外，考虑到重力方向，从食管右侧壁冲洗能有效地除去唾液和黏液。在合并食道裂孔疝的病例中，由于胃黏液和洗净时使用的二甲

A. 普通内镜诊断

1. 内镜观察和图像采集的基本操作和技巧
③胃和十二指肠

小山恒男

高质量的内镜检查中，适当的术前准备和术前给药是必需的，内镜检查最大的"敌人"是黏液，所以基本上对所有病例术前都要给予链酶蛋白酶，分解食管及胃内的黏液。另外，为了抑制术中的蠕动，可以注射丁溴东莨菪碱®和胰高血糖素。在本文中，笔者边展示内镜筛查时的图片，边讲解内镜观察的方法。

胃的观察

胃的观察有各种各样的方法，在这里笔者讲解了常规的观察方法。

Point

要点1：减轻痛苦

为了尽可能缩短检查时间，要尽量省略无用的送气和吸引。

另外，内镜插入十二指肠前，要尽量吸引胃内的空气，这样会减少患者的痛苦。

要点2：送气的时机

虽说有时需要尽量减少胃内空气，但由于胃体部有很多皱襞，为了观察皱襞和皱襞之间的部分，送气是必需的。因此，首先从即使送气量少也能观察到的部位开始检查。

1 首先观察胃窦部

如上所述，在观察胃体部位时，需要大量的空气，但是，刚插入胃内时空气量很少，无法充分观察胃体部。因此，笔者插入内镜后，首先从胃角部大弯侧开始观察，边插入内镜，边用甲基硅油水冲洗黏液，依次观察胃体下部大弯、胃窦大弯、前壁、后壁、小弯后，再将内镜送入十二指肠。此时，也要重视依次重叠采集图像（图1）。

2 其次观察十二指肠

首先观察十二指肠球部，采集包含十二指肠上角（SDA）的图像（图2A），接下来，一边向右顺时针扭转镜身，一边同时操作大螺旋向上和小螺旋向右，将内镜前端送到second portion，然后，确认乳头，向左扭转镜身，一边仔细确认，一边退出内镜（图2B、C）。

3 接着观察胃体上部

边清洗附着在胃体黏膜上的黏液，边将胃镜前端送到胃穹隆部，先除去积存在胃体上部的冲洗用水，接着边送气，边观察穹隆部及贲门周围。这时的要点是

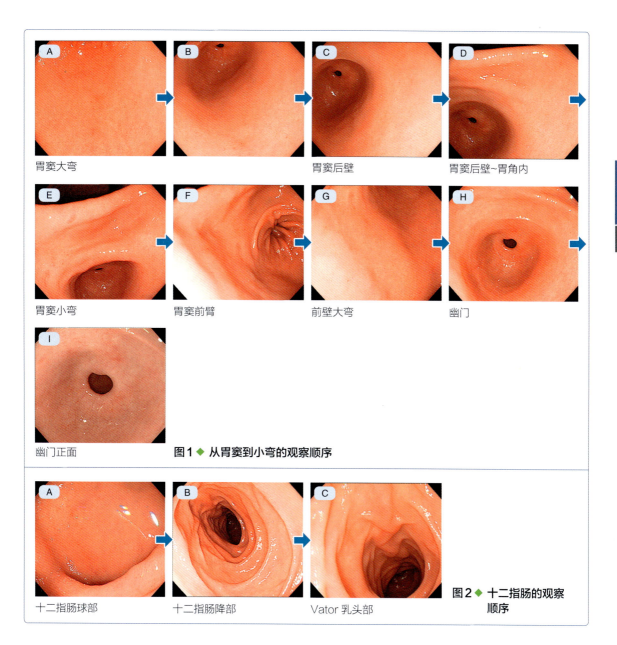

胃窦大弯

胃窦后壁

胃窦后壁~胃角内

胃窦小弯

胃窦前臂

前壁大弯

幽门

幽门正面

图1 ◆ 从胃窦到小弯的观察顺序

十二指肠球部

十二指肠降部

Vator 乳头部

图2 ◆ 十二指肠的观察顺序

使用左、右螺旋，由于反转观察时画面中央有内镜镜身，所以最大限度地操作大螺旋向上的话，画面的大半被镜身占据，观察不充分。此时，并用小螺旋向左时，镜身向画面左侧移动，并用小螺旋向右时，镜身向颜面的右侧移动，因此能够有效地利用内镜的视野达到充分观察的目的。

首先采集从穹隆部反向观察贲门部的图像（图3A），然后左旋镜身，观察图3A中看不到的贲门部后壁小弯侧（图3B）。贲门部小弯经常是切线方向，是观察困难的部位之一（图3C）。这种情况下，最好充分利用小螺旋向右，如果并用小螺旋向右，由于镜身移动到图像的右侧，所以可以几乎正视的角度从胃体上部小弯观察前壁侧（图3D）。另一方面，如果并用小螺旋向左，由于镜身移动到画面的左侧，所以也可以从贲门正下方的小弯正视后壁的病变（图3E）。图3C中SCJ

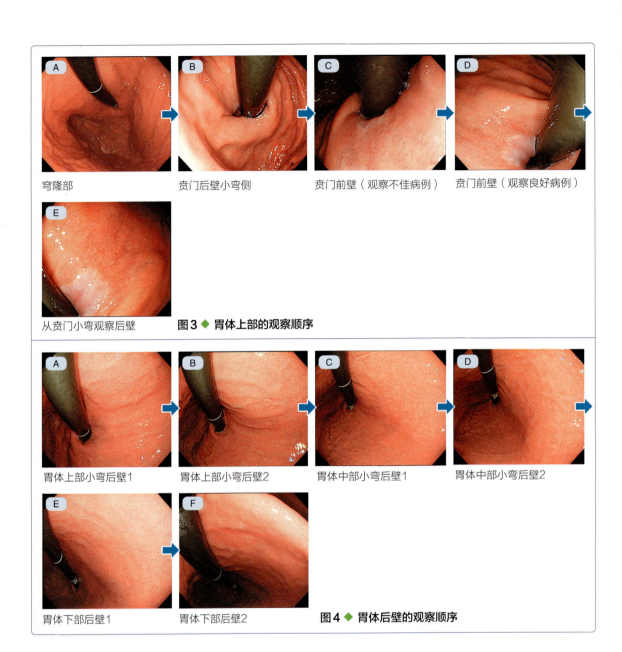

穹隆部

贲门后壁小弯侧

贲门前壁（观察不佳病例）

贲门前壁（观察良好病例）

从贲门小弯观察后壁

图3 ◆ 胃体上部的观察顺序

胃体上部小弯后壁1

胃体上部小弯后壁2

胃体中部小弯后壁1

胃体中部小弯后壁2

胃体下部后壁1

胃体下部后壁2

图4 ◆ 胃体后壁的观察顺序

是切线方向，SCJ附近几乎无法观察，但是在图3D、E中，几乎可以正面观察该部位。另外，通过这样充分利用小螺旋的左、右角度，也可以正面观察胃体上部小弯后壁以及小弯前壁。

4 胃体中部到胃体下部小弯

反转观察胃体后壁后将内镜慢慢送至胃体中部进行观察（图4）。由于这个部位通常是从切线方向观察，所以左旋小螺旋将镜身向画面的左侧移动，尽量使其能够正面观察。空气量少的话，就是从切线方向观察，所以要在空气量大的状态进行观察是技巧。接下来观察胃体上部前壁，这次右旋小螺旋使画面向右侧移动，尽量调整为正面观察，从胃体上部观察到胃体下部（图5）。

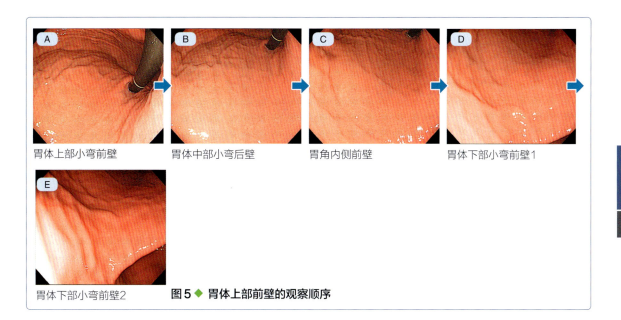

胃体上部小弯前壁　　胃体中部小弯后壁　　胃角内侧前壁　　胃体下部小弯前壁1

胃体下部小弯前壁2　　**图5 ◆ 胃体上部前壁的观察顺序**

5️⃣**胃角部的观察**

　　胃角部也需要依次重叠拍摄，拍摄前壁、正面、后壁。由于胃角的口侧和肛门侧属于切线方向，经常成为观察的死角，所以包括胃体下部和胃角内侧都要采集图像（图6）。

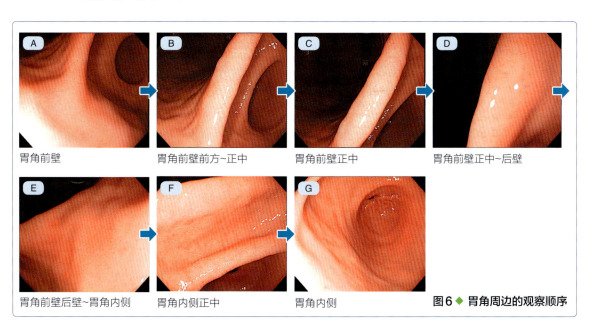

胃角前壁　　胃角前壁前方~正中　　胃角前壁正中　　胃角前壁正中~后壁

胃角前壁后壁~胃角内侧　　胃角内侧正中　　胃角内侧　　**图6 ◆ 胃角周边的观察顺序**

第3章 普通

1. 内镜观察和图像采集的基本操作和技巧

6 胃体大弯的顺镜观察从后壁开始

胃体小弯可以顺镜观察，大弯侧也需要顺镜观察。因为胃体部分很宽大，所以首先以后壁大弯侧为中心，一边退镜，一边进行观察。此时为了预防遗漏，需要依次重叠拍摄（图7）。

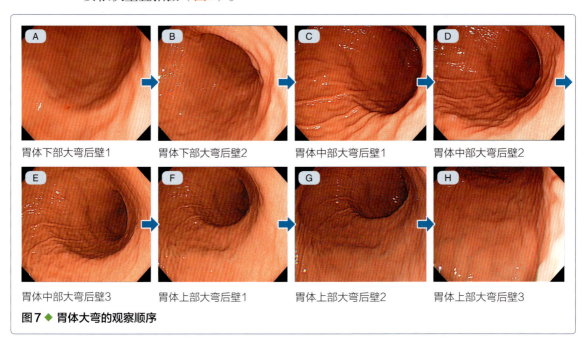

胃体下部大弯后壁1　胃体下部大弯后壁2　胃体中部大弯后壁1　胃体中部大弯后壁2

胃体中部大弯后壁3　胃体上部大弯后壁1　胃体上部大弯后壁2　胃体上部大弯后壁3

图7 ◆ 胃体大弯的观察顺序

7 胃体上部大弯的顺镜观察

胃体上部大弯经常会残留液体，要将液体充分吸引后顺镜观察。在黏液湖周围进行一周观察是很重要的（图8）。

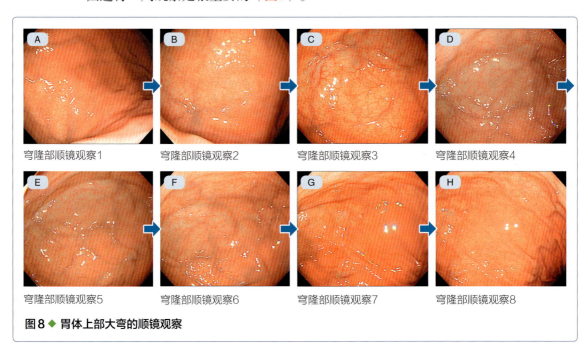

穹隆部顺镜观察1　穹隆部顺镜观察2　穹隆部顺镜观察3　穹隆部顺镜观察4

穹隆部顺镜观察5　穹隆部顺镜观察6　穹隆部顺镜观察7　穹隆部顺镜观察8

图8 ◆ 胃体上部大弯的顺镜观察

8 胃体前壁及大弯的观察

这回要以前壁侧为中心，一边观察，一边再次将胃镜送入到胃体下部（图9）。最后，一边观察大弯一边将胃镜退至贲门部，结束胃的检查（图10）。在胃内反复观察两次，注意检查不要遗漏。

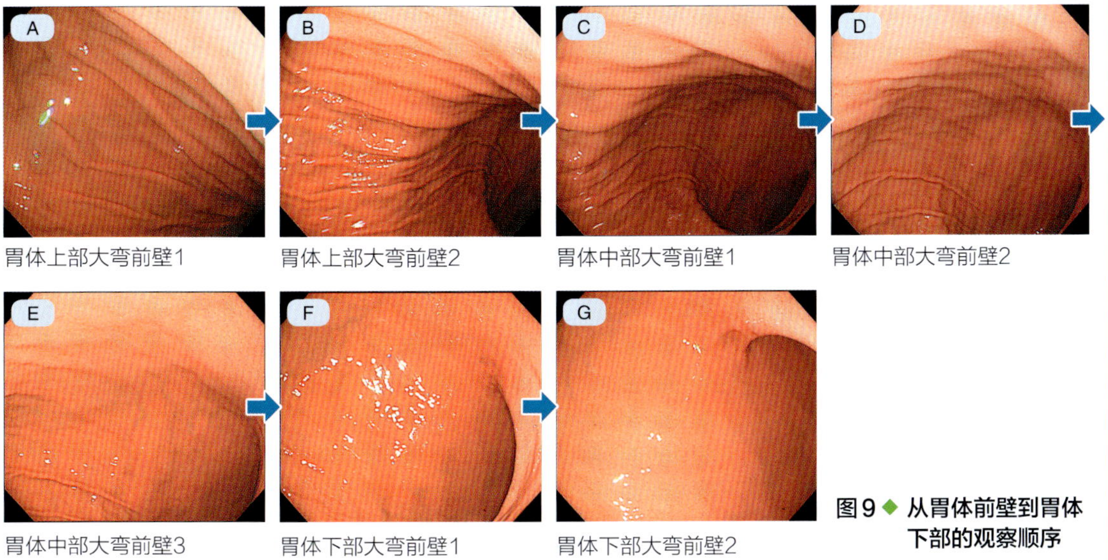
A
胃体上部大弯前壁1
B
胃体上部大弯前壁2
C
胃体中部大弯前壁1
D
胃体中部大弯前壁2
E
胃体中部大弯前壁3
F
胃体下部大弯前壁1
G
胃体下部大弯前壁2

图9 ◆ 从胃体前壁到胃体下部的观察顺序

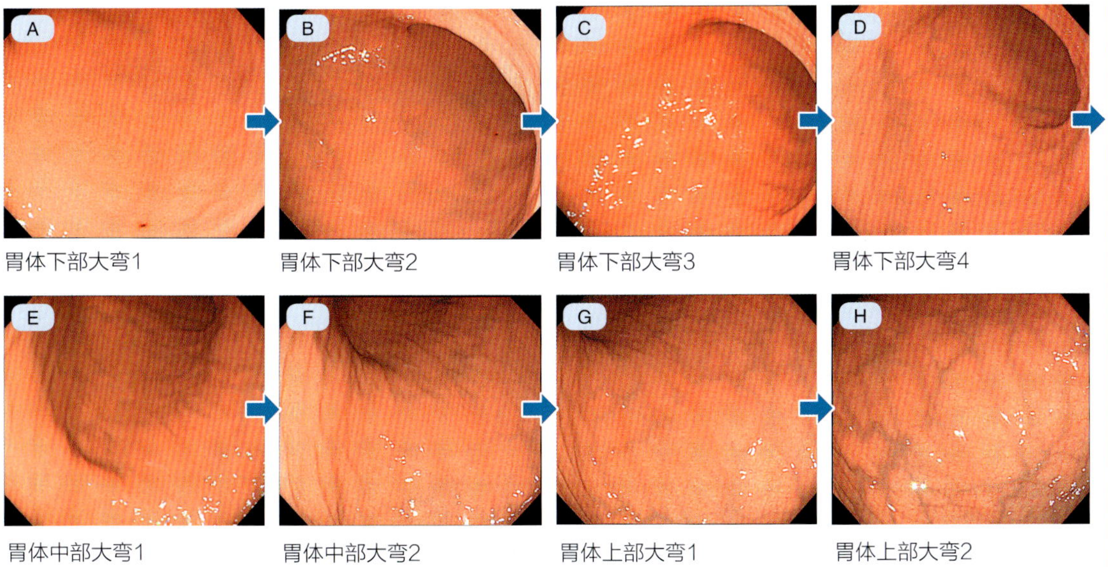
A
胃体下部大弯1
B
胃体下部大弯2
C
胃体下部大弯3
D
胃体下部大弯4
E
胃体中部大弯1
F
胃体中部大弯2
G
胃体上部大弯1
H
胃体上部大弯2

图10 ◆ 从胃大弯的观察到检查结束的顺序

9 最后观察颈部食道

一边退镜一边再次仔细观察。插入时，从距门齿20cm的部位开始观察，所以一般进镜时没有观察颈部食管，所以颈部食管只能在退镜时观察。一边配合患者的呼吸状态，缓慢退镜，一边观察颈部食道。这个部位因为管腔狭小不易舒展所以观察困难，但是吸气时食管腔会舒展开，所以需要配合受检者的呼吸采集图像（图11）。

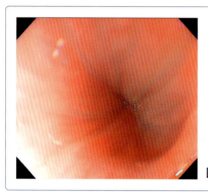

图11 ◆ 颈部食管的观察

Point
观察时希望大家注意以下要点

部位	要点
十二指肠球后壁	胃黏膜异位好发部位
胃角内侧，胃角上部	不只是观察胃角，也需要充分观察胃角内侧及胃角上部
胃角对侧部到胃体下部大弯	容易意外遗漏的部位
胃体后壁全部区域	顺镜观察经常处于切线方向，可倒镜观察
胃体中上部前壁	容易意外遗漏，所以需要充分送气后观察
贲门下区	自由灵活运用左、右螺旋，仔细观察

A.普通内镜诊断

2. 发现病变的诊断
① 食管

濱田健太，石原 立

> 早期浅表癌通过内镜切除等微创治疗可获得良好的预后，但是，食管浅表癌内镜观察大多只是表现为黏膜轻度的颜色变化或者轻微的凹凸不平，如果检查不认真很难早期发现。本文通过阐述食管癌诊断中白光图像（MLI）、NBI、碘染色图像等的特征，说明利用各种观察模式发现病变的诊断要点。

在开始观察前

食管癌的风险因素比较明确，如果有头颈部癌的既往史、大量饮酒吸烟不良习惯、ALDH2杂合子缺陷（即使少量饮酒也会脸红的体质）等因素，食管癌发生的风险就很高，这类高危人群要尽可能使用放大内镜进行精查。

了解各种观察模式的特征

1 WLI

WLI（white light image）是最为普遍的一种观察模式，但是发现食管浅表癌的敏感性只有55%，还不够充分[1]。我们应该认识到，单凭WLI观察的话，可能会出现食管癌的漏诊。另一方面，食管癌的风险因素如黑色素瘤以及食管癌伴随的白色调的变化（白色物质附着和错角化）等也是容易捕捉到食管癌的要点。

2 NBI

NBI通过窄带光的照射，强调了黏膜浅层的毛细血管像以及黏膜微细结构，NBI观察食管癌显示的是褐色区（brownish area），这个brownish area反映了扩张蛇行的血管和上皮的褐色变化（background coloration），即使WLI难以识别的食管癌，NBI观察也常常可以看到brownish area，因此，NBI发现食管浅表癌的敏感性（97%）比WLI（55%）显著增高[1]。所以，如果使用的是带有NBI功能的内镜，在观察食管时，推荐一定要用NBI观察。另外，对食管癌的诊断有充分经验的检查者进行观察的话，很少会漏诊食管癌，但是据报道，初学者漏诊食管癌的较多[2]，因此要充分掌握后面会讲到的NBI观察的技巧，进行认真的操作检查。

3 碘染色

正常食管通过碘染色呈现褐色，癌的区域会呈现不染区而很容易辨认。无论和WLI或者NBI相比，碘染色发现食管癌的敏感度都要更高。另外，由于碘染色使癌和正常食管黏膜的对比增强，即使内镜经验少的检查者也很少会漏诊食管癌。

但是，癌以外的炎症性病变也会出现碘不染区，用这个方法诊断癌时的特异性较低，这时候大多会通过活检来确认有无癌变。另外，碘染色后会出现胸痛、恶心等症状，因此，碘染色只推荐在食管癌的高危人群中或者WLI、NBI等检查怀疑癌时采用，不推荐作为筛查手段使用。

✿ 各种观察模式发现病灶的要点

1 WLI

发现食管癌需要捕捉黏膜的微小变化，因此在内镜插入观察前一定要用甲基硅油水充分地清洗食管。为了发现食管癌，首先应该注意的是黏膜的发红和凹凸不平，除此之外，树枝样血管透见像的消失、黏膜白色调改变、接近观察能看到点状血管等所见也很重要，比黏膜肌层浸润更深的癌中这些所见比较明显，但是EP、LPM癌中这些所见大多很轻微。为了能够更好地发现这些轻微的变化，调整空气量和利用食管蠕动等方法，在各种各样的条件下（如远景和近景、从水平和垂直等近距离接近）仔细观察是很重要的。

2 NBI

发现食管癌最重要的是黏膜显示褐色的brownish area，除此之外，接近观察可见点状血管和黏膜凹凸不平以及白色调变化都很重要。与WLI相比，利用NBI观察，即使是EP、LPM癌也大多能明确识别，但是，也有许多不明确的时候，与WLI相同，单一模式的观察容易发生漏诊的风险。先使食管壁伸展的情况下，观察凹凸和血管透见，然后使食管壁轻微收缩，这时观察brownish area就可以减少漏诊。另外，点状血管不接近黏膜观察就不容易确认，因此，使食管壁充分伸展进行远景观察以及使食管壁收缩进行近距离观察，采用这样两种观察方法比较好。

3 碘染色

碘染色通常使用10~20mL卢戈氏液，应用喷洒导管喷洒食管黏膜，卢戈氏液喷洒不充分的部分可能会被误诊为不染区，因此最好从食管胸部到腹部没有盲点地均匀喷洒全部食管黏膜。但是，因为碘染色有诱发误咽和咳嗽反射的危险，所以颈部食管原则上最好不要喷洒。如果碘不染区表现为边界明晰的不规则形，高度怀疑是癌，而且该不染区经过2~3min后变为粉色区（pink color sign），就可以诊断为癌。另一方面，5mm以下的不染区和不染区的表面残留少许褐色黏膜样改变的话，癌的可能性较低。

但是，如果喷洒1%以上浓度的碘液，数日后表层的癌出现部分脱落，使癌的存在范围变得难以分辨，因此如果1~2个月内内镜切除可能性较高的病变，最好用1%以下的碘液喷洒比较好。另外，碘染色后如果出现胸痛、恶心等症状，检查结束前可以喷洒硫代硫酸钠缓解症状。

✦ 通过实际病例学习

● 病例1：胸部上段食管前壁 0-Ⅱc，40mm，SCC，深度：LPM

WLI观察可见8~3点方向轻微发红，8—11点方向可见点状血管（图1A），NBI观察发现点状血管更容易识别（图1B），碘染色可见8—4点方向广泛的不染区（图1C），癌的范围变得很明确。

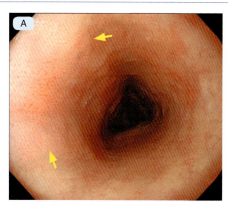
注意到点状血管

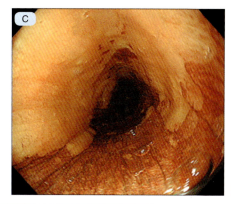
NBI下点状血管更清晰

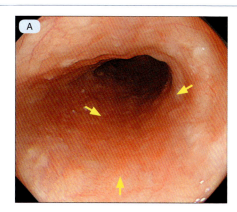
图1 ◆ 病例1

● 病例2：胸部中段食管后壁 0-Ⅱc，25mm，SCC，深度：LPM

WLI观察可见后壁轻微发红，相同部位可见树枝状血管消失（图2A），碘染色呈现斑状食管，另外在后壁可见边缘不规则的碘不染区（图2B）。

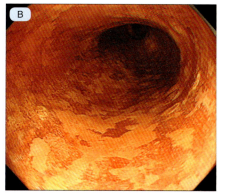
图2 ◆ 病例2
注意到发红和树枝状血管透见消失区。

● 病例3：胸部中段食管右后壁 0-Ⅱc，35mm，SCC

充分伸展食管后WLI观察，可见后壁轻微发红（**图3A**），切换为NBI观察发现相同部位可见轻微的brownish area（**图3B**），然后稍微吸气后，可见更为明显的brownish area，这个区域可以诊断为癌（**图3C**），碘染色与brownish area一致，确认了碘不染色的部位（**图3D**）。

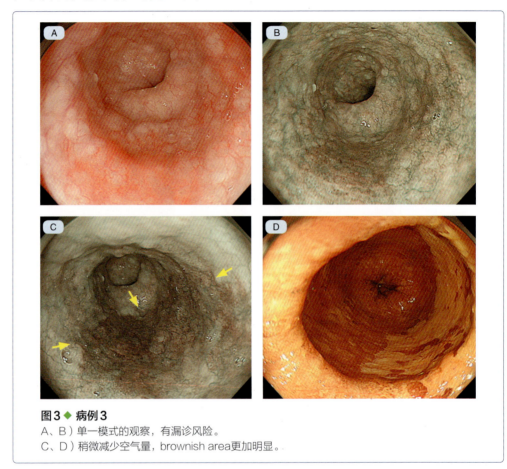

图3 ◆ 病例3
A、B）单一模式的观察，有漏诊风险。
C、D）稍微减少空气量，brownish area更加明显。

● 病例4：胸部下段食管后壁 0-Ⅱc，30mm，SCC，深度：EP

WLI观察在6点方向可见黏膜发白（**图4A**）。NBI观察brownish area也不明显（**图4B**），对于这个病例如果没有认识到癌会呈现黏膜发白的表现，就会漏诊。

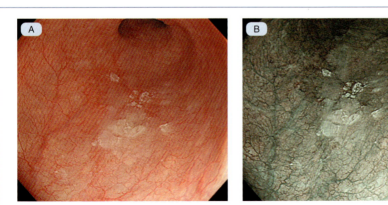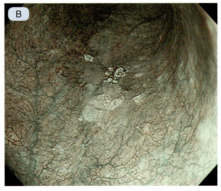

图4 ◆ 病例4
注意到白色黏膜。

参考文献

［1］ Muto M, et al: Early detection of superficial squamous cell carcinoma in the head and neck region and esophagus by narrow band imaging: a multicenter randomized controlled trial. J Clin Oncol, 28: 1566-1572, 2010.

［2］ Ishihara R, et al: Prospective evaluation of narrow-band imaging endoscopy for screening of esophageal squamous mucosal high-grade neoplasia in experienced and less experienced endoscopists. Dis Esophagus, 23: 480-486, 2010.

A.普通内镜诊断

2. 发现病变的诊断
② 胃

吉永繁高

> 利用内镜发现病变的诊断目的是发现没有症状的消化道早期病变，能在早期阶段发现消化道癌非常重要。为了使检查更有意义，不仅是在检查中，在检查前后也有必要努力减少漏诊等错误。本文说明了在发现胃病变的诊断中笔者注意观察了哪些要点。

❈ 在开始检查前

1 做好信息收集工作

在检查开始前收集有关患者的信息非常重要。"为什么要接受内镜检查""过去是否接受过内镜检查""在上次的内镜检查中有什么异常"等都很重要，特别是把上次检查的内容"囫囵吞枣"虽然是危险的，但却是避免检查时漏诊的必要信息。另外，虽然很偶然，但是也有贲门侧胃切除加空肠置换术后的患者与胃全切弄错，没有观察残胃就结束检查的事件，因此对于术后患者也要很好地把握手术方式等信息。

2 术前准备工作也要注意

本院的术前准备一般是将链酶蛋白酶40 000单位、2%甲基硅油4mL、碳酸氢钠2g溶解在水中让患者口服，但是最近不用水溶解，而是溶解在运动饮料中，很多患者回馈这比水更容易服用。通过服用这些药物，能使胃内的泡沫和黏液溶解脱落，插入内镜时能在良好的视野下进行观察。但是，需要注意，当怀疑有消化道出血时，需要注意这些处置可能会加重或者引起出血。

❈ 检查的实际操作

1 注意仔细全面观察

胃内的观察顺序会因各个医疗机构和教授的老师不同而有所不同，就不赘述了。但是无论按照怎样的顺序去观察，筛查的根本都是"没有漏诊的观察"，为此，重要的是全面彻底地观察整个胃部。观察的时候，流畅并仔细地观察前壁、大弯、后壁、小弯，另外，胃体部的大弯侧稍微远离，所以一定要注意充分接近大弯，并认真观察到皱襞之间的部位。我院通过将光源设置为峰值模式，使大家都养成接近黏膜观察的"习惯"。另外，采集图像时也一定要在下一张图像中包含前一张图像的部分内容，注意采集连续的图像。但是，关于采集图像的数量各个医疗机构有自己的规定，所以要注意采集与该机构规定相符的图像数。

注意死角

胃是个袋状的脏器，给人一种内镜观察很容易的印象，但是在切线部位的病变却很难识别，有时，胃体中下部后壁等部位只能在刚刚插入内镜时才能看清，所以需要倍加注意。特别是，胃角附近的胃窦后壁和小弯容易成为内镜检查的死角，应该有意识地仔细观察这些部位。另外，胃窦部前壁也会有很多漏诊，需要留意。

2 看透与正常内镜所见的不同

为了找到病变就有必要正确理解胃内正常的内镜所见，在此基础之上，注意与正常所见不同的地方就是发现病变的契机。发红、隆起、凹陷等自不必说，出血（图1）、变形（图2）、黏膜集中（图3）、血管透见像消失（图4）等是隐藏病变的间接表现，发现这些变化时，必须详细观察，确认有无病变。另外，采集图像时，画面会一时固定，这时要环视胃全部部位，检查有无异常所见，对这一点也不能懈怠。

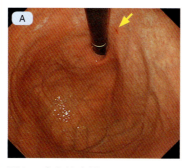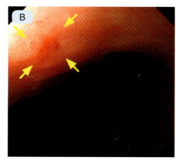

图1 ◆ 出血的病例

A）通过反转观察，在贲门附近的胃体上部前壁发现自发出血（　）。

B）接近病变观察发现伴有出血的不足2mm的凹陷（　），活检结果高分化腺癌。内镜治疗结果是1.5mm的0-Ⅱc型病变，是局限在黏膜内的分化型癌。

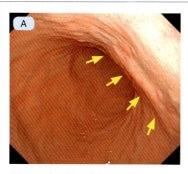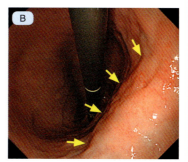

图2 ◆ 变形的病例

A）在顺镜观察见胃体下部小弯的曲线出现变形并呈直线化（　）。

B）在反转观察中，发现了同样的变化，黏膜凹凸不平（　）。通过活检显示低分化腺癌以及印戒细胞癌。手术治疗，术后确认是浸润深度SE的Type 4型的进展期胃癌。

第3章

普通

2. 发现病变的诊断

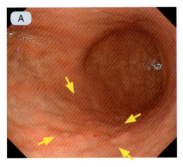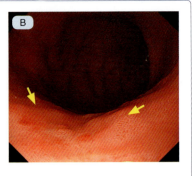

图3 ◆ 黏膜集中的病例

A）顺镜观察在胃体中部大弯近后壁发现了轻微的黏膜集中像，集中像的中心稍微发红，也发现了轻微的自发出血（➡）。

B）接近病变观察可见不规则的凹陷，凹陷内部的黏膜凹凸不平（➡）。活检显示高~低分化腺癌。内镜治疗的结果，除了凹陷以外，在大弯侧还发现了伴随着广泛的Ⅱb型延展的29mm×17mm的0-Ⅱc+Ⅱb型病变，病理上没有发现溃疡瘢痕，虽然病变局限在黏膜内，但由于是中~未分化型癌，未分化型成分超过了20mm，因此判断为非治愈性切除。

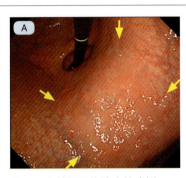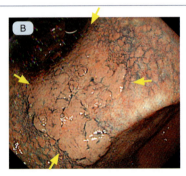

图4 ◆ 血管透见像消失的病例

A）通过反转观察，在胃体部小弯处发现了广泛的血管透见像消失的区域（➡）。

B）通过喷洒靛胭脂，发现了与血管透见像消失的区域一致的扁平隆起型病变（➡），活检为高分化腺癌，内镜治疗后，结果是68mm×41mm的0-Ⅱa型病变，是局限在黏膜内的分化型癌。

3 在接触前就开始进行观察

贲门部或幽门轮等一旦接触内镜就会发红或者出血，因此要在接触之前就开始观察。不仅是这两个部位，胃体下部、胃角部大弯在内镜通过时也会出现线状发红或者黏液附着而误判为病变，因此在插入内镜时，即使只拍1~2张图像也应该采集。另外，将内镜插入到十二指肠降段时，经常会缩短内镜，这时内镜经常会接触到胃体部小弯造成发红或者出血，因此必须注意。如果在上述部位发现可疑病变，一定要在下一步检查前进行详细观察，如果之后再想观察，可能会因为内镜接触后造成出血或者因为发红难以识别病变范围，这一点一定不能忘记。

 不要太拘泥于已经看到的病变

不仅是肿瘤性病变，一旦发现糜烂、溃疡、瘢痕等所见，精力集中在已发现的病变上，有时可能会忽视周围的其他病变，特别是容易漏掉这个病变对侧的部位。因此，即使发现了一个病变，也要注意可能病变不止一个，要把这个病变当作没有一样操作内镜，仔细观察是否有其他病变，进行毫无死角的观察。

4 吸引潴留的液体，充分注入空气

　　胃体部大弯，特别是胃体上~中部大弯容易被液体淹没，有时会掩盖病变。另外，皱襞比较高，如果不注入大量的空气的话，病变也会被掩盖。但是注入空气，内镜又很难接近胃体上部大弯，有时即使多少有液体，也就那样观察了。但是，在那些液体中间可能会隐藏病变，偶尔甚至可能会漏诊进展期癌。所以必须把液体吸引干净，充分注入空气，这样就不会漏掉病变。另外，胃体部小弯和前壁等部位空气注入过量就会远离，这时需要减少空气量，在适当的距离进行观察。

> **P**oint
> **进行反转观察时也要使用左、右（小）螺旋**
>
> 　　在贲门周围让内镜与黏膜保持一定的距离很困难，可以使用内镜的左、右螺旋，保持合适的距离进行观察，这时要注意不要让内镜触碰到小弯侧。贲门周围没有足够的空间时，要先从肛侧开始观察，发现特别的变化后再接近观察，这样可以有效地避免内镜触碰到黏膜。另外，此时包含左、右螺旋在内的操作都尽量只用左手，如果有不干净的右手接触操作部的螺旋后，螺旋就变得不干净，造成左手也不干净了。如果包括左、右螺旋在内都用左手操作，那么，在内镜治疗和结肠镜插入等右手无法离开的情况下也很有用。

5 喷洒色素前充分冲洗

　　发现病变后都有马上就想进行靛胭脂喷洒的习惯，但是一定不要着急，要将病变上附着的黏液充分冲洗干净。如果不洗净就喷洒色素的话，就会造成色素着色不充分，不仅不能采集到很好的图像，也可能会在病变的范围和性质诊断上出现失误。另外，冲洗的时候如果直接冲洗病变可能会造成出血，所以应该一边考虑重力的方向，一边注意向病变周边冲水，以免造成病变出血。

> **P**oint
> **有效利用图像增强内镜**
>
> 　　近年来，引进应用NBI（narrow band imaging）和BLI（blue LASER Imaging）、i-scan等图像增强内镜的医院越来越多。如果使用的内镜具有这样的图像增强功能，在怀疑病变存在时一定不要忘记使用这些功能，这对诊断和发现病变都非常有用（图5）。

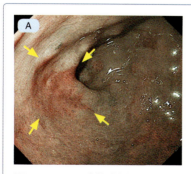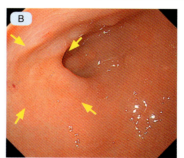

图5 ◆ NBI观察的病例

A）通过NBI观察在胃窦前壁发现brownish area（ ⟹ ）。

B）白光观察发现轻微发红的区域，但很难辨别（ ⟹ ）。通过活检证实是高分化腺癌。进行内镜治疗的结果是20mm×18mm的浅0-Ⅱc型病变，是局限在黏膜内的分化型癌，但边界不清晰。

检查结束后

1 再检查一次采集的图像

当然，内镜诊断本身是在进行内镜检查的时候进行的，但是什么事都不是百分之百准确，都有可能漏诊。在还没习惯的时候，一定要重新检查一下图像是否漏掉了。如果有介意的地方，就毫不犹豫地让上级医生看图像；如果不能否定病变的存在，就应该向主治医生和患者说明情况，再度检查。

2 正确记录检查所见

在时间允许的范围内详细记载检查所见，然后留下图像，以备以后别的内镜医生也能看明白，这一点很重要。如果不这样做的话，在有病变的情况下进行精密检查时，可能会弄错病变位置，特别是关于活检部位，要适当记载，活检的顺序不能弄错。如果可能的话，要留下用活检钳子夹持病变组织的照片，不要出现记录错误等。

A. 普通内镜诊断

3. 肿瘤与非肿瘤的鉴别诊断
① 食管

高橋亜紀子，小山恒男

> 食管是弯曲的，因为被椎体、气管、主动脉等压迫，所以是很难观察的内脏器官。由于食管存在各种各样的病变，所以还要关注颜色、形状、大小、表面结构等。此时，除了一般内镜观察外，还要同时使用碘染色、NBI、放大内镜等观察手段。

glycogenic acanthosis

　　glycogenic acanthosis是黏膜上皮的棘层肥厚的表现，在内镜下，显示白色厚浊的扁平隆起，多发的情况很多见（**图1A**），碘染色显示浓染（**图1B**），在NBI中也显示白色色调。

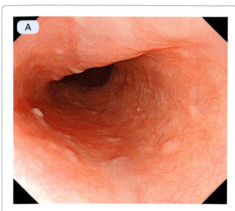

图1 ◆ glycogenic acanthosis
A）普通内镜图像：可见多个白浊的扁平隆起。
B）碘染色图像：碘染色显示浓染的扁平隆起。

❀ 炎性息肉

反流性食管炎中，有时在食管胃结合部发现黏膜隆起，这时需要鉴别是炎症性息肉还是癌[3]。

炎症性息肉的内镜所见为表面光滑的发红隆起，多伴有口侧黏膜损害（mucosal break）（图13A）。

在放大观察中，可见规则的、密度较低的villi样结构（图13B），口服PPI后，食管炎改善的同时，炎性息肉也会缩小，mucosal break也得到了改善（图13C）。

另一方面，在图14A中，与SCJ相接处可见黏膜隆起，在其口侧发现了mucosal break样的发红。

NBI放大观察可见隆起部分有密度低的villi样结构，但在其口侧的发红部分表面结构不明确，内部可见不规则的血管（图14B），但是，其表面被黏液覆盖，无法进行详细的观察。

这是由于给予PPI口服后，表层被鳞状上皮覆盖，乍一看病变变得平滑（图14C），但是，通过NBI放大观察，在鳞状上皮下可以看到不规则的异常血管，以此诊断为癌（图14D）。像这样，通过NBI放大观察对鳞状上皮下进展的病变的诊断也很有用。

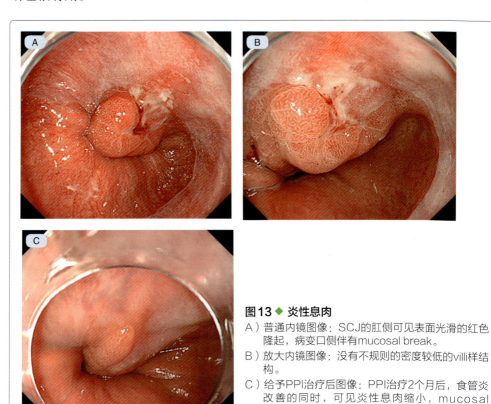

图13 ◆ 炎性息肉

A）普通内镜图像：SCJ的肛侧可见表面光滑的红色隆起，病变口侧伴有mucosal break。

B）放大内镜图像：没有不规则的密度较低的villi样结构。

C）给予PPI治疗后图像：PPI治疗2个月后，食管炎改善的同时，可见炎性息肉缩小，mucosal break也改善了。

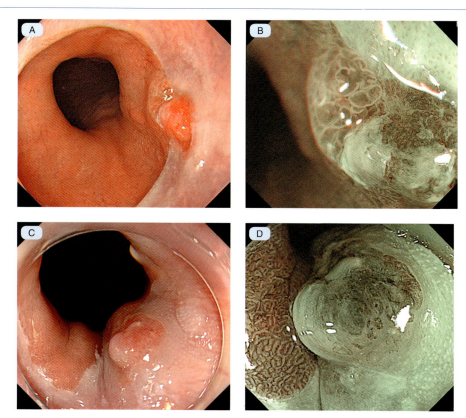

图14 ◆ 胃食管结合部癌

A）普通内镜图像：可见紧挨SCJ的黏膜隆起，口侧mucosal break样发红改变。

B）NBI放大内镜图像：隆起部分可见密度较低的villi样结构，但是其口侧发红部分表面结构不清晰，内部可见不规则血管。但是，表面有黏液附着，无法详细观察。

C）给以PPI治疗后图像：PPI治疗后5个月，表层被鳞状上皮覆盖，乍一看病变得很平滑。

D）NBI放大内镜图像：可见鳞状上皮下不规则异常血管透见，诊断为癌。

食管异位皮脂腺

食管异位皮脂腺是由黏膜固有层的腺泡和通向食管内腔的外分泌导管形成的。在内镜下可见伴有小的黄色扁平隆起和伴有颗粒状凹凸的花瓣状隆起（腺泡部分），中心部和顶部可见白色小突起（导管部分），大小为0.5~5mm，常为多发[4]（图15）。

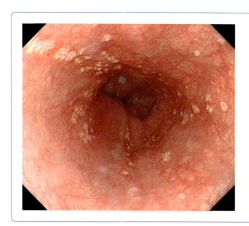

图15 ◆ 食管异位皮脂腺

普通内镜图像：可见食管全周分布的顶部伴有白色小突起的多发黄色隆起。

恶性黑色素瘤

恶性黑色素瘤在食管恶性黏膜下肿瘤中发生率最高，约占40%，好发部位是下部食管。内镜显示黑色的黏膜上皮覆盖的黏膜下隆起显示分叶状的形态，表面光滑（图20），用活检钳触碰的话，虽然柔软，但不会变形。

Pit fall 在恶性黑素瘤中也有不呈现黑色的melanotic melanoma。

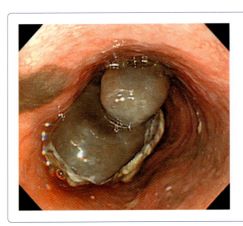

图20 ◆ 恶性黑色素瘤
普通内镜图像：覆盖食管内腔的黑色、表面光滑、分叶状隆起。另外，可见与周边边境界不清的黑色变化。与melanosis相鉴别的重点是黑色的浓淡差别以及隆起所见。

恶性淋巴瘤

食管原发的恶性淋巴瘤发生率在1%以下，大部分为非霍奇金淋巴瘤，B cell type较多，内镜下多可见肿瘤形成和全周性食管壁肥厚（图21）。

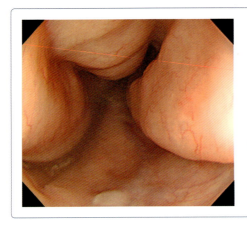

图21 ◆ 恶性淋巴瘤
普通内镜图像：食管整体可见数条纵行的SMT样隆起，表面光滑柔软，内镜可以通过。另外，表面血管和周围黏膜血管相同。这样巨树样纵行的黏膜下肿瘤所见为食管恶性淋巴瘤的特征性所见。

转移性食管肿瘤

　　转移性食管肿瘤是很少见的疾病，不过，从乳癌、胃癌来源的食管转移也时有发生。虽然都呈现黏膜下肿瘤样的形态，但是从乳癌来源的食管转移会引起全周性狭窄，从胃癌来源的食管转移[6]也有单发的情况。

> **Pit fall** 纵行SMT样隆起需要与恶性淋巴瘤和转移性肿瘤相鉴别。

　　恶性淋巴瘤的特征是柔软，表面光滑（图21），但转移性食管肿瘤的表面不规整，显示较硬的黏膜下肿瘤样病变（图22）。

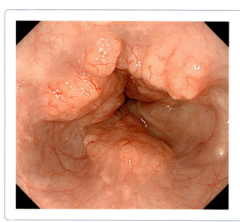

图22 ◆ 乳腺癌食管转移
普通内镜图像：可见上部食管数条纵行SMT样隆起。呈簇状、颗粒样不规则隆起，病变较硬，内镜不能通过。另外，表面血管扩张，走行不规则，乳腺癌的食管转移较硬、表面不规整的特点是与恶性淋巴瘤相鉴别的关键。

参考文献

［1］横山 顕，他：咽頭·食道の発癌リスク．消化器内視鏡，18：1348-1354，2006.

［2］有馬美和子，他：食道前癌病変の色素内視鏡診断．消化器内視鏡，18：443-452，2006.

［3］浜田 勉，他：Crohn病における食道病変．胃と腸，42：403-416，2007.

［4］本庶 元，清水誠司：3 異所性皮脂腺．「胃と腸アトラスⅠ　上部消化管 第2版」（八尾恒良／監），医学書院，2014.

［5］木下芳一，他：食道炎の内視鏡診断－好酸球性食道炎．胃と腸，46：1225-1232，2011.

［6］小山恒男：転移性腫瘍．「胃と腸アトラスⅠ　上部消化管 第2版」（八尾恒良／監），医学書院，2014.

A.普通内镜诊断

3. 肿瘤与非肿瘤的鉴别诊断
② 胃

中原慶太

> 针对内镜下异常所见进行肿瘤与非肿瘤的鉴别，是内镜诊断的重要工作。但是，作为上皮性恶性肿瘤的胃癌，可以呈现出多种多样的肉眼形态和组织学所见，要找出用于鉴别诊断的明确指标是不容易的，因此，能综合病变构成是很重要的。

中村的"胃癌三角"

作为临床病理学的概念，中村提倡的"胃癌三角"对诊断是有用的[1, 2]（图1）。所谓"胃癌三角"，是指①癌发生的部位（肠上皮化生黏膜，胃固有黏膜）、②组织分型（分化型癌，未分化型癌）、③肉眼分型（隆起型，凹陷型）这3个方面因素之间存在着密切的关系。

肠上皮化生高度萎缩的黏膜发生的是腺管形成能力较强的分化型癌（tub1，tub2，pap），肠上皮化生贫乏的胃固有黏膜发生的是腺管形成能力弱的未分化型癌（sig，por1，por2）。另外，根据癌组织类型的不同，发育增殖形式也不同，未分化型癌不形成腺管，边破坏上皮，边进行非连续性、浸润性的生长，因此黏膜变得脆弱，大部分呈现凹陷型（0-Ⅱc型，0-Ⅱc+Ⅲ型，0-Ⅲ型）病变；另一方面，分化型癌在腺管形成的同时，进行连续性、置换~膨胀性发育，因此除了凹陷型外，还容易呈现隆起型（0-Ⅰ型，0-Ⅱa型，0-Ⅱa+Ⅱc型）病变。

因此，首先将病变的肉眼形态分为凹陷为主体还是隆起为主体，就能大致把握由怎样的组织类型构成，最好以表1所示的疾病为主进行鉴别诊断。

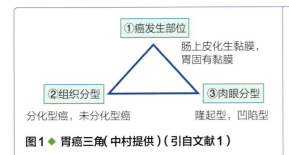

图1 ◆ 胃癌三角（中村提供）（引自文献1）

表1 ◆ 凹凸变化与肿瘤、非肿瘤的主要鉴别疾病

凹凸变化	非肿瘤	肿瘤
隆起为主体	胃底腺息肉 增生性息肉	黏膜下肿瘤 腺瘤（异型上皮巢） 分化型癌
凹陷为主体	糜烂 溃疡 溃疡瘢痕	分化型癌 未分化型癌 淋巴增生性疾病

组织学的异型程度

根据中村的报道[3]，组织学上黏膜上皮的异型程度的判定，有结构异型和细胞异型2个标准。结构异型主要是指在低倍放大的情况下腺管整体的指标，如腺管密度的增加、腺管的大小不同、不规则形腺管的出现等。细胞异型主要是指在高倍放大的情况下各个细胞的指标，如核肿大、核质比的增加、核排列的异常、核

分裂象等。从结构异型和细胞异型的角度来看，与正常黏膜上皮结构相比，有多大程度的疏离，要进行综合的异型度判断，也就是说，相差程度显著的为肿瘤，相差程度较小的为非肿瘤。

如图2所示，再生上皮和增生上皮之间，基本的组织结构类似，在结构异型、细胞异型这一点上差距最小，是非肿瘤。与此相对，未分化型癌在腺管形成能力低这一点上看，与正常结构差距最显著，进行性浸润和发生转移，从这些特点可诊断恶性肿瘤。另外，分化型癌具备腺管形成能力，是比未分化型癌与正常比较差距更小的恶性肿瘤，而腺瘤（异型细胞巢）是比分化型癌与正常比较差距更小的肿瘤，由于不发生浸润生长和转移，被认为是良性或居于良恶性之间的病变。

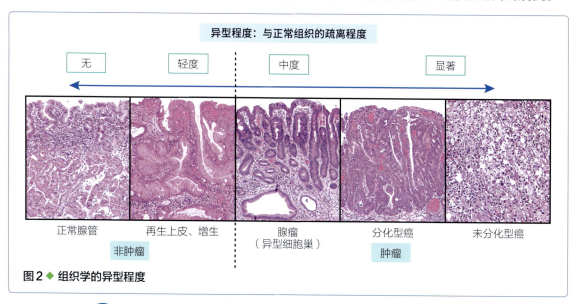

异型程度：与正常组织的疏离程度

| 无 | 轻度 | 中度 | 显著 |

正常腺管　　　　再生上皮、增生　　　　腺瘤　　　　分化型癌　　　　未分化型癌
（异型细胞巢）

非肿瘤　　　　　　　　　　　　　　　　　肿瘤

图2 ◆ 组织学的异型程度

Point

肿瘤与非肿瘤的鉴别指标

肿瘤与非肿瘤的鉴别指标，从消化性溃疡的治愈期～瘢痕期作为修复机制出现的再生上皮上大致可以求出。

再生上皮：非肿瘤的溃疡瘢痕上出现的再生上皮的内镜所见，其特征是呈现鲜明的红色条纹图案，大致有规律地排列（图3）。在组织学上，可呈现溃疡形成引起的黏膜肌层断裂和黏膜下层纤维化，黏膜层腺窝上皮的伸长，间质中各种程度的炎性细胞浸润和毛细血管增生，上皮的异型程度轻微。

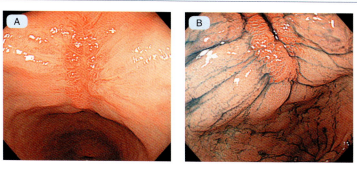

图3 ◆ 肿瘤与非肿瘤的指标：再生上皮
A）ESD术后溃疡瘢痕的再生上皮。B）喷洒靛胭脂图像。

隆起

1 隆起的形成方式的思考

　　向胃腔内方向隆起的病变，首先要鉴别这个隆起成分是黏膜内上皮为主体的增殖（上皮性），还是黏膜下为主体的增殖（非上皮性），鉴别要点是隆起的形状、轮廓、边缘、边界（图4）、基部的形状、病变高度等（图5）。

　　山田Ⅰ型中基部平缓、与周围黏膜没有高低差、表面光滑的隆起，大多考虑为黏膜下为主的增殖隆起（非上皮性）（图6）。这种情况下，有各种各样的黏膜下肿瘤和胃外压迫等表现。典型的黏膜下肿瘤中，可以确认桥形皱襞（bridging fold）和中心凹陷（dele）。相反，在有与周围黏膜明显不同的发红黏膜、凹凸变化和菊花状边缘、边界明确的山田Ⅱ~Ⅳ型的情况下，会考虑黏膜内上皮为主的增殖隆起（上皮性）。

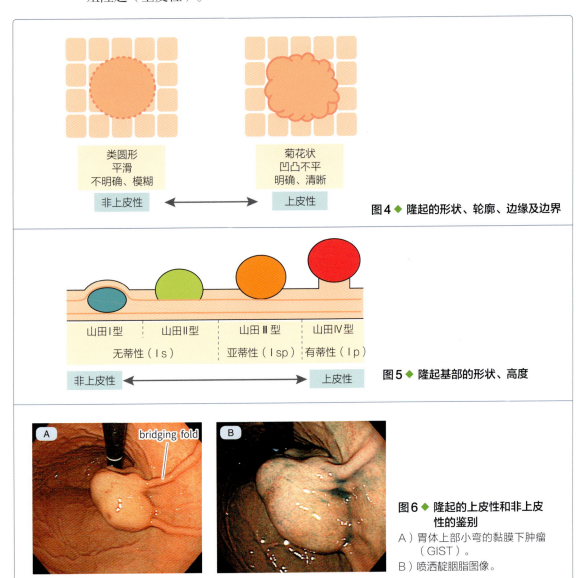

类圆形
平滑
不明确、模糊

菊花状
凹凸不平
明确、清晰

非上皮性 ⟷ 上皮性

图4◆ 隆起的形状、轮廓、边缘及边界

山田Ⅰ型 ｜ 山田Ⅱ型 ｜ 山田Ⅲ型 ｜ 山田Ⅳ型

无蒂性（Ⅰs） ｜ 亚蒂性（Ⅰsp） ｜ 有蒂性（Ⅰp）

非上皮性 ⟷ 上皮性

图5◆ 隆起基部的形状、高度

bridging fold

图6◆ 隆起的上皮性和非上皮性的鉴别
A）胃体上部小弯的黏膜下肿瘤（GIST）。
B）喷洒靛胭脂图像。

② 隆起的肿瘤与非肿瘤的鉴别

上皮性隆起的表面性状也和图2所示的组织学异型程度判定一样，与正常上皮的差异越明显，就越倾向是肿瘤，差异越小，就越倾向是非肿瘤。异常所见的关键词是无序样、不规则、不均一、不规整等。

③ 隆起：非肿瘤

a）胃底腺息肉

乍一看，胃底腺息肉呈现出与黏膜下肿瘤类似的所见，缺乏组织学上的胃腺窝上皮的延长，倒不如说是黏膜深层的胃底腺增生以及囊胞状扩张的非肿瘤性腺管形成的扁平小隆起。因此，其与再生上皮不同，表面性状与背景黏膜差别较小，是平滑的、与黏膜下肿瘤类似的所见，典型病例中，在胃底腺领域可见多发的、2~3mm的米粒大的半球形隆起（图7A、B）。

b）增生性息肉

呈现出与再生上皮大致相似的所见，组织学上可见胃腺窝上皮的伸长，乳头状变化和固有胃腺的增生都很明显，容易形成较高的隆起。内镜所见与再生上皮相似，呈现鲜明的发红花纹为主体的隆起，乍一看给人水灵柔软的印象（图7C、D），表面光滑，或者呈现类圆形~纺锤形的颗粒状变化，其排列也有规律，典型病例中大部分是2cm以内的大小，但也可呈现各种大小和形态，从被称为"增生的芽"的极小隆起到有蒂的山田Ⅳ型息肉（有时2cm以上），呈现各种不同所见（图7E、F）。

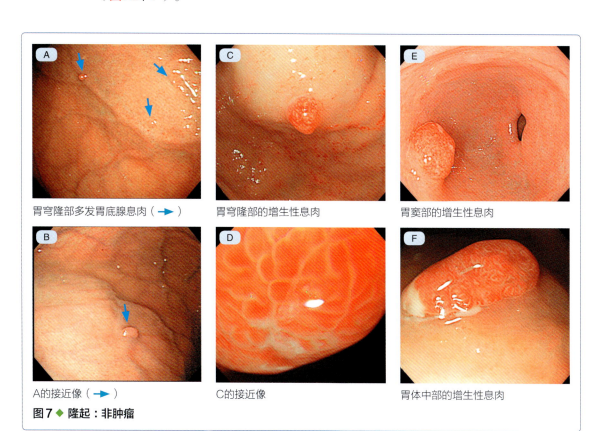

胃穹隆部多发胃底腺息肉（→）

胃穹隆部的增生性息肉

胃窦部的增生性息肉

A的接近像（→）

C的接近像

胃体中部的增生性息肉

图7 ◆ 隆起：非肿瘤

4 隆起：肿瘤

a）腺瘤（异型细胞巢）

呈现出与再生上皮相去甚远的所见。虽然可以看到腺管形成的肿瘤腺管增生，但是腺管密度低，伴有黏膜深层囊胞状腺管，主要较易呈现水平方向的非全层性黏膜内增殖，大部分是2cm以下的平盘状隆起的形态，表面性状与再生上皮明显不同，缺乏血管透视的褪色调，与分化型癌相比呈现出规则的、大致均一的颗粒样改变（图8）。

b）分化型癌

呈现出与再生上皮更加疏离的内镜所见。从组织学上看，与腺瘤相比，结构异型、细胞异型显著的肿瘤细胞一边形成腺管一边无序生长，形成黏膜内增殖隆起。

高度较低的隆起样病变需要辨别是0-Ⅱa型胃癌还是腺瘤，特别是管状腺癌-高分化型（tub1），其从腺管形成能力这点看与腺瘤类似，呈现腺管密度更高的全层性增殖，与腺瘤相比较表现出更不规则的大小颗粒样变化和发红（图9A~D）。

高度较高的隆起样病变需要辨别是0-Ⅰ型癌还是增生性息肉，特别是乳头状腺癌（pap），由于其肿瘤腺管的不规则分支、伸长造成明显的乳头状增殖，容易形成较高隆起。咋一看与再生上皮缺乏类似的表面所见。表现为发暗的污秽发红、部分浓淡不同的发红、不规整的糜烂、易出血性等所见，整体的不规则性明显，呈现大小不整的结节状改变（图9E、F）。

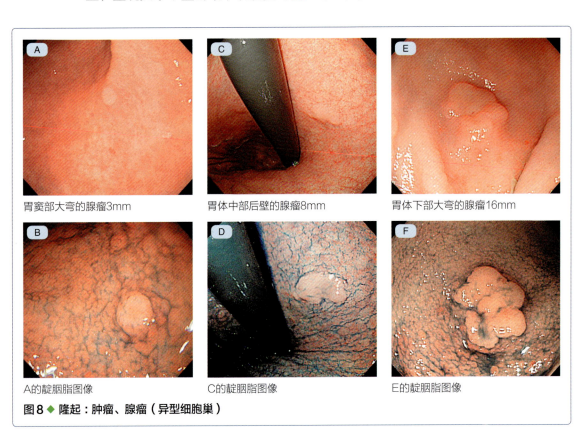

胃窦部大弯的腺瘤3mm

胃体中部后壁的腺瘤8mm

胃体下部大弯的腺瘤16mm

A的靛胭脂图像

C的靛胭脂图像

E的靛胭脂图像

图8 ◆ 隆起：肿瘤、腺瘤（异型细胞巢）

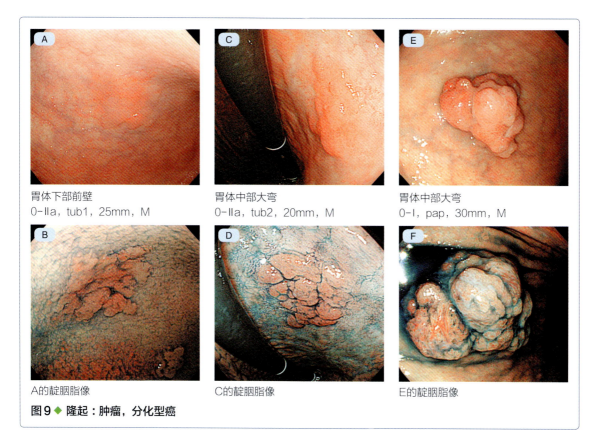

胃体下部前壁
0-IIa, tub1, 25mm, M

胃体中部大弯
0-IIa, tub2, 20mm, M

胃体中部大弯
0-I, pap, 30mm, M

A的靛胭脂像

C的靛胭脂像

E的靛胭脂像

图9 ◆ 隆起：肿瘤，分化型癌

 凹陷

1 凹陷的形成方式的思考

　　组织学上是向胃外侧方向下陷的状态，可出现各种程度的胃壁缺损。凹陷形成方式的重点是有无深凹陷和皱襞集中。

　　村上分类[4]指出到黏膜层的组织缺损定义为糜烂（UL-I），黏膜下层以深的组织缺损定义为溃疡（图10），活动期溃疡治疗后形成黏膜下各种纤维化，引起治愈性收缩，形成伴有皱襞集中的瘢痕（UL-IIs~UL-IVs）。

　　胃癌由于黏膜质地脆，具有较易合并癌性糜烂和病灶内溃疡的特性，将病灶内有UL-II型以上的溃疡或瘢痕的情况定为UL（＋）来处理，因此，在看到凹陷型病变时，其主要构成为浅凹陷时，考虑糜烂性变化UL（－），皱襞集中或深凹陷时考虑为溃疡性变化UL（＋）。

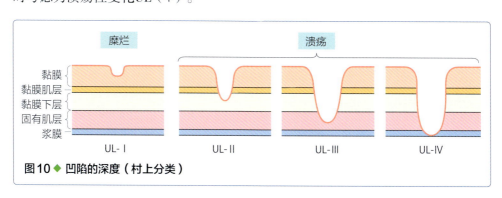

糜烂　　　　　　　溃疡

黏膜
黏膜肌层
黏膜下层
固有肌层
浆膜

UL-I　　　　UL-II　　　　UL-III　　　　UL-IV

图10 ◆ 凹陷的深度（村上分类）

② 凹陷的肿瘤与非肿瘤的鉴别

与隆起型病变一样，凹陷样病变也是与正常上皮的差异越明显，就越可诊断肿瘤性病变，越缺乏差异，就越可诊断非肿瘤性病变。鉴别要点是，在浅凹陷病变中，病变形状、轮廓、凹陷边缘与边界、边缘隆起、凹陷面所见等方面，呈现出肿瘤样不规整的图像（图11）。

在皱襞集中及深凹陷病变中，皱襞前端所见、有无浅凹陷存在是关键。在非肿瘤样病变中，由于修复机制形成的皱襞集中，大多朝向纤维性瘢痕收缩的方向，与此相反，在肿瘤样病变中，存在朝向无序的放射性增殖的浅凹陷，在此浅凹陷区的皱襞前端部可以看到不规则的图像（图12）。此时，马场等[2]报道过的不同癌组织类型的肉眼所见特征，对良恶性鉴别诊断很有帮助（图13）。

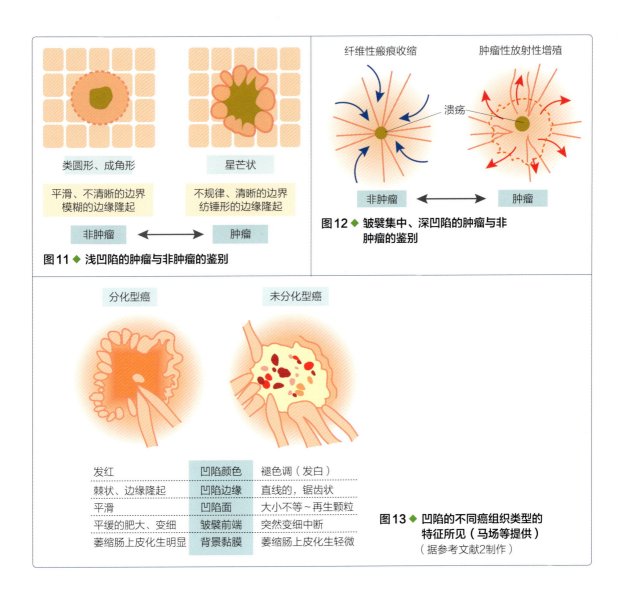

图11 ◆ 浅凹陷的肿瘤与非肿瘤的鉴别

图12 ◆ 皱襞集中、深凹陷的肿瘤与非肿瘤的鉴别

分化型癌		未分化型癌
发红	凹陷颜色	褪色调（发白）
棘状、边缘隆起	凹陷边缘	直线的，锯齿状
平滑	凹陷面	大小不等～再生颗粒
平缓的肥大、变细	皱襞前端	突然变细中断
萎缩肠上皮化生明显	背景黏膜	萎缩肠上皮化生轻微

图13 ◆ 凹陷的不同癌组织类型的特征所见（马场等提供）
（据参考文献2制作）

3 凹陷：非肿瘤

a）糜烂

　　组织学上可见局限在黏膜表层的轻微组织缺损和间质内各种炎症细胞的浸润、浮肿。内镜所见为类圆形~角形的浅凹陷，边缘没有棘状改变等不规则图像，可见轻微的浮肿状隆起，大部分大小在1cm以下，易多发（图14A、B）。

b）溃疡

　　活动期溃疡在组织学上可见黏膜下层以下的组织缺损，溃疡底部可见坏死、渗出物以及肉芽组织，溃疡周围可见显著的炎症细胞浸润、浮肿。活动期的溃疡内镜所见为类圆形、边界清晰的深凹陷，凹陷表面可见白苔附着，边缘可见由于炎症性浮肿引起的均匀平滑的隆起（图14C、D）。

c）溃疡瘢痕

　　愈合~瘢痕期溃疡中，随着组织缺损部位的修复，黏膜皱襞集中，中心部白苔消失，皱襞前端看不到肥大、融合、突然变细以及不规则凹陷等表现（图14E、F）。

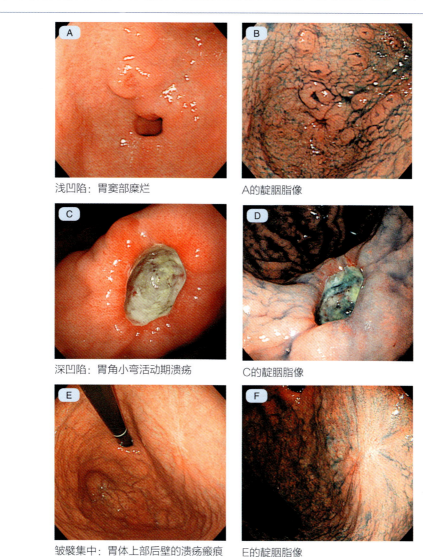

浅凹陷：胃窦部糜烂

A的靛胭脂像

深凹陷：胃角小弯活动期溃疡

C的靛胭脂像

皱襞集中：胃体上部后壁的溃疡瘢痕

E的靛胭脂像

图14 ◆ 凹陷：非肿瘤，糜烂，溃疡

4 凹陷：肿瘤

a）分化型癌

　　呈现发红为主的凹陷，与再生上皮常见的明显的发红不同，可观察到浓淡不一和暗淡的发红所见，易出血。从组织学上看，癌细胞通过置换与膨胀性发育呈现平缓的边界，凹陷边缘容易形成特征性的棘状变化和纺锤形的边缘隆起。另外，凹陷表面少见上皮的糜烂和再生改变，再生颗粒不明显（图15A~D），集中的皱襞先前端可见到平缓的肥大和变细（图15E、F）。

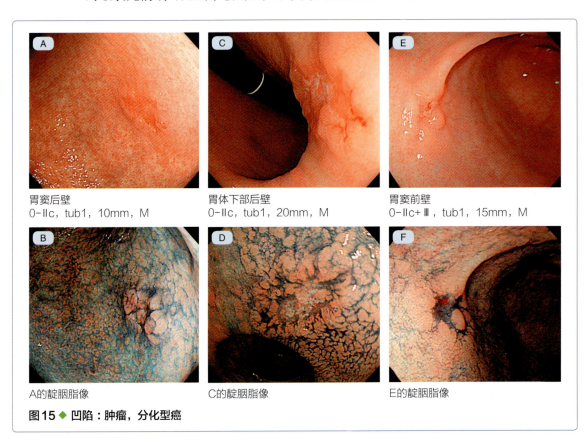

胃窦后壁
0-Ⅱc, tub1, 10mm, M

胃体下部后壁
0-Ⅱc, tub1, 20mm, M

胃窦前壁
0-Ⅱc+Ⅲ, tub1, 15mm, M

A的靛胭脂像

C的靛胭脂像

E的靛胭脂像

图15 ◆ 凹陷：肿瘤，分化型癌

b）未分化型癌

　　呈现褪色调（发白）为主的凹陷，在组织学上由于癌细胞浸润性发育，容易呈现断崖状的边界，凹陷边缘呈直线形或锯齿状改变。另外，凹陷表面由于伴有显著的、非全层性浸润的上皮糜烂和再生变化，其特征为呈现大小不一的明显的再生颗粒（图16A、B）。在皱襞集中和溃疡性病变中，伴有白苔的溃疡部分可见到与良性溃疡没有太大差别的溃疡周围的浅凹陷，也可见伴随浸润性发育的黏膜突然变细和中断（图16C~F）。

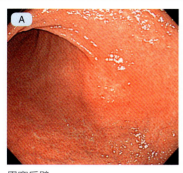

胃窦后壁
0-IIc，sig，15mm，M

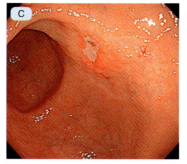

胃角后壁
0-IIc+Ⅲ，sig，40mm，M

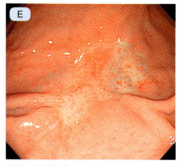

胃体下部前壁
0-IIc，UL-IIs，sig，30mm，M

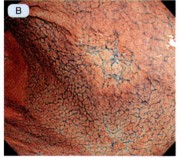

A的靛胭脂像

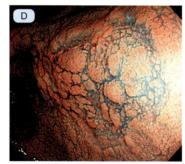

C的靛胭脂像

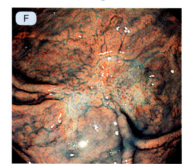

E的靛胭脂像

图16 ◆ 凹陷：肿瘤，未分化型癌

 与非上皮性肿瘤的鉴别

非上皮性肿瘤的代表性疾病为淋巴增殖性疾病（MALT淋巴瘤，恶性淋巴瘤），在组织学上与未分化型癌的发育增殖方式类似，因此肉眼所见也类似，需要注意。不同点是，未分化型癌是边破坏黏膜中层的上皮腺管颈部边增殖，而淋巴增殖性疾病则是以黏膜肌层上下的间质为主体增殖，因此，与未分化型癌相比，在病灶内残存的正常上皮更多，部分可见黏膜下肿瘤的特征性所见（图17）。

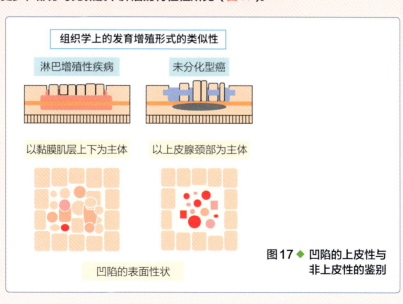

图17 ◆ 凹陷的上皮性与非上皮性的鉴别

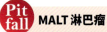
呈现褪色调为主的凹陷，但感觉边界不清晰，看不到未分化型癌中能看到的明显的断崖状边界。凹陷表面可见有更规则的类圆形颗粒和周围黏膜的残存，皱襞前端也缺乏突然变细、中断等不规则图像（图18）。

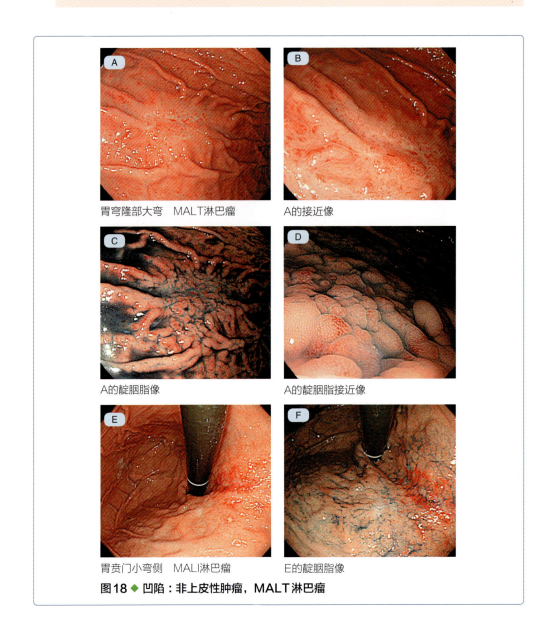

胃穹隆部大弯　MALT淋巴瘤

A的接近像

A的靛胭脂像

A的靛胭脂接近像

胃贲门小弯侧　MALI淋巴瘤

E的靛胭脂像

图18 ◆ 凹陷：非上皮性肿瘤，MALT 淋巴瘤

参考文献

[1] 中村恭一：胃癌の三角 – 病理学的にみた胃癌診断の考え方．胃と腸，28: 161-170，1993.

[2] 馬場保昌，吉田諭史：組織特性からみた早期胃癌のX線診断．日本消化器がん検診学会誌，46: 166-176，2008.

[3] 「胃癌の構造 第3版」，（中村恭一／著），医学書院，2005.

[4] 村上忠重：病理．「胃・十二指腸潰瘍のすべて」（吉利 和／編），pp79-102，南江堂，1971.

A. 普通内镜诊断

4. 癌的深度诊断
① 食管

平澤 大

> 因为食管浅表癌的深度和淋巴结转移密切相关，所以在治疗方法的选择上术前深度诊断非常重要。在普通内镜的深度诊断中，明确病变的硬度是重点，并且病变颜色和凹凸的变化、颗粒的大小等也可供参考。

术前深度诊断的必要性

消化管癌的淋巴结转移的发生率与癌的深度密切相关，食管浅表癌也不例外，随着深度的不同，转移的风险也不同。因此《食管癌诊断治疗指南（第3版）》[1]中，推荐针对不同深度的病变给予相应治疗方针。食管癌的深度诊断直接关系到治疗方法的选择，所以需要尽可能做出正确的术前深度诊断。

食管癌的深度及治疗方针

《食管癌处理规则》[2]中，如图1所示对食管鳞状细胞癌（squamous cell carcinoma：SCC）的深度做了规范。也就是说，由浅入深分别是黏膜上皮（T1a-EP）、黏膜固有层（T1a-LPM）、黏膜肌层（T1a-MM）、黏膜下层（SM）、固有肌层（MP）以及外膜。黏膜下层再分为3等份，定义为浅层（SM1）、中间层（SM2）、深层（SM3）。食管SCC的情况，无论有无淋巴结转移，深度达到SM的为浅表癌，深度达pT1-MM的为早期癌。

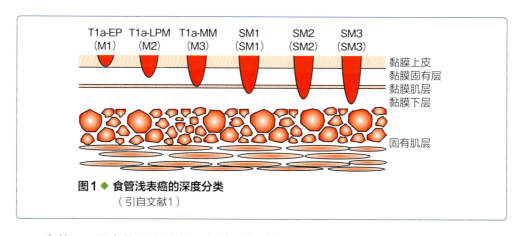

图1 ◆ 食管浅表癌的深度分类
（引自文献1）

食管SCC的术前深度诊断一般分3个范围：T1a-EP~T1a-LPM、pT1a-MM~SM1以及SM2~SM3。3分类的意义是不同深度的病变，淋巴结转移的风险不同，深度为T1a-EP~T1a-LPM时淋巴结转移率几乎为0%，深度为T1a-MM~SM1时淋巴结转移率为10%~20%，SM2~SM3时为30%~50%。根据《食管癌诊断治疗指南》，内镜治

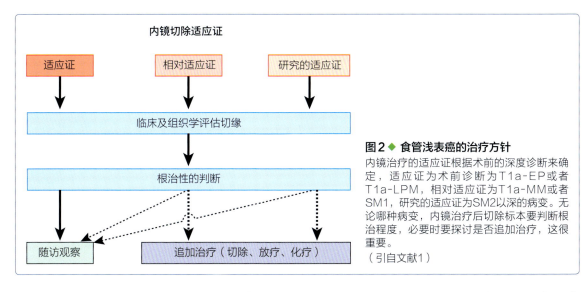

内镜切除适应证

适应证 → 临床及组织学评估切缘 → 根治性的判断 → 随访观察
相对适应证 →
研究的适应证 →
根治性的判断 → 追加治疗（切除、放疗、化疗）

图2 ◆ 食管浅表癌的治疗方针
内镜治疗的适应证根据术前的深度诊断来确定，适应证为术前诊断为T1a-EP或者T1a-LPM，相对适应证为T1a-MM或者SM1，研究的适应证为SM2以深的病变。无论哪种病变，内镜治疗后切除标本要判断根治程度，必要时要探讨是否追加治疗，这很重要。
（引自文献1）

疗的适应证为术前深度诊断在T1a-EP~T1a-LPM（适应证），或者没有临床上淋巴结转移的T1a-MM~SM1的病例（相对适应证），除此之外推荐外科手术切除或放射线化学疗法（图2）。

癌的异型度低或者深度深的情况，冲洗或镜身的碰触都很容易引起出血，这使诊断变得很困难。首先把握病变整体情况，推测易出血的部位，在尽量不引起出血的情况下，制定能够对病变整体进行确切诊断的战略非常重要。

Barrett腺癌的深度诊断和治疗方针

日本食管癌几乎大多是SCC，近年来，以酸反流为背景的Barrett腺癌在欧美等国有增加的倾向，在日本有时也会遇到。在日本Barrett腺癌的发生率为食管癌的百分之几，目前有关诊断学、治疗方针等都没有足够的资料。根据欧美的数据，黏膜内癌有可能允许内镜治疗，这也是参考意见，期待今后有更多数据的积累和分析。本文以在日本占食管癌大部分的SCC的深度诊断为中心进行说明。

在术前深度诊断中普通内镜的意义

进行深度诊断的方法多种多样，在实际临床中，为了测定详细的壁内深度，可以行内镜检查和上消化道钡餐透视检查。

内镜诊断除了普通内镜诊断外，还有作为图像增强内镜系统（IEE）的放大内镜、NBI（narrow band imaging）为代表的窄带内镜和超声内镜等。近年来，使用NBI和放大内镜，从微血管的形态进行深度诊断，提高了诊断学的精准程度，使单独用普通内镜进行深度诊断的机会减少了。

但是，广泛病变很难通过放大内镜无死角的观察，因此，普通内镜检查中，在捕捉病变整体像的基础上，缩小较深部位的观察范围非常重要。另外，表层被黏膜内癌覆盖，而黏膜肌层完整的状态，向下浸润的癌，很难通过放大观察进行准确的深度诊断，所以，每种检查手段都有长处有短处，各种检查相互补充才可以得到更精准的诊断。

普通内镜的深度诊断

在普通内镜检查中，捕捉病变的硬度、食管黏膜的颜色变化、凹凸的变化非常重要。即使是同样的肉眼形态，但病变的颜色是白色还是发红，其组织型和深度也不同。另外，深度浅的癌凹凸的变化很轻微，随着病变深度逐渐加深，表面凹凸也变得更清楚。颜色和肉眼形态在推测病变深度方面很重要，所以，在观察时需要调整空气量，观察管壁的伸展度。

1 基于病变硬度的壁内深度诊断

随着浸润深度的增加，癌细胞巢的体积也增大。除部分特殊的癌以外，由于癌细胞巢大多较硬，所以要观察改变空气量后，病变是否变形，管壁是否增厚。如果病变没有增厚，能很好地变形，则诊断为浅的癌（pT1a-EP~LPM癌）；如果病变有厚度，不能良好地变形，则诊断为深的癌（SM癌）。

2 基于颜色变化的深度诊断

食食管癌的颜色可以是白色、相同颜色和红色。浅的癌多数和周围黏膜颜色相同或者发淡红色。白色的情况是角化比较强或者血管稀疏的大癌细胞巢（AVA-large等）两者中的任意一种情况。角化的原因大多是癌的分化程度较高，浸润倾向较弱。也就是说，即使由于角化使病变隆起变高，浸润倾向也较弱，有时癌的深度不像肉眼形态那么深。另一方面，AVA-large的情况提示SM2以深的癌。

食管浅表癌大多发红，特别是红色强的情况，意味着血管增生强。因为组织学的异型程度高，有深度比预想的还深的情况，所以需要注意。

3 基于肉眼分型的深度诊断

食管浅表癌的肉眼型包括浅表隆起型（0-Ⅰ型）、平坦型（0-Ⅱ型）及浅表凹陷型（0-Ⅲ型）三种类型。另外，0-Ⅱ型还按照以下分类，小于1mm左右的极轻微隆起为0-Ⅱa型，无法明确识别隆起和凹陷的为0-Ⅱb型，呈现极浅凹陷的为0-Ⅱc型。明显凹凸不平的0-Ⅰ型或0-Ⅲ型病变几乎都是黏膜下层癌，0-Ⅱ型中0-Ⅱa型或0-Ⅱb型大部分为黏膜内癌，0-Ⅱc型包括从黏膜内癌到黏膜下癌等各种深度的病变。各肉眼分型的要点如表所示。

表 ◆ 各种肉眼分型深度诊断的要点

肉眼分型	凹凸不平及表面性状	深度
0-Ⅰ型	高度较高的结节样隆起	大部分SM2以深
	轻度凹凸不平，粗糙	T1a-EP
0-Ⅱa型	微细颗粒样	T1a-EP/LPM
	粗大颗粒样	T1a-MM/SM1
	轻微凹陷，平滑或轻微凹凸	T1a-EP/LPM
0-Ⅱc型	浅凹陷，凹凸不整，轻度边缘隆起	T1a-MM/SM1
	深凹陷，结节样凹凸不平，明显边缘隆起	大多SM2以深
0-Ⅲ型	伴有溃疡形成的深凹陷，明显边缘隆起	大部分SM2以深

a）0-Ⅰ型（浅表隆起型，图3）

规则上规定隆起的高度定为1mm以上的病变，但在内镜观察中乍一看是呈现明显较高的隆起的病变，有时伴有黏膜下肿瘤样的抬举，多数是SM2以深的浸润癌，但有亚蒂、角化倾向强、没有内镜硬度的病变中，也有黏膜内癌的情况。

一般来说，随着隆起的高度增加，病变深度有加深的倾向。根据空气量的变化，隆起的高度是否变化是重要的指标。由于空气量变多病变较强伸展时，病变高度会变低的隆起，考虑其深度为T1a-EP/LPM。另一方面，隆起高度变高，即使较强伸展黏膜，隆起高度也不变化的情况，考虑深度有T1a-MM以深的可能性。

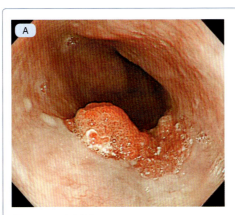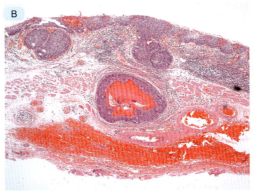

图3 ◆ 0-Ⅰ病例
A）乍一看就能识别的隆起型病变。没有亚蒂，空气变形也不佳。
B）病理组织学图像（HE染色）。确认了SM浸润。

b）0-Ⅱa型（浅表隆起型，图4）

多数呈白色，伴有角化倾向的、分化程度高的向上发育型SCC。因此，即使高度较高，深度也多停留在T1a-EP/LPM。

发红隆起的病变，有时会反映癌细胞巢的厚度。因此，结合空气变形的程度或表面颗粒的大小并加上形状变化等进行综合的诊断。

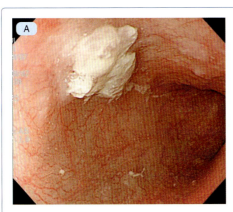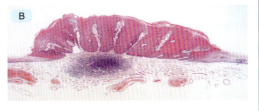

图4 ◆ 0-Ⅱa病例
A）白色的扁平隆起型病变。角化强，放大观察看不到IPCL。
B）病理组织学图像（HE染色）。与隆起部一致的异型细胞增殖，深度为T1a-LMP。

c）0-Ⅱb型（浅表平坦型）

普通观察中此类病变呈现淡红~相同色调、血管透见不良、血管网的中断或光泽的消失等。在普通观察中很难指出病变在哪里，利用NBI或碘染色内镜等手段病变被发现的情况很多。另外，深度在T1a-EP的情况较多。使用NBI放大观察，呈现食管学会分类中的Type A（参照第3章-B-1）的情况下，也有诊断是低异型度上皮内肿瘤或食管炎的情况。

d）0-Ⅱc型（浅表凹陷型，图5）

病变呈现轻度的凹陷，大多发红。

T1a-EP/LPM癌虽然少量注气呈现微小的凹陷，但在病变充分伸展时，病变的高低差变得不明显，几乎呈现平坦所见。另外，看不到凹陷周围边缘隆起等变化，凹陷底部也呈平坦或微小的凹凸所见。

T1a-MM/SM1癌是即使注气使病变充分伸展也能识别的凹陷型病变。凹陷底部可见颗粒状凹凸不平，病变向上皮下进展时，病灶周围伴随边缘隆起。

SM2/SM3癌在凹陷内呈现结节状凹凸不平，边缘隆起也变得非常明确。凹陷整体有一定厚度，在充分伸展时也能看到病变轻度伸展时的厚度和管壁变形，看不到病变伸展度的强弱引起的病变形态的变化。

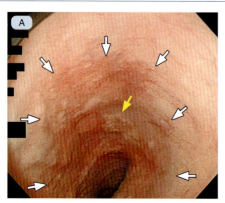
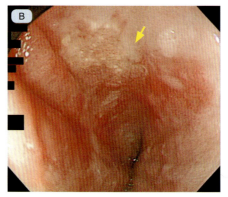
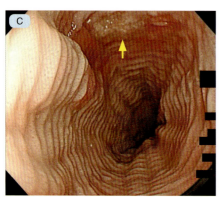
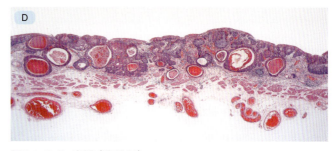

图5 ◆ 0-Ⅱc病例（席纹征）

A）食管中部可见血管透见像消失的凹陷区域（⇨）。中心部可见白色颗粒（➡），颗粒部分以外的0-Ⅱc部分柔软，几乎未见凹凸的变化。

B）白色颗粒部分（➡）的接近图像。轻度伸展颗粒部分和纵皱襞不融合，有一定硬度，推测为T1a-MM/SM1深度的浸润。

C）由于黏膜肌层挛缩可见席纹，而白色颗粒部分的席纹中断（➡），一般LPM以深的癌浸润时会出现席纹的中断。

D）HE病理组织学图像可见颗粒部分有T1a-MM的浸润，周围的0-Ⅱc部分几乎为T1a-EP程度的SCC。

e）0–Ⅲ型（浅表凹陷型）

比0–Ⅱc更深的溃疡形成性的凹陷型病变，整体的厚度和边缘隆起都很明显，其中几乎都是SM2以深的浸润癌。

普通内镜诊断深度困难的病例

在浸润范围和浸润程度都很小的情况下，由于浸润部分的形态和色调不会发生太大的变化，因此通过普通内镜观察来进行深度诊断是有限的。另外，由于气管和椎体等压排病变部位，或由于弯曲部位的病变看起来会很厚，观察皱襞所见以及进行深度诊断有时也很困难。因此，除了普通内镜观察外，还需要后面会讲到的放大内镜或超声内镜等多个检查手段进行综合判断。

普通内镜观察对深度诊断的总结

为了掌握病变的整体状况，首先进行远景观察整个病变全貌，虽然这是主观所见，但是这可以确认病变在内镜下有无硬度和厚度的变化。由于伸展的程度或蠕动的影响会使病变外观改变，所以调整空气量，改变管壁的伸展度等，动态地把握各种条件下病变的变化非常重要。然后，接近病变最深部位，捕捉并观察病变分型、颜色、有无颗粒、色素内镜所见等。

最后将深度诊断中的普通内镜观察中的要点列举如下。

① 经常冲洗，在良好的检查条件下进行观察。
② 确认整体病变内的硬度和厚度。
③ 调整空气量，捕捉病变伸展引起的形态变化。
④ 加入病变分型和颜色的变化。
⑤ 观察席纹征及其融入纵皱襞的方式。

色素内镜的深度诊断

食管SCC的色素内镜使用碘液（卢戈氏液）和甲苯胺蓝※。

1 碘染色

碘液与食管上皮内的糖原产生反应，正常食管黏膜会变成茶褐色。由于炎症和肿瘤的影响，上皮内糖原减少或消失的部分会呈淡黄色的淡染或不染。这是可逆的变化，随时间和组织的分化程度不同，染色也会出现动态改变。碘染色对SCC和上皮内肿瘤的鉴别、SCC的侧向进展范围的诊断都是有用的。

名词解释

※ 甲苯胺蓝

染色剂的一种，喷洒在食管黏膜上，在深度深的部位出现浓染。但是，由于坏死物质和渗出物也会被浓染，所以要在喷洒前后充分地冲洗病变，近年来由于NBI等新观察模式的出现，甲苯胺蓝用于诊断的机会减少了。

但是，在碘染色中，病变凹凸的变化变得不清晰，所以深度会变得很难判断。但是，由于碘液的刺激，有时会引起席纹征的改变。因为席纹征是在 T1a-EP~T1a LPM以浅的病变中出现的，所以出现这个所见的地方可以诊断为局限在T1a-LPM以浅的病变。另一方面，这个所见中断的部位可以怀疑为T1a-LPM以深的癌，这对深度诊断有用。

> **技巧**
>
> **席纹征的表现**
> 席纹征是指细小的轮状皱襞，因为黏膜肌层痉挛导致。普通内镜观察时有时也会出现，但喷洒碘液后，由于碘液的刺激引起痉挛更容易出现。有时改变送气量等刺激也是有效的，但是，是否出现席纹征存在个体差异。

❷ 甲苯胺蓝染色（图6）

这对0-Ⅱb型和0-Ⅱc型病变的深度诊断是有用的，较深的部分可以看到浓染区，不染色或淡染的情况一般深度是T1a-EP。即使浓染，如果是点状或网状的话，病变大多也只是局限在T1a-LPM以浅。T1a-MM病变呈斑状浓染，SM浸润癌呈现面状浓染。在隆起部分，即使较浅，也会出现浓染，因此在隆起型病变中，要十分注意甲苯胺蓝的深度诊断。

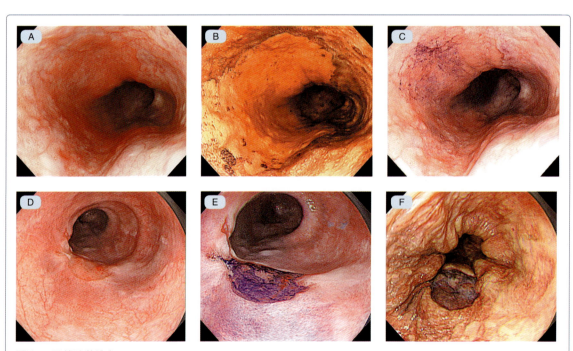

图6 ◆ 甲苯胺蓝染色
A）从前壁到左侧壁可见发红的浅凹陷型病变。
B）碘染色呈现边界清晰的不染区。
C）甲苯胺蓝染色中，一部分染成淡点状，未见浓染。
D）后壁可见有厚度的发红的0-Ⅱc型病变。
E）凹陷面甲苯胺蓝浓染。
F）碘液+甲苯胺蓝的双重染色，在凹陷处可以观察到皱襞的中断像。

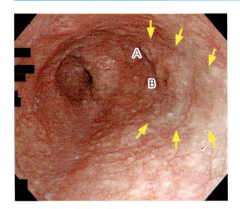

图7 ◆ 普通内镜图像

以下是实际深度诊断的实例。

①食管中部右侧壁可见隆起型病变（图7）。隆起为2个（A和B），隆起周围可见血管透过消失的领域（⇨）。是0-Ⅱc型内存在0-Ⅰ型的病变。0-Ⅱc约有40mm，除0-Ⅰ部分以外，病变颜色和凹凸的变化不大，考虑最深部位为0-Ⅰ部分。因此，病变分型为0-Ⅱc+"0-Ⅰ"，采取以0-Ⅰ的区域为中心进行深度诊断的方案。

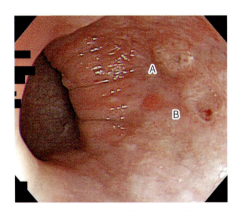

图8 ◆ 普通内镜放大图像（充分伸展）

②接近病变观察的充分伸展像（图8）。2个隆起的大小为3~5mm，高度在1mm以上，满足0-Ⅰ型的条件。因为即使充分伸展，也有明确的黏膜隆起，所以在普通内镜观察中诊断深度为SM2/SM3。

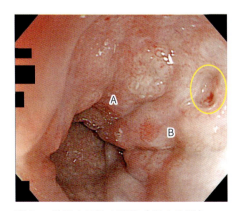

图9 ◆ 普通内镜放大图像（轻度伸展）

③该部分的轻度伸展像（图9）。隆起部分不向纵皱襞融合，缺乏空气变形。口侧B的隆起部分在隆起的顶部也可以观察到凹陷（◯部分）。

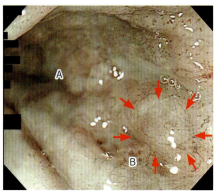

图10 ◆ NBI低倍放大图像（病变B）

④病变B部位的NBI低倍放大图像（图10）。可以观察到3mm左右的血管稀疏区域，诊断为AVA-large。

⑤病变A部位的NBI低倍放大图像（图11）。血管整体稀疏，没有看到点状的IPCL，可见Type B2血管，颜色呈白色。

⑥碘染色图像（图12）。在碘染色中凹凸的变化变弱，深度诊断变得困难。有些病例也有观察到席纹征的情况，但在本例中没有观察到。

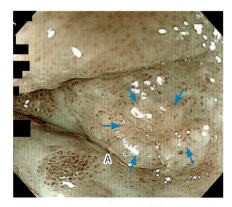

图11 ◆ NBI低倍放大图像（病变A）

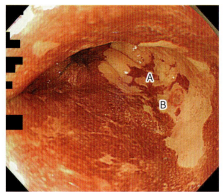

图12 ◆ 碘染色图像

⑦以上的诊断之外加上了EUS（图13：隆起部分的3/5层变薄）、甲苯胺蓝染色（图14：隆起部分浓染）、造影X线所见（图15）等，诊断为SM2。

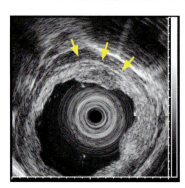

图13 ◆ EUS图像

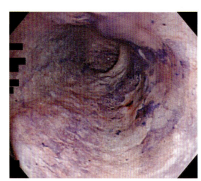

图14 ◆ 甲苯胺蓝染色图像

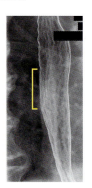

图15 ◆ 造影X线图像

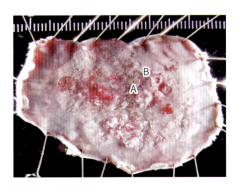

图16 ◆ 切除标本

⑧因为高龄不能耐受外科手术，作为研究的适应证进行了ESD。图16所示的新鲜切除标本中A、B与内镜的隆起部分一致。图17所示的是一对一的对比，各自的颜色的点相对应，⇨为口侧方向。图18是切片后的碘染色固定标本，A、B对应于上述内镜的A、B，━的HE病理组织对应图18B，━对应图18C。无论哪个隆起部分都是SM2的浸润（距离：1400μm）。在0–I部分SM浸润，但其他的0–IIc区域是局限于LPM的SCC。

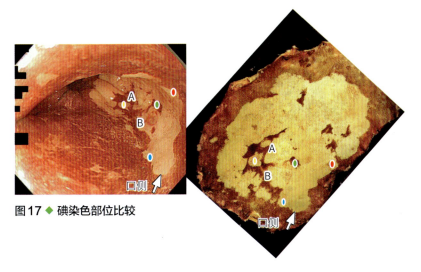

图17 ◆ 碘染色部位比较

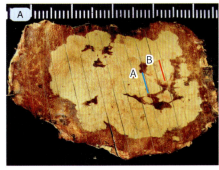

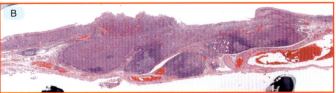

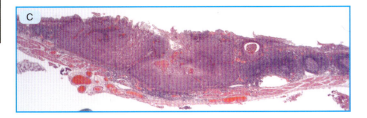

图18 ◆ 碘染色标本及病理组织学图像

参考文献

[1]「食道癌診断·治療ガイドライン 第3版」（日本食道学会／編），金原出版，2012.
[2]「臨床·病理 食道癌取扱い規約 第10版補訂版」（日本食道学会／編），金原出版，2008.

A. 普通内镜诊断

4. 癌的深度诊断
② 胃

鈴木晴久，小田一郎，谷口浩和

> 在早期胃癌的深度诊断中，诊断 M 癌和 SM 癌，特别是在分化型病变中，直接关系到治疗方法的选择，是重要的术前诊断之一。本文按照胃癌肉眼分型的不同，分别对其内镜深度诊断的要点进行说明[1-3]。

隆起型

1 0-Ⅰ型

①2cm 以下病变首先考虑 M 癌的可能性很高（图1）。

②2cm 以上无蒂性和广基底的情况下，或肿瘤表面有凹陷面变形图像的情况下，怀疑是 SM 癌。

③3cm 以上的话，SM 癌的概率很高（图2），还有可能是进展期癌。当胃内的空气量减少时，如果出现管壁僵硬或肿瘤根部平缓上抬，则怀疑是进展期癌。

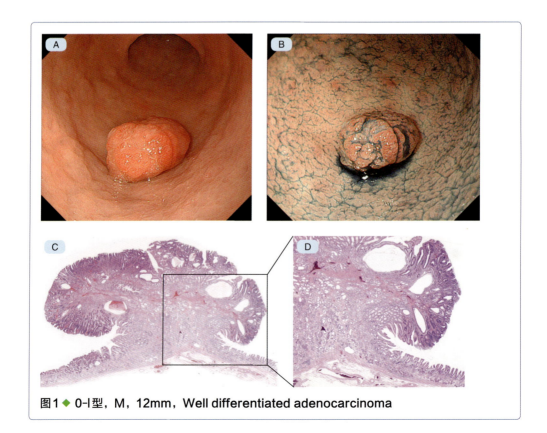

图1 ◆ 0-Ⅰ型，M，12mm，Well differentiated adenocarcinoma

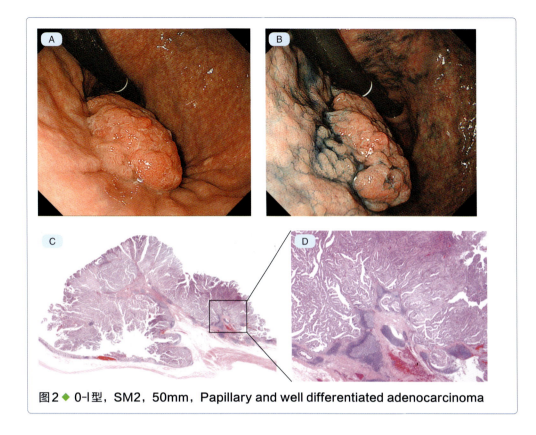

图2 ◆ 0-Ⅰ型，SM2，50mm，Papillary and well differentiated adenocarcinoma

2 0-Ⅱa型

①表面平滑的腺瘤样隆起或比较大但能保持分叶构造的扁平隆起，这样类型的病变无论大小，基本上都考虑是M癌（图3）。

②结节明显大小不一，有中心凹陷，表面黏膜可见糜烂、发红，黏膜粗糙，整体扭曲的情况下，怀疑SM癌（图4）。

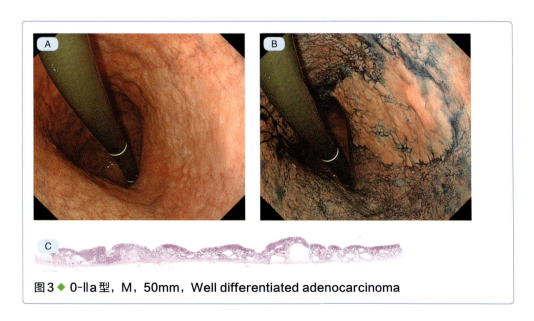

图3 ◆ 0-Ⅱa型，M，50mm，Well differentiated adenocarcinoma

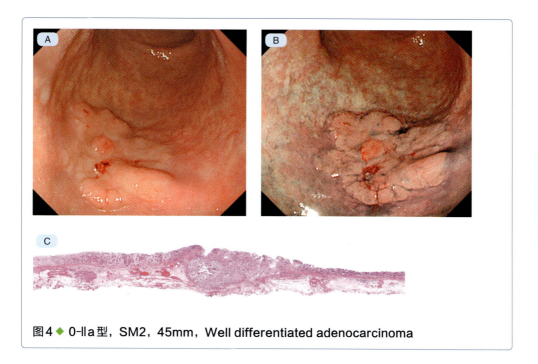

图4 ◆ 0-IIa型，SM2，45mm，Well differentiated adenocarcinoma

3 0-IIa + IIc型

①早期癌和进展期癌的可能性都有，SM以深的情况居多（图5）。

②与2型进展期癌类似的情况下，超过2cm，隆起的上升呈现黏膜下肿瘤样平缓上升时，考虑进展期癌（图6）。

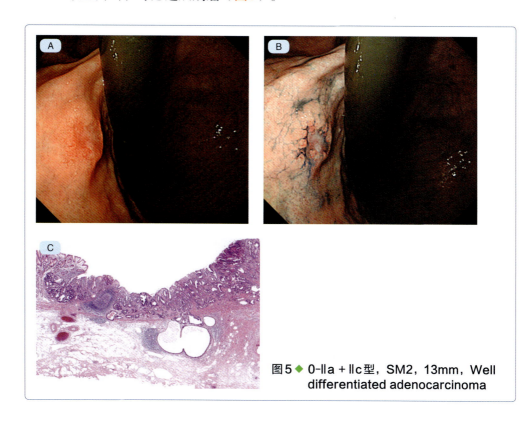

图5 ◆ 0-IIa + IIc型，SM2，13mm，Well differentiated adenocarcinoma

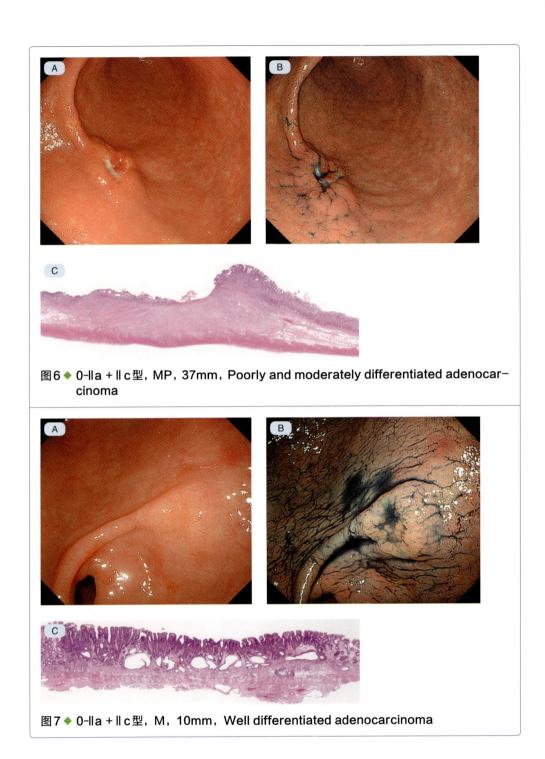

图6 ◆ 0-lla＋llc型，MP，37mm，Poorly and moderately differentiated adenocar-
cinoma

图7 ◆ 0-lla＋llc型，M，10mm，Well differentiated adenocarcinoma

③隆起部分占优势的类型（图7）或与0-Ⅱc类似的糜烂型，也有M癌的可能
性。

凹陷型

基本形态为0-Ⅱc型早期胃癌。

1 0-Ⅱc型

0-Ⅱc型胃癌提示SM以深浸润的指标如下

①凹陷面的颜色（显著发红，图8）。

②凹陷部有厚度（图9）。

③管壁的僵硬所见。

④病变的大小（超过2cm时）。

⑤黏膜皱襞尖端的肿大及融合所见（图10）。

⑥边缘的隆起及膨隆像（黏膜下肿瘤样的上抬）。

⑦凹陷面的表面结构［大小不同的结节（图11）及黏膜表面的无结构（图12）］。

没有上述所见，并能保持黏膜表面结构时考虑是M癌（图13，图14）。

2 0-Ⅱc型并UL（＋）的深度度诊断

0-Ⅱc型并UL（＋）病变的深度诊断最难的。提示0-Ⅱc型胃癌向SM以下深度浸润的上述指标中，⑥的边缘隆起及膨隆伴随活动性溃疡的病变周围的炎症性浮肿、③的管壁僵硬是伴随溃疡瘢痕的病变纤维化引起的壁硬化以及①的凹陷面的发红是溃疡引起的炎症性的发红等，因为各自鉴别诊断的困难，所以不能成为强烈提示SM浸润的所见。

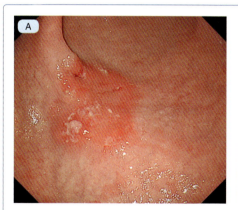
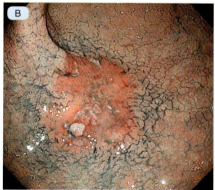
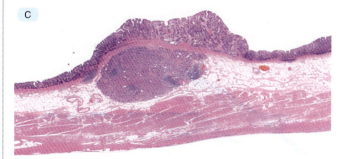

图8 ◆ 0-Ⅱc＋Ⅱa型，SM2，36mm，Moderately and poorly differentiated adeno-carcinoma

第3章 普通 4.癌的深度诊断

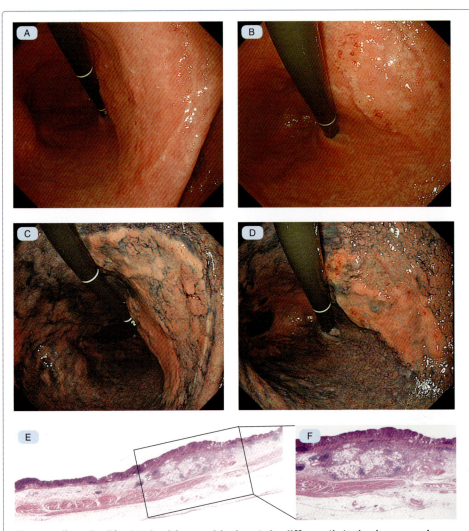

图9 ◆ 0-Ⅱc＋Ⅱa型，SM2，80mm，Moderately differentiated adenocarcinoma and signet ring cell carcinoma

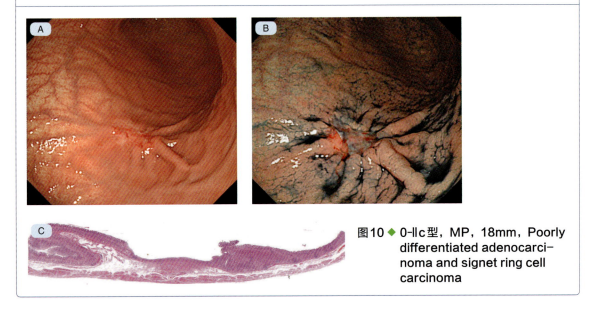

图10 ◆ 0-Ⅱc型，MP，18mm，Poorly differentiated adenocarci-noma and signet ring cell carcinoma

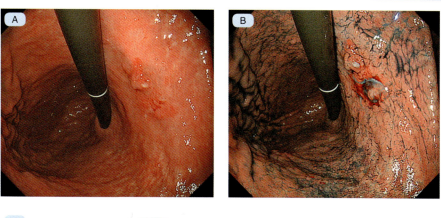

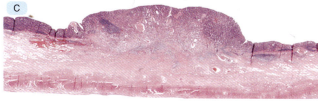

图11 ◆ 0-IIc + IIa型，SM2，
25mm，Well and moderately differentiated adenocarcinoma

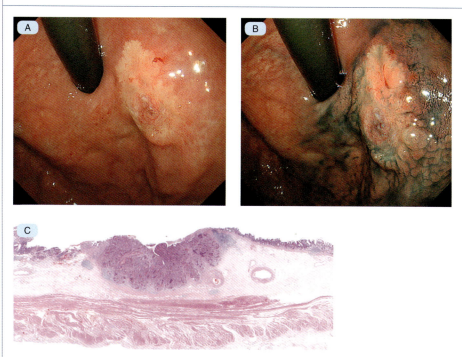

图12 ◆ 0-IIc型，SM2，20mm，Moderately differentiated adenocarcinoma

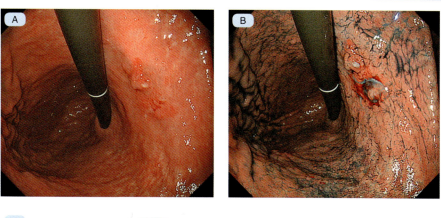
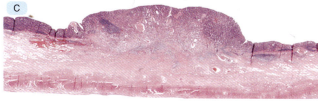
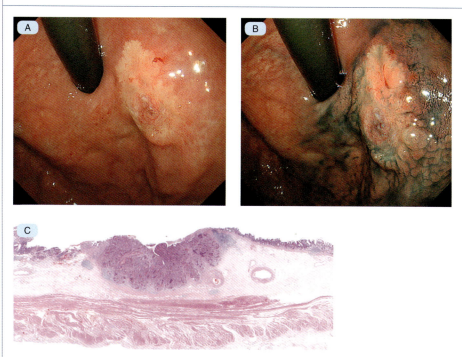

第3章

普通

4. 癌的深度诊断

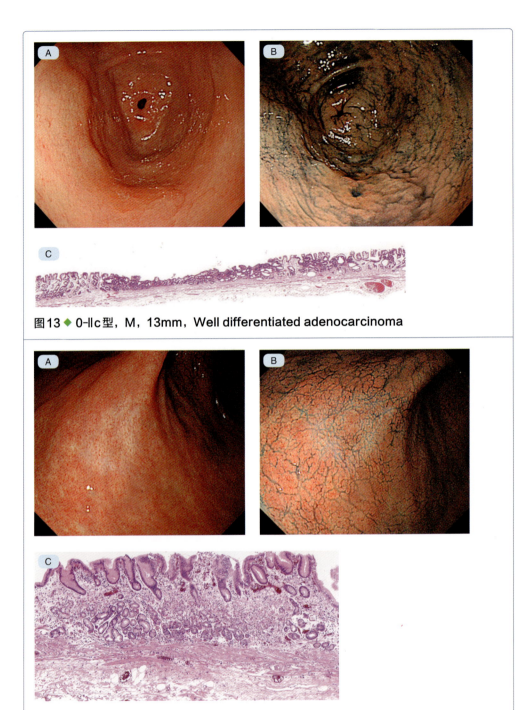

图13 ◆ 0-IIc型，M，13mm，Well differentiated adenocarcinoma

图14 ◆ 0-IIc型，M，13mm，Signet ring cell carcinoma

0-Ⅱc型并UL（＋）病变中，主要以下几点为诊断指标。

1）凹陷部有厚度：SM浸润（图15）。

2）凹陷内大小不同的结节或无结构：SM浸润。

凹陷内缺乏黏膜所见，管壁也看不到厚度的情况下考虑为M癌UL（＋）（没有上述①、②的所见，图16）

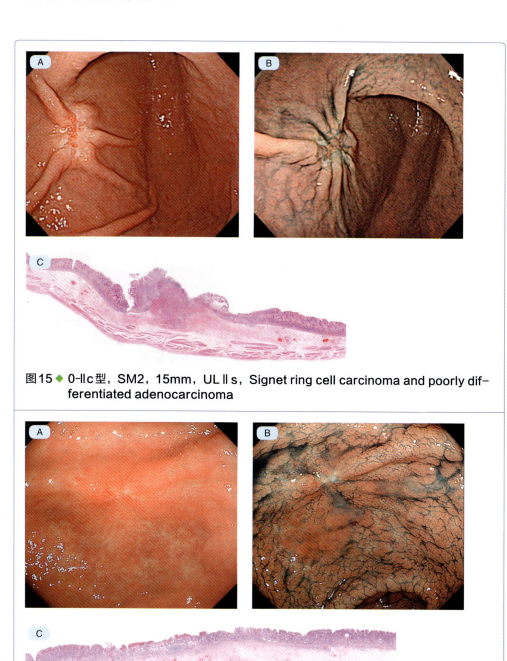

图15 ◆ 0-Ⅱc型，SM2，15mm，UL Ⅱ s，Signet ring cell carcinoma and poorly dif-ferentiated adenocarcinoma

图16 ◆ 0-Ⅱc型，M，30mm，UL Ⅱ s，Moderately and poorly differentiated adeno-carcinoma

✿ 总结

　　关于胃癌的内镜深度诊断，按肉眼分型提示了各种具体的病例。但是，包括深度诊断在内的内镜诊断因病例不同而各不相同，由于并非统一的规则，所以希望大家重视每一例病例，注意提高自己对病变深度诊断的能力。

参考文献

[1] 小野裕之，吉田茂昭：2.胃癌の深達度診断．2）内視鏡像からみた深達度診断．胃と腸，36（3）：334-340，2001.

[2] 長南明道，他：切開・剝離法（ESD）に必要な早期胃癌の術前内視鏡診断　深達度診断を中心に．胃と腸，40（5）：769-777，2005.

[3] 「胃癌取扱い規約 第14版」（日本胃癌学会／編），金原出版，2010.

B. 放大内镜诊断（包含NBI）

1. 食管

小山恒男

食管鳞状上皮的放大内镜分类有Inoue分类[1]和Arima分类[2]，都是很优秀的分类，但是从一般的内镜医生来看还是有点复杂。因此，日本食管学会以制作更简化的放大内镜分类为目的，制定了"日本食管学会分类"，本文就此分类的要点和实际病例加以阐述。

✿ 日本食管学会分类[3,4]的要点

这个分类以疑似鳞状细胞癌（squamous cell carcinoma：SCC）的区域性病变，即普通内镜观察中发红、褪色病变或NBI等图像增强观察中呈现brownish area的病变作为观察对象，将放大观察所见的血管形态根据后面会讲述到的指标分为Type A和B两种，将异型较弱的肿瘤或炎症中可见的血管归为Type A，将鳞状细胞癌中可见的血管归为Type B。另外，为了诊断病变深度，又将Type B分类为Type B1、B2、B3亚类（表1）。

表1 ◆ 日本食管学会分类

Type	血管像所见	深度
A	IPCL 轻微异常	IN
B1	襻状异常血管	EP/LPM
B2	非襻状血管	MM/SM1
B3	较粗绿色血管（直径是B2的3倍以上）	SM2

1 Type A: 没有血管形态的变化或轻度的变化
a）定义

乳头内血管（intra-epithelial papillary capillary loop：IPCL）未见变化或变化轻微。
b）解说

用白光或NBI观察可见发红、褪色、brownish area等区域性病变，但是通过NBI放大观察，血管像没有变化，或者变化很轻微的病变，包含异型度较弱的肿瘤或炎症，并非明显的SCC，而是可以随访观察的病变。

2 Type B：血管形态高度变化的病变
a）定义

B1: 扩张、蛇行、粗细不同、形状不一的、全部呈现襻状的异常血管。

B2: 缺乏襻形成的异常血管。

B3: 高度扩张的不规整型血管（血管直径是B2血管的3倍以上，超过60μm的不规整型血管）。

b）解说

食管鳞状上皮中微细血管的基本构造是存在于乳头内的襻状血管（IPCL）。在SCC中可以观察到扩张、蛇行、粗细不同、形状不一的血管异常，但癌局限在上皮时，为了使现有的构造置换性地发育，维持了襻状血管构造。这就是Type B1血管。

另一方面，当癌从T1a-MM向T1b-SM1浸润时，由于乳头样结构被破坏，襻状构造消失，这就是Type B2血管。如果癌向深部浸润的话，就出现了明显肿大的Type B3血管。但是，Type B3血管的出现频率低，具有阳性预测值（PPV）高、灵敏度低的特征。Type B2血管区域广泛的情况下，要考虑浸润到T1b-SM2的可能，需要包括普通观察所见和EUS在内的综合诊断。

✳ Avascular area（AVA）(表2)

a）定义

Type B血管包围的无血管区或血管稀疏的区域为AVA，其大小<0.5mm的为AVA-small，0.5~3mm的为AVA-middle，≥3mm的标记为AVA-large。

b）解说

AVA-small相当于深度EP~LPM，AVA-middle相当于深度MM ~SM1，AVA-large相当于深度SM2。但是，仅由Type B1血管构成的AVA，无论大小都相当于深度EP~LPM。

表2 ◆ Avascular area

Type	大小	深度
small	< 0.5mm	EP/LPM
middle	0.5~3mm	MM/SM1
large	≥ 3mm	SM2

> **MEMO**
> · 不规则且细小的网状（reticular:R）有时会发现血管，低分化型、INFC、显示特殊组织型的食管癌较多，附记为R.Brownish area（以415、540 nm为中心的窄带光观察中呈现茶色的区域）构成的血管和血管之间的色调作为inter-vascular background coloration（血管间背景黏膜色调）。

✳ 具体病例

1 Type A

NBI可见有边界的brownish area，但通过NBI放大观察可见轻度伸长的IPCL（图1）。扩张，蛇行，粗细不同，形状不一为轻度，判定为Type A，组织学上诊断为食管炎。

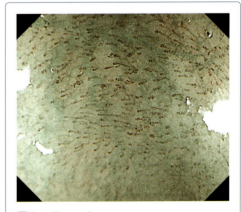

图1 ◆ Type A

2 Type B1

普通内镜观察发红，而NBI呈brownish area的病变。NBI放大观察可见扩张，蛇行，粗细不同，形状不一的异常血管（图2），实施了ESD，术后诊断是深度T1a-EP的SCC。

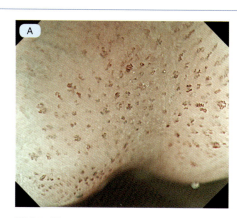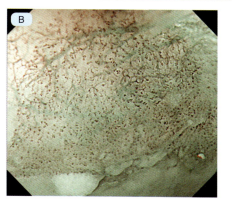

图2 ◆ Type B1

3 Type B2

广泛的0-Ⅱc病变，一部分没有形成襻状，可见伸长的异常血管（图3）。诊断为深度T1b-SM1的SCC，与Type B1的鉴别最重要的是确认血管的起点和终点。

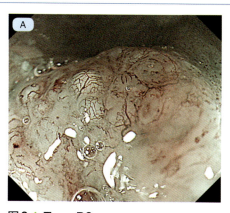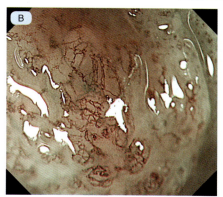

图3 ◆ Type B2

4 Type B3

图示颈部食管的0-Ⅰ型癌。通过NBI放大观察，可见较粗的绿色异常血管（图4）。粗细是周围Type B2血管的3倍以上，诊断为Type B3血管。因为Type B3血管的出现频率低，所以灵敏度低，但其特异性高。

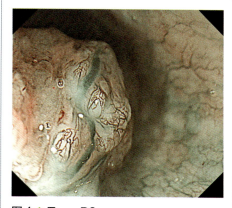

图4 ◆ Type B3

5 AVA-small

可见被多重血管包围的无血管区域（图5，图6）。大小为0.5mm左右，深度为AVA-small，诊断为深度T1a-EP的SCC。

6 AVA-middle

可见被多重血管包围，血管较粗的区域（图7）。大小为2mm左右，深度为AVA-middle，诊断为深度T1b-SM1（浸润距离190μm）的SCC。

7 AVA-large

被Type B2血管包围，血管较粗的区域（图8）。由于直径超过3mm，深度为AVA-large，诊断为深度为T1b-SM2的SCC。

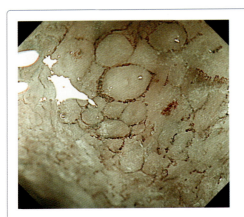

图5 ◆ AVA-small

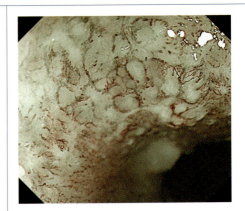

图6 ◆ AVA-small

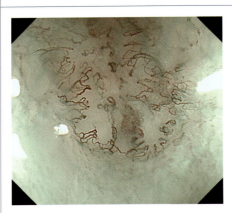

图7 ◆ AVA-middle

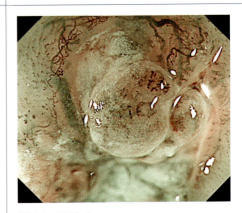

图8 ◆ AVA-large

8 Type R

0-IIb型病变内可见稍有厚度的区域（图9）。通过NBI放大观察，可见非襻状血管密集增生，诊断为Type R。组织学上N-CAM阳性，synaptophysin阳性，chromogranin A阳性，因此诊断内分泌细胞癌，深度为T1b-SM2，浸润距离250μm。

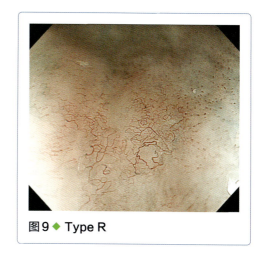

图9 ◆ Type R

第3章

放大

1.
食
管

✿ 日本食管学会分类的局限性

在NBI放大内镜中，因为只能观察到最表层血管，癌灶薄的如0-IIc型或0-IIb型癌中，血管异型和深度可见很好的相关性。另一方面，0-I和0-IIa型的癌巢较厚，很难从最表层的血管异型推测出最深部的信息，因此深度正确诊断率下降[5, 6]。此时，普通内镜观察病变厚度、根据空气量不同而出现形态的变化等，综合分析诊断非常重要。

日本食管学会放大内镜的食管浅表癌深度诊断标准讨论委员会明确了不同肉眼分型的深度正确诊断率，为了明确今后的课题，"针对食管浅表癌食管学会放大内镜分类的有用性的多中心共同前瞻试验"（UMIN000011614）正在进行中。

参考文献

[1] Inoue H: Magnification endoscopy in the esophagus and stomach. Dig Endosc, 13: S40-S41, 2001.

[2] Arima M, et al: Evaluation of microvascular patterns of superficial esophageal cancers by magnifying endoscopy. Esophagus, 2: 191-197, 2005.

[3] 小山恒男，他：食道表在癌の拡大内視鏡分類．第65回日本食道学会学術集会抄録集，143，2011.

[4] Oyama T & Monma K: Summaries from the 65th Annual Meeting of the Japan Esophageal Society on September 26, 2011, Sendai. Esophagus, 8: 247-251, 2011.

[5] 友利彰寿，他：隆起型食道扁平上皮癌の深達度診断 拡大内視鏡を中心に．胃と腸，48: 337-345, 2013.

[6] 小山恒男，他：食道癌の発育進展—初期浸潤の病態と診断 食道黏膜癌の初期浸潤像の診断 拡大内視鏡の立場から．胃と腸，47: 1360-1368, 2012.

B.放大内镜诊断（包含NBI）

2. Barrett 食管和浅表癌

郷田憲一

▌ 未来，Barrett食管和浅表癌增加的趋势令人担忧，因此充分理解其内镜诊断要点非常必要。

✿ Barrett食管

1 Barrett 食管的诊断

Barrett食管是由内镜及组织学所见定义的[1]（参照第3章-A-②）。

欧美和日本对食管胃结合部（esophagogastric junction：EGJ）及Barrett食管的定义不同。欧美各国只把胃黏膜皱襞口侧端规定为EGJ。另外，除了英国（特别是北美）以外，规定组织学上必须可见有杯细胞的特殊肠上皮化生（specialized intestinal metaplasia：SIM）。

另一方面，日本Barrett食管的组织学定义中（参照第3章-A-②），内镜也能看到柱状上皮内的鳞状细胞岛（squamous island），后面会提到，并用NBI的话，会格外提高其辨认能力。

LSBE通过普通观察很容易就能诊断，但是，在短的SSBE（特别是Barrett食管长度不足1cm）中，由于高度的炎症或萎缩性胃炎，造成栅状血管和胃纵行皱襞不明确的情况下，仅通过普通内镜观察，诊断困难的情况也不少。实际上，在欧美的报道中认为，普通内镜对1cm以下的短的SSBE的诊断一致率极低。

上述所见是诊断的有力线索，但鳞状细胞岛极小的情况也不少，通过普通内镜观察有时辨认也很困难（图1A）。如果此时切换到NBI进行观察的话，即使是极小的鳞状细胞岛（图1B➡），也可以显示明确的点状白斑被容易辨认出来，因此NBI可用于SSBE的辅助诊断方法。

另外，鳞状细胞岛是食管固有腺导管的开口部的腺上皮出现鳞状上皮化生所导致的，实际上，鳞状细胞岛的正下方大多有食管固有腺或其导管存在，因此，在Barrett浅表癌的术前内镜检查时，即使极小的鳞状细胞岛也有必要充分把握其存在的位置，因为在切除病变时，如果鳞状细胞岛在切除标本上，可以作为有无

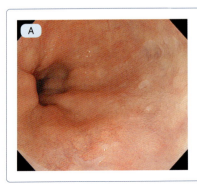
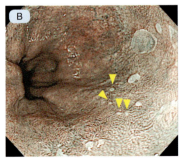

图1 ◆ 鳞状细胞岛
A）普通内镜图像。
B）NBI内镜图像。

Barrett食管或浅表癌是否源自Barrett食管等问题的线索。

❷ 针对 Barrett 食管行放大内镜观察的技巧和要点
● 关注重点

在日本占大多数的SSBE中，Barrett食管大多存在于EGJ附近。因为EGJ是生理性狭窄部，同时容易受到蠕动和心跳的影响，所以其放大观察也不容易。因此，如前所述（参照第3章A-1-②），有以下几个注意点。

首先，对于蠕动给予解痉药是有效的。但因为使用丁溴东莨菪碱（buscopan）会使心跳加快，聚焦拍摄都很困难，放大观察就更不用说了。因此，我们尽可能地使用胰高血糖素解痉。

其次，在既受到蠕动和心跳影响同时又存在内腔狭窄的EGJ中，要使黏膜面和内镜前端保持一定的距离，同时还要进行聚焦的放大观察很不容易。因此，为了应对这种状况，内镜前端安装透明帽极其有用。由于出血是妨碍NBI观察的最大因素，所以我们使用了能够减轻摩擦出血的、尖端柔软的黑色透明帽（MB162，奥林巴斯医疗有限公司）。

另外，对于炎症较重的病例，应该考虑先服用质子泵抑制剂（PPI）后再行检查。后面会提到，由于Barrett食管内的发红区域，是发现浅表癌时极其重要的内镜所见，因此在控制食管炎的状态下进行观察，可以减少浅表癌的漏诊风险。在给予PPI前进行活检的话，给予PPI后，病变部多被鳞状上皮覆盖，之后的诊断（特别是术前范围诊断）有时会很困难。因此，应注意尽可能在PPI治疗后进行活检。

Barrett 浅表癌

❶ 浅表癌的检出 —— 欧美和日本的不同点

Barrett食管主要的组织学致癌途径是metaplasia（SIM）-dysplasia-carcinoma sequence，但在普通内镜观察中，不仅是相当于致癌初期阶段的SIM，dysplasia和非SIM Barrett黏膜的识别，甚至早期癌也不容易被检出。日本的Barrett食管绝大多数是SSBE，有报道称，在对GERD患者的上消化道内镜检查中，LSBE不到1%[2]。另外，在包括dysplasia在内的肿瘤性病变的发生分布中，一般认为SSBE有单发、局限性的倾向，与此相对，LSBE有多发、弥漫性的倾向[3]。

在日本，单发、局限性、具有发生肿瘤倾向的SSBE占大多数。一直以来，我们应用早期胃癌诊断技术，通过详细的观察，在发现病变的基础上采取组织标本，进行"靶向活检"。另一方面，在欧美，多发、弥漫性、有肿瘤发生倾向的LSBE多发，他们推荐在Barrett食管的全部区域每隔1~2cm进行4点活检的随机活检法（所谓的seattle protocol）。但是，随机活检法存在采样错误、高成本、费时间（检查时间的延长）、安全性（出血）等各种各样的问题，常年反复持续下去很困难。

因此，在欧美，为了以黏膜表层详细观察后的"靶向活检"为基础，达到对Barrett食管肿瘤进行监测的目的，开展了色素法（应用甲苯胺蓝、亚甲基蓝、结晶紫等）和醋酸法，并联合放大内镜等方法，进行了探讨SIM特征性内镜所见的尝试。但是，使用这些色素和醋酸的检查，容易被染色和颜色变化的程度所左右，而且，不可否认的是，还有染色液的准备、需要喷洒导管等烦琐的程序。

近年来，以图像技术的飞速发展为背景，用光学、数字图像技术，能强调包括微血管像在内的消化管黏膜表层的微细结构的内镜，虚拟染色内镜（virtual chromoendoscopy）被开发及临床应用。其中之一的NBI无论在国内外，都常用于Barrett食管、腺癌领域的精密内镜诊断。NBI与放大内镜并用，不使用染色液，也可以简便且详细地描绘Barrett食管黏膜表层的微细黏膜、血管结构，因此有报道称使用NBI进行目标活检是很有用的。

2 普通内镜观察——捕捉应该进行放大观察的病变的要点

如前所述，日本Barrett食管的大多数是SSBE，色素、醋酸法和NBI等联合放大内镜来观察Barrett食管整体并不那么困难。但是，如果通过普通内镜观察确实能捕捉到病变的话，能进一步提高放大内镜诊断的精确度，这一点毫无异议。

我们收集并分析了来自日本国内10个医疗中心的175个病变的普通内镜图像[4]，病变均为局限在黏膜下层的Barrett浅表癌，结果显示95%的病变能够通过普通内镜识别。发现时的内镜图像显示大多数（90%）病变发红，2/3以上（72%）的病变以2点方向为主体局限于前壁~右侧壁，半数以上（52%）病变为隆起型（0-Ⅰ或0-Ⅱa型）。源自日本的报道中，Barrett食管发生的SM癌29例中22例（76%）呈现隆起型（0-Ⅰ、0-Ⅱa型），其中7例（24%）有淋巴结转移。在我们的研究中也发现了隆起型病变中SM浸润癌较多的倾向（0-Ⅰ型的70%是SM癌）。为了发现通过内镜切除有望根治的、淋巴结转移风险低的浅表癌，必须尽早检出平坦型（0-Ⅱb型）的病变。在上述的多中心问卷调查中，普通白光观察无法识别的病变都是平坦型，通过IEE（NBI）都检出了病变。另外，最近，在学术研讨会中，有关很多平坦型肿瘤部位可见栅状血管透见像消失的区域也有争议。

因此，首先在普通白光观察中，要注意观察"EGJ右侧的发红病变""栅状血管的透见消失区域"。无论有无隆起，对于可疑的部位，积极地追加联合IEE（NBI、醋酸法等）的放大内镜观察，充分评估良恶性（性质的诊断），区域性（范围诊断），最后进行靶向活检。我们认为这样的诊断过程对有效检出早期Barrett腺癌非常有用。

3 使用NBI的放大内镜诊断
● 肿瘤检出

Barrett食管进行放大内镜诊断的目标是检出被认为是癌前病变的dysplasia或早期癌，但是，为了通过放大观察检出普通内镜难以辨识的dysplasia/早期癌，需要预先了解SIM等非肿瘤部Barrett黏膜/食管的放大内镜图像。

基本上非肿瘤部mucosal pattern呈现regular pattern，所谓mucosal pattern的regular以①形状、大小均一，②排列规则，③黏膜表面纹理的密度（与周围）相同~较低的不同，④white zone明确、宽度一致等为指标。另外，在vascular pattern中，微小血管在pattern内或pattern之间，表现出沿着pattern走行的分支图像、血管粗细的变化平缓、有规律的蛇行等[5]。

● 新的分类方法

到目前为止，NBI放大内镜诊断重点也是SIM的检出，由non-SIM、SIM、

dyplasia or carcinoma这样3个阶段构成，考量了多个放大内镜分类，也报道了这些分类的实用性。但是，多个分类存在的话，其中一部分复杂分类就会妨碍临床应用。另外，也涉及区别SIM的临床意义也会下降，所以，推荐使用将迄今为止的分类统一并简化的新分类方法。

所谓新分类，是指将NBI的mucosal/vascular pattern分别分为regular/irregular两大类（图2、图3），到目前为止，有基于两种分类的图像评估的回顾性研究[6,7]，结果是，在预测早期癌时，观察者间一致度（$\kappa=0.39$, 0.44）不到0.60，灵敏度（58%）、特异度（66%）、确诊率（71%）显示了不理想的结果。其中一个原因是使用了非高清（high definition：HD）或非放大的内镜图像。因此，我们使用HD和放大内镜图像，用与既往报道的简化NBI分类，进行了关于诊断的再现性、精确度的探讨研究，在研究中作为Barrett食管的non-dysplastic的NBI放大内镜图像，使关于特征性flat pattern的定义更加明确。flat pattern被认为是因慢性炎症而引起的高度萎缩的黏膜。虽然一部分可见LGD（low-grade dyplasia），但多数情况下同时伴有SIM。由于其黏膜纹理消失，日本的内镜医生在早期胃癌的NBI放大内镜图像中可以看到。可以想象，其与黏膜纹理的微小化、消失的pattern在鉴别诊断上还是需要认真考量。

因此，在非肿瘤性的flat pattern中，与在肿瘤性病变中看到的黏膜纹理的微小化、消失的区域不同，定义为"非粗糙的完全平滑且有光泽的黏膜面，同时在NBI中可透见的粗血管考虑为呈绿色的黏膜下层静脉"（图4）。

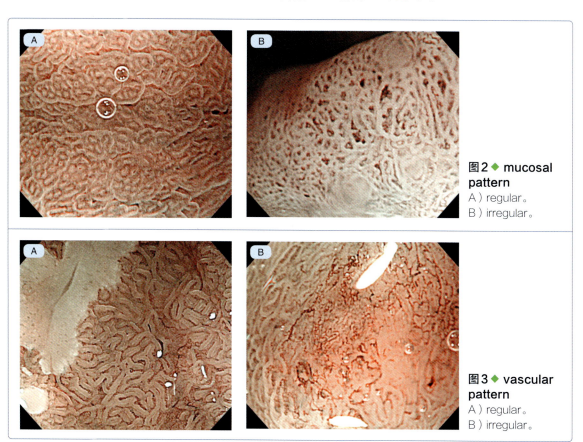

图2 ◆ mucosal pattern
A）regular。
B）irregular。

图3 ◆ vascular pattern
A）regular。
B）irregular。

结果显示，有关早期癌的组织预测，观察者间一致性良好（κ=0.80，almost perfect）。另外，灵敏度（92.7%）、特异度（95.9%）、确诊率（95%）都达到了非常高的诊断精确度（unpublished data）。这次是基于图像评估的结果，所以需要应用HD放大内镜，进行实际临床的前瞻性试验来验证本研究的结果。预定使用后面会提到的最新的NBI系统和dual focus scope，开展关于简化NBI分类的探讨。

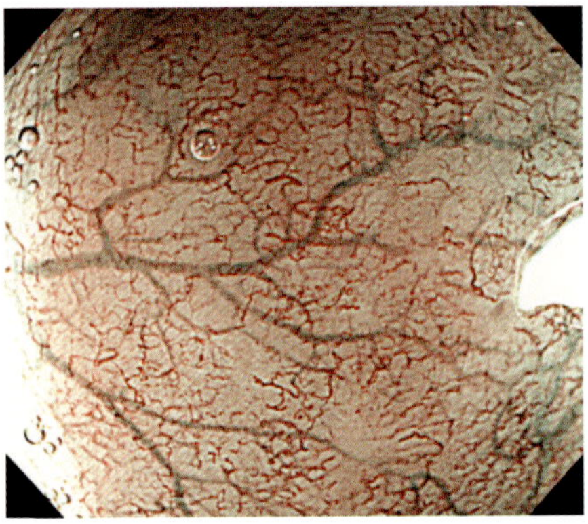

图4 ◆ flat pattern（属于regular pattern）

● **术前范围诊断**

术前放大内镜的主要目的是诊断侧向进展的范围，我们将早期胃癌的NBI放大内镜诊断应用于Barrett浅表癌的诊断，如

①区域性（demarcation line），

②irregular mucosal pattern〔形状、大小不均一，排列不规则，纹理的密度（与周围相比）高，white zone不明确、宽度不均一，不整齐或消失（包括微细化、不明确化）〕，

③irregular vascular pattern〔形状不均一，粗细不同，走行异常: 不规则的分支（从mucosal pattern脱离）、细且不规则的蛇行）〕

等所见，一边斟酌一边进行范围诊断。

观察顺序如下，首先，用中度放大观察Barrett黏膜、食管整体的mucosal pattern，努力把握pattern变化的边界（demarcation line：DL），针对判断为边界的DL的外侧（认为是非肿瘤的黏膜）和内侧（认为是肿瘤部的区域），包括vascular pattern在内，提高放大倍率进行比较。在比较一处范围的DL的外侧和内侧的同时，一点点地错开原来的范围进行观察，最后使DL连接起来。如果在病变的全周进行这样的操作，就完成了区域性也就是所谓的术前范围诊断，然后在切除标本中讨论该范围诊断是否正确。

● **治疗方法的选择**

如上所述，平坦型肿瘤弥漫性侧向进展的病变，特别是在LSBE病例中看到的情况，对于这样的病例，基本上是外科切除的适应证。但是，高龄者占大多数的Barrett腺癌患者及其家属，大多希望进行微创治疗。另外，一般认为肿瘤局限于黏膜内，在影像学诊断上，如果没有看到淋巴结转移，通过内镜进行全周切除也是一种选择。但是，全周性切除术后造成难治性狭窄的可能性很大，所以要考虑切除后立即服用或创面局部注射类固醇，或做二期切除等。关于Barrett食管内弥漫性进展的浅表性肿瘤，施行全周切除的优劣还需要今后进一步积攒病例，进行审慎的探讨。

另外，在日本，在占绝大多数的SSBE中发生的肿瘤，不仅是Barrett食管内的侧向进展，从squamo-columnar junction（SCJ）向口侧的鳞状上皮下的肿瘤浸润也是问题。在我们进行的多中心研究中，在内镜或外科切除的Barrett浅表癌175个病变中，145个病变（83%）在SCJ上或与SCJ相接，其中，在占半数以上的75个病变（52%）中，都在口侧的鳞状上皮下发现了肿瘤的浸润。因此，在遇到SCJ关联的病变进行术前诊断时，需要经常留意肿瘤向口侧的鳞状上皮下浸润的可能性。鳞状上皮下浸润显示出黏膜下肿瘤样的抬举，可见白浊、发红的区域，普通白光观察也有可能看到，但是，鳞状上皮下的肿瘤腺管量少，鳞状上皮下浸润部上的复层扁平上皮保持全层性时，有不少情况仅靠普通白光观察无法辨认。对于这样的病例，有报道称联合NBI或醋酸法进行放大内镜观察是有用的，是值得灵活应用的诊断手法。另外，在上述我们的研究中，鳞状上皮下浸润长度的中央值为4mm（5~33mm），其90%在10mm以下。因此，有必要在治疗时确保口侧至少留出10mm的距离，并在其外侧进行标记。

像这样，对Barrett浅表癌的范围诊断的难易程度大多比早期胃癌要高。另外，炎症细胞浸润、黏膜肌层的双重化，加上病变局限在EGJ的情况等，由于存在这些黏膜复杂的层面、内腔狭窄等解剖学构造的复杂性等，超声内镜检查在深度诊断中是否有用还不确定，普通内镜的深度诊断精度也不高，因此，在对Barrett浅表癌的术前诊断中，需要运用现存的全部检查模式，审慎判断。

4 Barrett浅表癌的典型病例

Barrett浅表癌的典型内镜图像如图5所示。

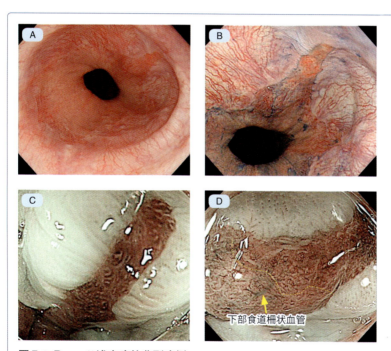

图5 ◆ Barrett浅表癌的典型病例

A）2点方向平坦发红的病变。在其胃侧，可见食管下部的栅状血管，考虑为Barrett食管内的发红。

B）喷洒靛胭脂的接近图像中，与发红部分基本一致，可见表面粗糙，栅状血管的透见像消失。

C）在NBI放大观察中，可以看到形状、大小都不均一的mucosal pattern。

D）在病变肛侧的栅状血管（ ➡ ）的透见像中断的高度（ ▬▬▬ ）上，能够辨别病变的边界。在病变内，观察到微小化~不明确的mucosal pattern的同时，还观察到粗细不同、形状不均一的vascular pattern。

根据NBI放大确定的诊断范围进行ESD的结果为9mm×3mm，pT1a-SM的高分化腺癌，脉管浸润阴性，水平、垂直切缘均阴性，达到了完全切除。

参考文献

［1］「臨床・病理 食道癌取扱い規約 第10版補訂版」（日本食道学会／編），金原出版，2008.

［2］河野辰幸，他：日本人のBarrett黏膜の頻度. Gastroenterol Endosc，47: 951-973，2005.

［3］Cameron AJ，et al: Barrett's esophagus，high-grade dysplasia，and early adenocarcinoma: a pathological study. Am J Gastroenterol，92: 586-591，1997.

［4］Goda K，et al: Current status of endoscopic diagnosis and treatment of superficial Barrett's adenocarcinoma in Asia-Pacific region. Dig Endosc，25: S146-150，2013.

［5］Goda K，et al: Usefulness of magnifying endoscopy with narrow band imaging for the detection of specialized intestinal metaplasia in columnar-lined esophagus and Barrett's adenocarcinoma. Gastrointest Endosc，65: 36-46，2007.

［6］Alvarez Herrero L，et al: Zooming in on Barrett oesophagus using narrow-band imaging: an international observer agreement study. Eur J Gastroenterol Hepatol，21: 1068-1075，2009.

［7］Singh M，et al: Observer agreement in the assessment of narrowband imaging system surface patterns in Barrett's esophagus: a multicenter study. Endoscopy，43: 745-751，2011.

B. 放大内镜诊断（包括 NBI）

3. 胃
①胃炎

八木一芳

> *Helicobacter pylori*（*H.pylori*）感染引起的慢性萎缩性胃炎是胃癌等多种疾病的原因，这一点已经被证明了。2013年2月将其诊断为感染性疾病，并扩大了除菌治疗的保险适应证，即 *H.pylori* 胃炎被当作一种明确的疾病来处理了。本文对 *H.pylori* 未感染的正常胃黏膜、*H.pylori* 感染而引起炎症及萎缩的胃黏膜、因除菌使活动性炎症消失的胃黏膜等各种情况的放大图像给予了详细阐述。

❋ *H. pylori* 未感染的正常胃黏膜放大图像

1 幽门腺黏膜和胃底腺黏膜的差异

在正常的胃中，幽门轮的周围是幽门腺黏膜，其他区域几乎都是由胃底腺黏膜构成的，幽门腺黏膜和胃底腺黏膜的放大图像是不同的。

● 胃底腺黏膜

胃底腺黏膜的固有腺是由胃底腺构成的，它是外分泌腺，腺窝上皮呈现分泌胃底腺产生的酸、胃蛋白酶的圆形开口部的构造（图1）。也就是说胃底腺黏膜的腺窝上皮的腺窝与圆形的开口部是一致的（图1B 中的虚线）[1]。

● 幽门腺黏膜

另一方面，幽门腺黏膜的固有腺是幽门腺，其没有外分泌腺的功能。幽门腺黏膜以蠕动为主要作用，黏膜呈现可伸缩的手风琴状结构（图2），也就是说幽门腺黏膜的腺窝像沟槽一样横向扩展，起到黏膜伸缩的作用，其间的窝间部形成管状或鳞状的构造（图2B 中的虚线）[1]。

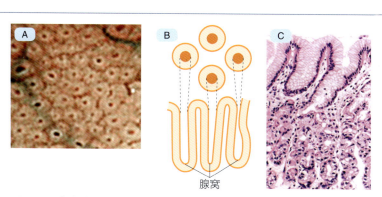

图1 ◆ **胃底腺黏膜的 NBI 放大内镜图像和组织学图像**

A）NBI 放大内镜像。
B）胃底腺黏膜的 NBI 放大内图镜像和组织学图像对比的图解：圆形开口部对应腺窝。
C）病理组织学图像。

2 *H.pylori* 未感染的幽门腺黏膜

由鳞状或管状的纹理构成，排列是规则的，窝间部可以透见线圈状的毛细血管（图2）。

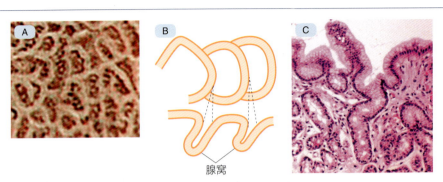

图2 ◆ 幽门腺黏膜的NBI放大内镜图像及病理组织学图像
A）NBI放大内镜图像。
B）幽门腺黏膜的NBI放大内镜图像和病理组织学图像的模式图：鳞状纹理之间的沟槽与腺窝相对应。
C）病理组织学图像。

3 *H.pylori* 未感染的胃底腺黏膜

*H.pylori*未感染的胃底腺黏膜从胃窦部近端延伸到贲门部正下方，特别是从胃角到胃体上部的胃底腺黏膜通过普通内镜观察，可观察到集合小静脉规则排列的图像，这被命名为regular arrangement collecting venules（RAC）[1, 2]，是*H.pylori*未感染的正常胃内可见的最有特征的内镜图像（图3）。在远景观察中可以识别到无数的红点，但接近观察可以看到海星状的结构。众所周知，胃底腺型胃癌或部分未分化型胃癌在*H.pylori*未感染的胃内也会发生，在这样的病例中可以观察到RAC。

*H.pylori*未感染病例的胃底腺黏膜放大图像是RAC的放大图像，在圆形针孔状腺开口部周围，形成毛细血管网络，它们以350μm的间隔形成集合小静脉并合流（图4）[1, 2]。在*H.pylori*未感染的病例中胃底腺存在的地方基本都可以观察到这样的图像[1, 2]。

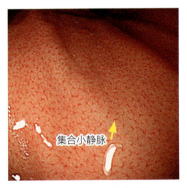

图3 ◆ RAC的普通内镜图像

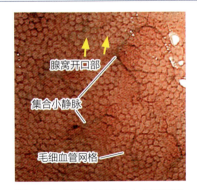

图4 ◆ RAC的NBI放大内镜图像
B-0型放大图像。

H.pylori 感染引起的慢性胃炎放大图像

　　由于 *H. pylori* 持续感染造成炎性细胞浸润的同时，也会发生胃黏膜的萎缩，*H.pylori* 感染的本质是由于炎症导致胃底腺消失，产生假幽门腺化生和肠上皮化生等变化，这就是慢性萎缩性胃炎。由于炎症和萎缩两种病态混合发生，使慢性萎缩性胃炎的放大像变得非常复杂。

1 A-B 分类

　　笔者报道了将这种复杂的慢性萎缩性胃炎的放大像进行了 A–B 分类[1]（图 5）。A 是 atrophy 和 antrum 的缩写，B 是 body 的缩写，即 A 分类是幽门腺黏膜和胃体部萎缩黏膜的分类，B 分类是胃体部非萎缩黏膜的分类，这两个分类合成了 A–B 分类。

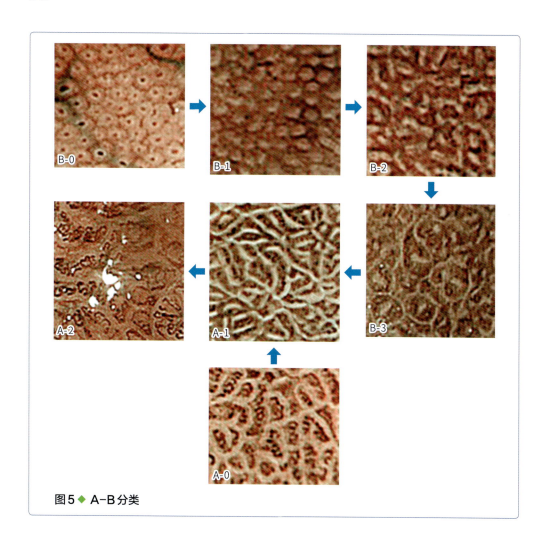

图5◆ A–B 分类

B–0是H. pylori未感染的正常胃底腺黏膜的放大图像。A–0是在*H.pylori*未感染的正常幽门腺黏膜的放大图像，炎症持续时，胃底腺黏膜进展为B–0→B–1→B–2→B–3→A–1→A–2，幽门腺黏膜进展为A–0→A–1→A–2。表1中记录了每个分类的放大图像的特征。

A–B分类的B–0到B–3的*H.pylori*、炎症、活动性、萎缩的阳性率如图6所示。可以简单地理解为，B–0为正常，B–1为炎症（＋）活动性（±）萎缩（－），B–2为炎症（＋＋）活动性（＋）萎缩（－），B–3为炎症（＋＋）活动性（＋＋）萎缩（＋）。

表1 ◆ A–B分类的总结

胃底腺黏膜的放大图像	
B–0型	观察到针孔状的腺开口部，规则的毛细血管网包绕着腺开口部，另外毛细血管聚集形成集合小静脉，是RAC的放大图像。
B–1型	腺开口部是圆形的，但与B–0型相比形状不均一，未见集合小静脉，但包绕腺开口处的毛细血管往往多见，但是与B–0型相比不规整。
B–2型	可见由白浊的圆形到椭圆形的腺开口部和沟槽构成的胃小凹，没有观察到集合小静脉和毛细血管网。
B–3型	由白浊的椭圆形到狭缝状的腺开口部和包绕它们的胃小凹构成，整体类似于萎缩黏膜中可见的管状纹理，腺开口周围多见毛细血管但不呈网状，是向萎缩黏膜的过渡图像.
幽门腺黏膜及萎缩黏膜的放大图像	
A–1型	管状或鳞状黏膜纹理的放大图像，与A–0相比，形状和大小缺乏均一性，沿着黏膜纹理的深部可透见毛细血管。
A–2型	乳头状或颗粒状黏膜纹理的放大图像，乳头状、颗粒状黏膜纹理的窝间部可透见螺旋状走行的毛细血管。
***H.pylori*未感染病例的幽门腺黏膜的放大图像**	
A–0型	有规则的、均匀的管状或鳞状黏膜纹理，沿着其黏膜纹理的深部可透见毛细血管。

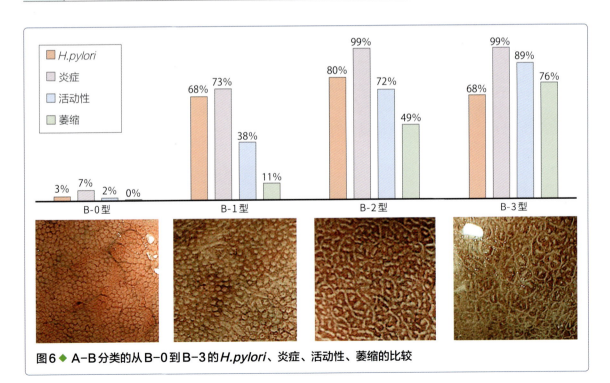

图6 ◆ A–B分类的从 B–0 到 B–3 的*H.pylori*、炎症、活动性、萎缩的比较

❷ 从正常胃黏膜向炎症黏膜、萎缩黏膜、肠上皮化生进展的放大图像的变化（A–B分类的解说）

A–B分类用箭头表示（图5➡），这是为了说明由于*H.pylori*感染，正常的胃黏膜如何变化的箭头。其放大图像的变化如下所述。

● 胃底腺黏膜的变化

*H.pylori*未感染的胃底腺黏膜是针孔状的开口部和包绕它的规则的毛细血管网，可见这些毛细血管聚集形成的集合小静脉（B–0型）。轻度炎症时，腺窝破坏小，腺开口部保留圆形，但可见形状不均一（B–1型，图7）。然后，随着炎症的进展，集合小静脉逐渐不易识别，腺窝结构被破坏，出现椭圆形的开口部和胃小凹（B–2型，图8）。随着炎症的进一步进展，固有腺的萎缩，加上开口部与其说是圆形，不如说是变成椭圆和狭缝状，胃小凹包围着那些开口部（图9），这是向萎缩黏膜移行的图像。

胃底腺消失形成萎缩后，腺开口部消失，腺窝变成横向扩展的沟槽，呈现管状和鳞状的黏膜纹理（A–1型，图10）。即使是A–1型，40%也混合了肠上皮化生[1]（表2），并且，如果肠上皮化生变为主体的话，就会形成乳头状和颗粒状的黏膜纹理（A–2型，图11）。A–2型混杂肠上皮化生率为75%[1]（表2），另外，萎缩黏膜伴随着严重的炎症细胞浸润的情况下也呈A–2型（表2）。

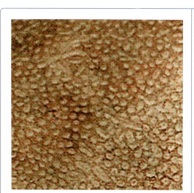

图7 ◆ B–1型放大图像

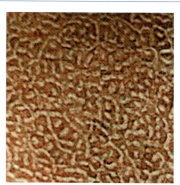

图8 ◆ B–2型放大图像

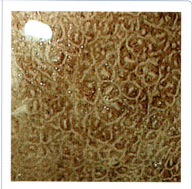

图9 ◆ B–3型放大图像

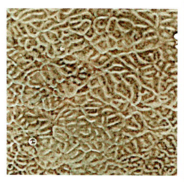

图10 ◆ A–1型放大图像

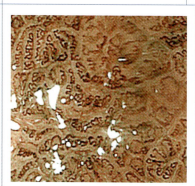

图11 ◆ A–2型放大图像

表2 ◆ A分类的肠上皮化生发生率和炎症程度

A分类	有无肠上皮化生	炎症分级（0~3）
A-0型	有	0
A-1型 （n=51）	有：41%（21/51） 无：59%（30/51）	0.4 0.8
A-2型 （n=24）	有：75%（18/24） 无：25%（6/24）	0.7 1.8

（引用自文献1）

● 幽门腺黏膜的变化

H.pylori 未感染的幽门腺黏膜是规则、均一的管状或鳞状黏膜纹理（A-0型），但是炎症会使其变成不均一、不整齐的管状和鳞状黏膜纹理（A-1型），在肠上皮化生或炎症强烈的萎缩黏膜中，可见乳头状或颗粒状的黏膜纹理（A-2型），即与萎缩的胃底腺黏膜呈现同样的变化[1]。

✿ *H.pylori* 除菌成功后的胃黏膜放大图像

H.pylori 除菌成功会使炎症细胞浸润消退，炎症的消退导致胃底腺残存的黏膜腺窝上皮的结构发生变化，通过放大内镜图像可观察到这个变化。另一方面，不存在萎缩和肠上皮化生的胃底腺中观察不到除菌引起的变化。

1 除菌成功后的胃底腺黏膜放大图像的特征

除菌成功后，胃底腺黏膜能观察到针孔状的腺开口部和将其同心圆状包围的white zone（与上皮一致）的变化[3-5]（图12），而且它们排列得比较均匀，自然除菌后*H.pylori*消失的胃也能观察到类似的放大图像。

另一方面，除菌不成功或未除菌的*H.pylori*阳性的胃底腺黏膜中，看不到针孔状的开口部，白浊样腺开口部和不整齐的white zone成为一体，它们的对比度也不明显（图13），甚至排列也是不均一的。

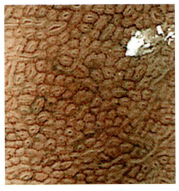

图12 ◆ 除菌成功后*H.pylori*消失的胃的胃底腺黏膜放大图像

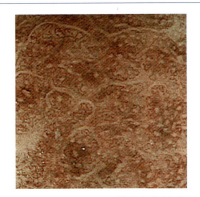

图13 ◆ *H.pylori*阳性且存在活动性胃炎的胃的胃底腺放大图像

2 除菌成功的胃黏膜放大图像出现的机制

除菌成功后，*H.pylori*消失的腺窝上皮的病理组织学图像显示内腔侧和基底侧都变得平滑（图14），因此，可见对比度良好的white zone，进而可观察到开口部呈针孔状。但是*H.pylori*阳性的黏膜中，内腔侧和基底侧都不规整（图15）。因此，腺开口部看不到针孔状，white zone也不规整。

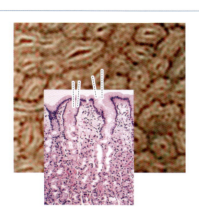

图14 ◆ *H.pylori* 消失的胃的胃底腺黏膜放大图像和病理组织学图像的对比

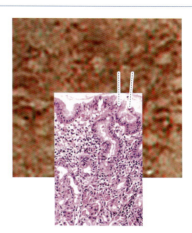

图15 ◆ *H.pylori* 阳性活动性胃炎的胃底腺放大图像与病理组织学图像的对比

参考文献

［1］「胃の拡大内視鏡診断」（八木一芳，味岡洋一／編），医学書院，2010.

［2］Yagi K, et al: Characteristic endoscopic and magnified endoscopic findings in the normal stomach without Helicobacter pylori infection. J Gastroenterol Hepatol, 17: 39-45, 2002.

［3］Yagi K, et al: Magnifying endoscopy of the gastric body: a comparison of the findings before and after eradication of Helicobacter pylori. Dig Endosc, 14 Suppl: 76-82, 2002.

［4］Yagi K, et al: Magnifying endoscopy in gastritis of the corpus. Endoscopy, 37: 660-666, 2005.

［5］Yagi K, et al: Prediction of Helicobacter pylori status by conventional endoscopy, narrow-band imaging magnifying endoscopy in stomach after endoscopic resection of gastric cancer. Helicobacter, 19: 111-115, 2014.

B. 放大内镜诊断（包含NBI）

3. 胃
② 胃癌

高橋亜紀子，小山恒男

> 放大内镜通过与NBI联合使用，可以详细观察黏膜表面结构和血管结构，也常用于胃癌的内镜诊断。本文前半部分解说基本的放大观察方法和分类，后半部分阐释了糜烂和凹陷性胃癌的鉴别、侧向进展病变的范围诊断以及NBI放大内镜对组织分型诊断的实用性。

放大观察的方法

在放大内镜的前端安装透明帽〔MAJ-1988，MAJ-1989（奥林巴斯公司），弹性&球形的M，或M（长）（顶级公司）〕，为了防止出血，从背景黏膜开始观察，然后观察病变边缘部，最后观察病变中心部。在能反转观察的部位，在病变口侧正镜身观察，在肛侧反转镜身观察不会出血。

前端透明帽的长度在隆起型病变中稍长，在凹陷型病变中稍短的话容易聚焦，在水中观察加上折射率，可安装稍长的透明帽。

放大分类

用放大内镜观察，首先用中放大倍率观察黏膜表面结构，然后用高放大倍率观察血管结构。根据关注的黏膜所见和名称不同，不同研究人员报道了各种各样的分类。下面列出代表性的分类。

小山等[1, 2]将放大所见大致分为表面结构和血管结构，将表面结构进一步分为villi样结构和pit样结构。

在表面结构中，观察有无不规整、有无大小不同、密度等，以不规整、大小不同、高密度为诊断癌的依据。图1A中有轻度大小不同，但没有不规整，是密度也低的villi样结构，是非肿瘤所见。但图1B中由于可见不规整、大小不同、密度也很高的villi样结构，是癌的所见。图2A中缺乏不规整和大小不同，呈现密度低的pit样结构，是非肿瘤所见。而图2B中由于是不规整、大小不同、密度也高的pit样结构，所以是癌的所见。

在血管结构中，观察有无不规则、有无粗细不同，将不规则、粗细不同的诊断为癌。在图3中的右侧，可见表面结构模糊，血管结构呈现不规则和粗细不同，是癌的所见。

Yao等[3]命名的VS classification，是将微细血管结构图像MV（microvascular）pattern分类为regular、irregular、absent，表面微细结构MS（microsurface）pattern也分为regular、irregular、absent，提倡VS（vessel plus surface）classification system。在可见irregular microvascular pattern或irregular microsurface pattern的情况下诊断为胃癌。

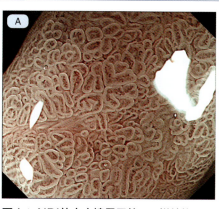
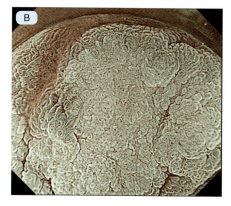

图1 ◆ NBI放大内镜显示的villi样结构

A）有轻度大小不同，但没有不规则，是密度也低的villi样结构，为非肿瘤所见。

B）在喷洒醋酸后，由于有不规则和大小不同、密度也高的villi样结构，是癌的所见。

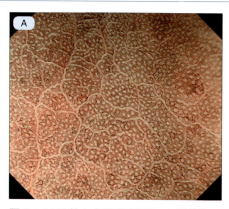
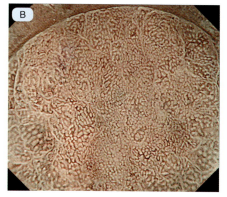

图2 ◆ NBI放大内镜观察到的pit样结构

A）缺乏不规则和大小不同，是密度低的pit样结构，是非肿瘤所见。

B）不规则和大小不同，密度也高的pit样结构，是癌的所见。

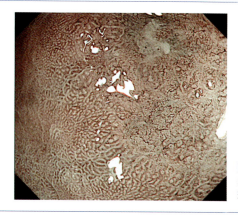

图3 ◆ NBI放大内镜发现血管结构

右侧表面结构不清晰，血管结构不规则和粗细不同，诊断为癌。

八木等[4]根据形成黏膜纹理的white zone、分类为mesh pattern和loop pattern的血管纹理进行癌的诊断。

第3章

放大

3.
胃

糜烂与凹陷性胃癌的鉴别

Ezoe等[5]在包括糜烂和癌在内的胃小凹陷型病变的鉴别诊断中，对白光观察（white light imaging：WLI）放大观察和NBI放大观察进行了前瞻性研究和探讨，结果显示NBI和WLI诊断的精度、灵敏度、特异度分别为79%和44%、70%和33%、89%和67%，NBI更有用。

■ 病例1：凹陷型病变（非肿瘤）

WLI发现胃窦部后壁发红的不整形凹陷型病变，表面可见糜烂（图4A）。喷洒靛胭脂后，可见边缘不规整变得更清楚了（图4B）。在NBI放大观察中，凹陷部分是整齐的pit样结构，与周围黏膜的pit样结构没有大的差别，平缓移行（图4C）。综上所述，WLI怀疑是分化型癌，但通过NBI放大观察没有癌的所见，通过活检确认了非肿瘤。

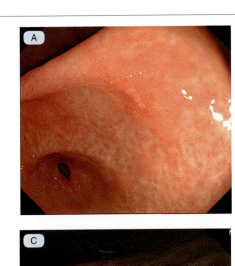
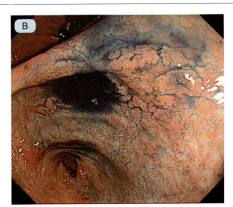
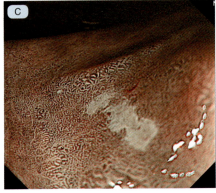

图4 ◆ 凹陷型病变（非肿瘤）

A）WLI发现胃窦部后壁发红的不规整形凹陷型病变，内部伴糜烂。

B）喷洒靛胭脂后边缘不规整变得更清楚。

C）通过NBI放大观察，凹陷部分是整齐的pit样结构，与周围黏膜的pit样结构没有大的差别，平缓地移行，诊断为非肿瘤。

■ 病例2：凹陷型病变（分化型癌）

WLI在胃体上部后壁可见糜烂，但其周围没有追踪到有边界的凹陷和发红区域，缺乏提示癌的所见（图5A）。通过NBI放大观察，发现糜烂周围的表面结构明确，有中度粗细不等和走行不规整的异常血管，诊断为分化型癌（图5B），活检证实了分化型癌。

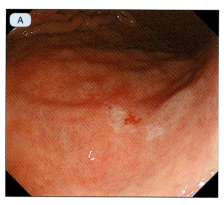
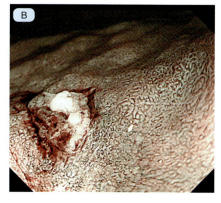

图5◆ 凹陷型病变（分化型癌）

A）WLI可见在胃体上部后壁的糜烂，但其周围没有追踪到有边界的凹陷和发红区域，缺乏提示癌的所见。

B）通过NBI放大观察，可见糜烂周围的表面结构不明确，有中度粗细不同、走行不规整的异常血管，诊断为分化型癌。

■ **病例3: 凹陷型病变（未分化型癌）**

　　WLI在胃窦部大弯可见与周围相同色调的小凹陷（图6A）。由于缺乏明显的表面不规整，而且中央附着白苔，所以WLI诊断为糜烂。在NBI放大观察中，病变表面结构不清晰，可见伴随轻度粗细不同、走行不规整的非network的异常血管，诊断为未分化型癌（图6B）。活检证实为未分化型癌。

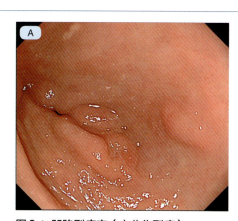
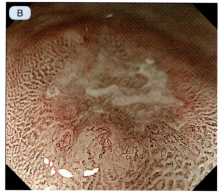

图6◆ 凹陷型病变（未分化型癌）

A）WLI在胃窦部大弯可见与周围相同色调的小凹陷。由于缺乏明显的表面不规整，而且中央附着白苔，所以WLI诊断为糜烂。

B）NBI放大观察中，病变表面结构不清晰，可见伴随轻度粗细不同、走行不规整的非network的异常血管，诊断为未分化型癌。活检证实为未分化型癌。

✿ 侧向进展的范围诊断

　　伴随0-Ⅱb的病变用WLI诊断有时很困难，但通过NBI放大内镜观察表面结构和血管结构，诊断Ⅱb进展部分还是可能的。此时，从背景黏膜向肿瘤方向进行观察是很重要的。

　　在分化型癌中，由于癌基本露出表层，所以NBI放大诊断很容易；但未分化型癌是在腺颈部侧方进展，表层被非肿瘤性上皮覆盖，因此异常所见并不露出，NBI放大诊断有时会很困难。因此，未分化型癌的范围诊断需要联合应用病变周围活检。

■ 病例4: 范围诊断困难的0-Ⅱb型癌

胃窦部前壁可见边界不清晰的发红平坦型病变（图7A）。NBI观察该部分为brownish area，但其边界还是不清晰（图7B）。边界处的NBI放大内镜图像见图7C，背景黏膜（图7C的上）的表面结构是规则整齐的villi样结构，但病变部（图7C的下）的表面结构是不整齐的、密集的villi样结构，边界清晰。为了对比内镜图像和组织图像，在边界部做了标记（图7C箭头）。

综上所述，诊断为组织混合型的gastric adenocarcinoma，0-Ⅱb，T1a-M，给予全周标记（图7D），因怀疑有副病变，病变的口侧进行了双重标记。

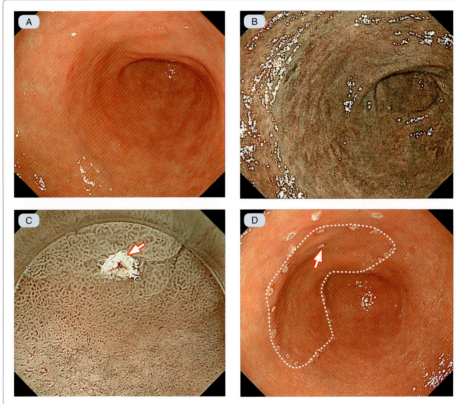

图7 ◆ 范围诊断困难的0-Ⅱb型癌

A）在胃窦部前壁可见边界不清晰的发红平坦型病变。

B）NBI观察该部分为brownish area，但其边界还是不清晰。

C）边界部的NBI放大内镜图像。背景黏膜（图7C上）的表面结构是规则整齐的villi样结构，但病变部（图7C下）的表面结构是不整齐、密集的villi样结构，边界清晰。为了将内镜图像和组织学图像进行对比，在边界部加上标记（⇨）。

D）诊断为组织混合型的gastric adenocarcinoma，0-Ⅱb，T1a-M，做了全周标记（因为怀疑有副病变存在，病变口侧做了双重标记）。

（图7下一页继续）

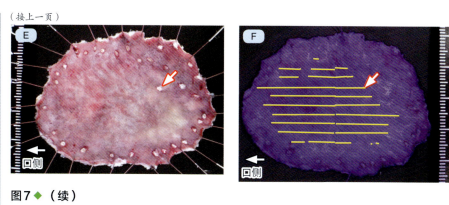

（接上一页）

图7◆（续）
E）新鲜切除标本中，标本中央部稍发红粗糙，边界不清。边界部标记用 ⇨ 指示。
F）最终诊断为：gastric adenocarcinoma，tub1·pap>>tub2，T1a-M，ly0，v0，HM0，
VM0，0-Ⅱb，46mm×31mm，术前的边界诊断正确（▬：M）。

在新鲜切除标本中，标本中央部稍稍发红粗糙，但边界不清晰（图7E）。用 ⇨ 指示边界部。最终诊断为gastric adenocarcinoma，tub1、pap>>tub2，T1a-M，ly0，v0，HM0，VM0，0-Ⅱb，46mm×31mm，术前的边界诊断正确（图7F）。

组织分型诊断

根据NBI放大所见能够进行组织分型诊断，以下是具有代表性的分型。

Nakayoshi等[6]以凹陷型早期胃癌为对象，将microvascular pattern分类为fine network pattern、corkscrew pattern、unclassified pattern，讨论了其与组织分型之间的关联。具有fine network pattern的66.1%（72/109）为分化型癌，具有corkscrew pattern的85.7%（48/56）为未分化型癌。

小山等[1]探讨了联合应用喷洒醋酸的NBI放大观察在组织分型诊断方面的实用性。pit样结构的轻度不整为高分化型，高度不整为中分化型，没有不整为低分化型。另外，villi样结构无不规则为高分化型，轻度不规则为中分化型，高度不规则为低分化型。表面结构不清晰时，要判定有无异常血管的network，有network的情况下诊断为高分化型，没有network的情况下，血管的异型程度为轻度的情况下为高分化型，中度的情况下为中分化型，将高度的血管异型诊断为低分化型。结果显示，NBI放大内镜的组织分型正确诊断率分别是高分化型为69%（27/39）、中分化型为58%（7/12）、低分化型为50%（1/2），合计66%（35/53），通过联合应用醋酸喷洒后，组织分型诊断正确率为高分化型90%（35/39）、中分化型92%（11/12）、低分化型100%（2/2），合计91%（48/53），有明显的升高。

■ 病例5: 组织混合型癌（分化型为主）

胃体下部大弯可见发红和发黄的不规整、纵行的凹陷型病变。颜色不均一，肛侧一部分呈褐色调（图8A），NBI显示边界清晰的brownish area（图8B）。

病变口侧的NBI放大观察发现凹陷部呈现细小的pit样结构和network pattern的异常血管，诊断为tub1（图8C ⇨），该部分设为A。

病变中央部的隆起部分可见villi样结构和pit样结构，规整并保持了white zone，而且密度低，诊断为非肿瘤（图8D ➡），该部分设为B。

病变的肛侧表面构造不清晰，可见粗细不同和走行不规则的异常血管，因此诊断为低分化型癌（por）（图8E ⇨），这部分设为C。

综上所述，诊断为gastric adenocarcinoma，0–IIc，T1a–M，大部分为tub1，发红隆起部B为非肿瘤，肛侧C为por。全周标记（图8F）后，行ESD完整切除。

在切除的固定标本上标记了A、B、C的部位（图8G）。

A的显微镜图像显示是low grade的tub1（图8H）。B是假幽门腺化生，间质明显充

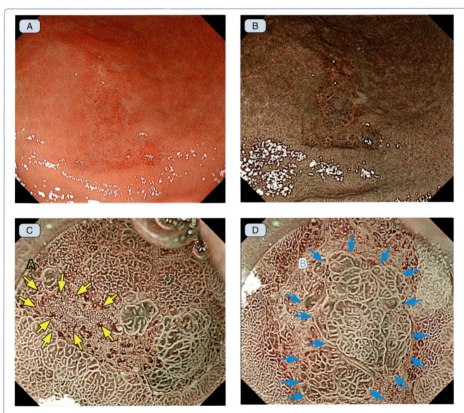

图8 ◆ 组织混合型癌（分化型为主）

A）胃体下部大弯可见发红和发黄的不规整、纵行的凹陷型病变。颜色不均一，肛侧一部分呈褐色调。

B）NBI显示边界清晰的brownish area 。

C）病变口侧的NBI放大观察发现凹陷部呈现细小的pit样结构和network pattern的异常血管，诊断为tub1（⇨），该部分设为A。

D）病变中央部的隆起部分NBI放大观察，可见villi样结构和pit样结构，规整并保持了white zone，而且密度低，所以诊断为非肿瘤（➡），该部分设为B。

（图8下一页继续）

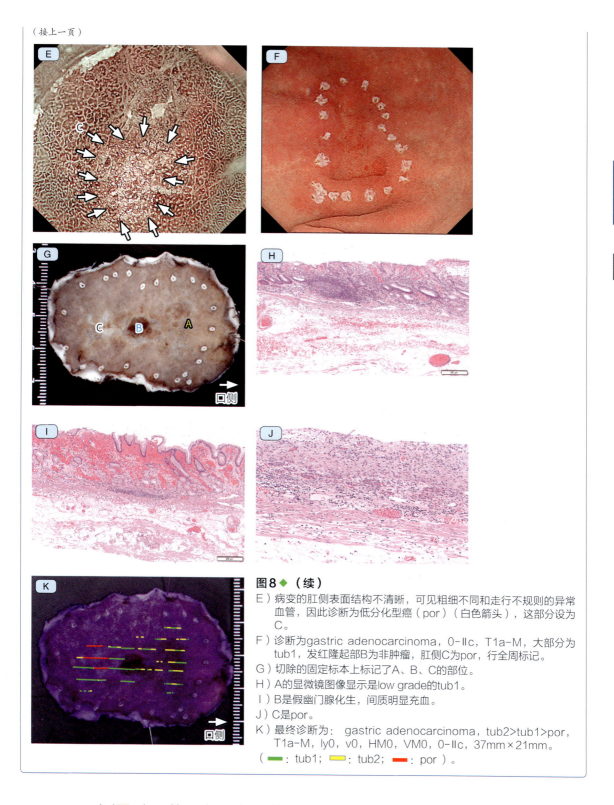

图8 ◆（续）

E）病变的肛侧表面结构不清晰，可见粗细不同和走行不规则的异常血管，因此诊断为低分化型癌（por）（白色箭头），这部分设为C。

F）诊断为gastric adenocarcinoma，0-Ⅱc，T1a-M，大部分为tub1，发红隆起部B为非肿瘤，肛侧C为por，行全周标记。

G）切除的固定标本上标记了A、B、C的部位。

H）A的显微镜图像显示是low grade的tub1。

I）B是假幽门腺化生，间质明显充血。

J）C是por。

K）最终诊断为： gastric adenocarcinoma，tub2>tub1>por，T1a-M，ly0，v0，HM0，VM0，0-Ⅱc，37mm×21mm。
（■■■： tub1； ■■■： tub2； ■■■： por）。

血（图8I）。C是por（图8J）。虽然是组织混合型癌，但通过NBI放大观察表面结构、血管结构，对组织分型进行了正确的诊断。最终诊断为：gastric adenocarcinoma，tub2>tub1>por，T1a-M，ly0，v0，HM0，VM0，0-Ⅱc，37mm×21mm（图8K）。

■ 病例6: 印戒细胞癌

在没有萎缩的胃体中部大弯可见边界不明的褐色凹陷（图9A）。通过NBI放大观察，发现周围黏膜呈现规整的pit样结构（图9B）。凹陷部分的表面结构不清晰，可见伴有走行不规则、粗细不同的异常血管。背景黏膜和凹陷的边界部，可见密度低的规整的pit样结构，窝间部有异常血管流入（图9C）。综上所述，诊断为表层被非肿瘤性上皮覆盖，在腺颈部进展的未分化型癌。诊断为gastric adenocarcinoma，0–Ⅱb，sig，T1a-M，确认了周围的阴性活检采集部位后，在其外侧进行了标记（图9D），ESD完整切除了病变。在新鲜切除标本中，中央部可见小凹陷（图9E）。在病变部胃底腺的腺颈部可见signet ring cell的进展（图9F）。最终病理诊断为，gastric adenocarcinoma，sig，T1a-M，ly0，v0，HM0，VM0，0–Ⅱc，9mm×4mm（图9G）。

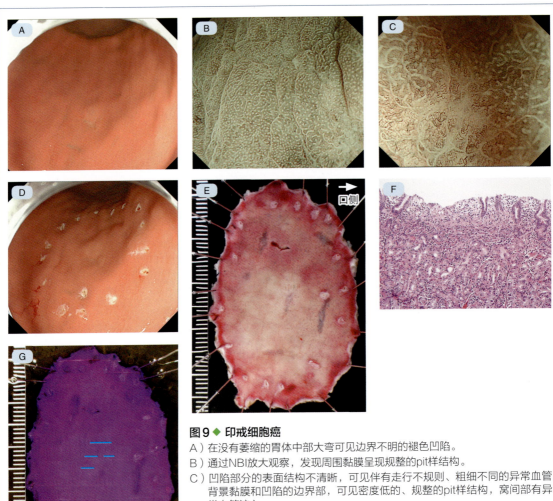

图9 ◆ 印戒细胞癌

A）在没有萎缩的胃体中部大弯可见边界不明的褐色凹陷。

B）通过NBI放大观察，发现周围黏膜呈现规整的pit样结构。

C）凹陷部分的表面结构不清晰，可见伴有走行不规则、粗细不同的异常血管。背景黏膜和凹陷的边界部，可见密度低的、规整的pit样结构，窝间部有异常血管流入。

D）诊断为表层被非肿瘤性上皮覆盖，在腺颈部进展的未分化型癌。诊断为gastric adenocarcinoma，0–Ⅱb，sig，T1a-M，确认了周围的阴性活检采集部位后，在其外侧标记。

E）在新鲜切除标本中，中央部可见小凹陷。

F）在病变部胃底腺的腺颈部可见signet ring cell的进展

G）最终病理诊断为，gastric adenocarcinoma，sig，T1a-M，ly0，v0，HM0，VM0，0–Ⅱc，9mm×4mm（▬▬：M）。

⚛ 总结

　　放大内镜对胃癌的鉴别诊断、范围诊断、组织分型诊断都很有用，但对未分化型癌的范围诊断有困难，需要进行周围黏膜的阴性活检帮助判断。

参考文献

［1］小山恒男，他：拡大内視鏡による胃癌組織型診断．胃と腸，46: 933-942，2011.

［2］「ESDのための胃癌術前診断」（小山恒男／編），南江堂，2010.

［3］Yao K，et al: Magnifying endoscopy for diagnosing and delineating early gastric cancer. Endoscopy，41: 462-467，2009.

［4］八木一芳，他：（3）拡大内視鏡検査—NBI併用拡大内視鏡と"化学的"内視鏡診断．胃と腸，44: 663-674，2009.

［5］Ezoe Y，et al: Magnifying narrow-band imaging versus magnifying white-light imaging for the differential diagnosis of gastric small depressive lesions: a prospective study. Gastrointest Endosc，71: 477-484，2010.

［6］Nakayoshi T: Magnifying endoscopy combined with narrow band imaging system for early gastric cancer: correlation of vascular pattern with histopathology (including video). Endoscopy，36: 1080-1084，2004.

第3章

放大

3.
胃

EP/LPM癌：肿瘤引起的低回声肥厚局限在第2层，3/9层保持完整。

MM、SM1癌：3/9层可见不规则、中断等，但低回声肿瘤未达4/9层的病变。

SM2、SM3癌：3/9层断裂，低回声肿瘤波及4/9层。

各类病例如图2~图4所示。

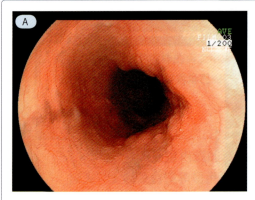
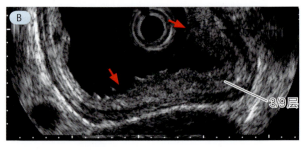
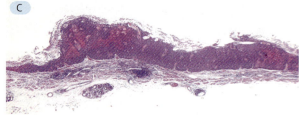

图2 ◆ 0-Ⅱa型食管癌（深度 pT1a-LPM）

A）内镜图像。以右侧壁为中心，环食管1/2周、发红的0-Ⅱa型病变。

B）20MHz的小口径超声探头图像。病变显示局限在第2层的低回声的肥厚（➡），3/9层保持完整，因此可以诊断为深度LPM。

C）病理组织学图像。

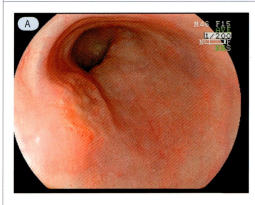
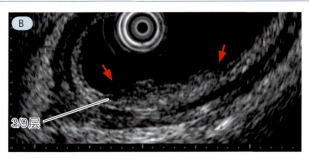
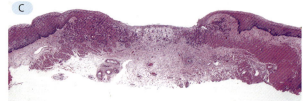

图3 ◆ 0-Ⅱc型食管癌（深度 pT1b-SM1）

A）内镜图像。食管左侧后壁为中心，10mm大小的边缘低隆起的0-Ⅱc型病变。

B）20MHz的小口径超声探头图像。虽然不厚，但由于不规整的低回声肿瘤将3/9层向下压迫，中央部不清晰（➡），诊断深度为MM~SM。

C）病理组织学图像。从边缘隆起部向MM连接，在凹陷部分稍稍浸润到SM的SM1癌。

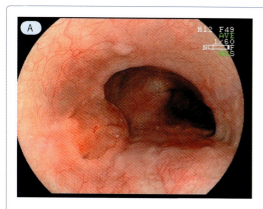
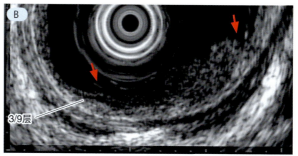
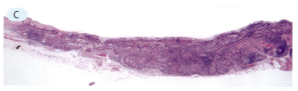

图4 ◆ 0-Ⅱc型食管癌（pT1b-SM2）

A）内镜图像。以食管左侧后壁为中心，15mm大小、伴有边缘隆起的0-Ⅱc型病变。

B）20MHz小口径超声探头图像。较厚的低回声肿瘤压迫3/9层，造成其中断，并波及4/9层，诊断为SM2癌。

C）病理组织学图像。

4 MM、SM1癌深度诊断的问题和对策

EP、LPM癌和SM2、SM3癌可以得到很高的诊断率，而MM、SM1癌的诊断往往很难[3]。

MM、SM1癌误诊的原因中最多的是无法读取全部微小的浸润部分而造成读浅，其次多的原因是很难鉴别MM的变化是由癌以外的因素造成的还是由癌本身引起的。细胞浸润、纤维化、淋巴滤泡增生、食管腺和潴留性囊肿、脉管等很难与癌本身的变化相鉴别。因此，层结构不规整的范围和癌浸润部有时不一致，详细地正确鉴别MM癌和SM1癌还很难。

但是，食管腺、囊肿、血管等，也可以从回声水平、形态、与癌巢的连续性等方面来鉴别。由于黏膜下的肿瘤的瘤体被扫描为断层图像，因此在黏膜下肿瘤样形态或伴有边缘隆起的病变中，可以获得普通内镜无法获得的信息。

❋ EUS专用机的诊断

1 EUS专用机的深度诊断

专用机可以得到直至深部的良好图像，因此适用于进展期癌的深度诊断。由于不受心血管系统的搏动影响，可以实时观察，因此，其他脏器浸润诊断的精确度也很高[4]。

2 EUS专用机的3区域淋巴结转移探查的实际情况

EUS的淋巴结的探查，重要的是掌握以食管为中心的周围脏器的解剖位置关系。在各个位置的目标血管和脏器的周围进行扫查[4]。以下，对使用线阵型EUS的3区域淋巴结的扫描法和对应的淋巴结进行解说。

a）上腹部的定向扫查

　　将内镜插入胃内后，尽可能吸净胃液和空气。

　　上腹部的模式图见图5，对应的EUS图像见图6。

A-1：内镜插入到胃体部在后壁方向扫查，可扫出胰体部，在胰腺扫出困难的情况下，可将镜身稍稍退到贲门部，确认腹主动脉（aorta）后，再给予定向扫查。从aorta开始腹腔动脉（CEA）分支（No.9），在其肛侧可扫出肠系膜上动脉（SMA）的分支（No.14）。顺着CEA扫查可扫出胃左动脉（LGA）的分支（No.7），LGA在胃体小弯侧上行（No.3）。

A-2：在aorta前面扫出扁平三角形的结构是肋膈角（crus）（No.1）。

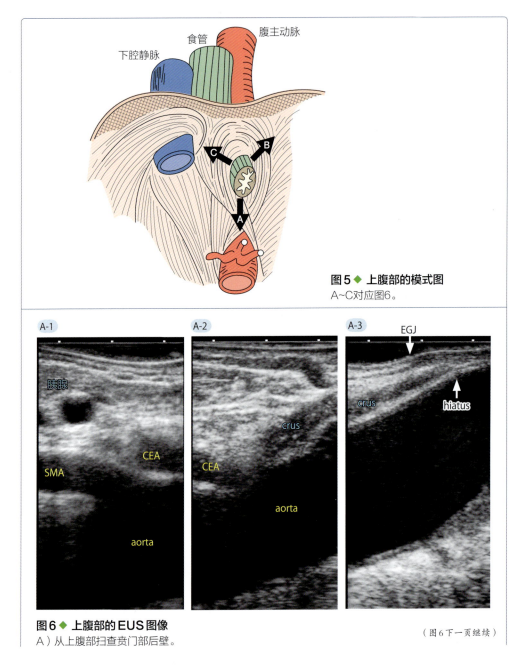

图5 ◆ **上腹部的模式图**
A~C对应图6。

图6 ◆ **上腹部的EUS图像**
A）从上腹部扫查贲门部后壁。

（图6下一页继续）

（接上一页）

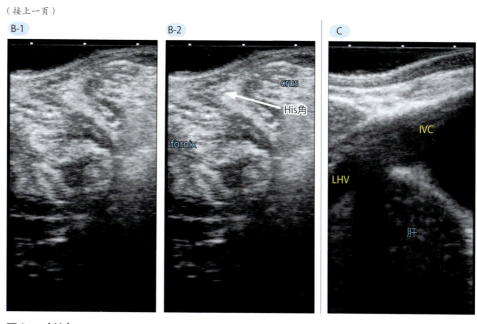

图6 ◆ （续）
B）贲门部左侧。　C）食管裂孔部前壁侧。
SMA：肠系膜上动脉；CEA：腹腔干；crus：肋膈角；EGJ：食管胃结合部；LHV：肝左静脉；IVC：下腔静脉。

A-3：crus的口侧前端与食管裂孔（hiatus）相当，根据消化管壁各层结构的变化可以识别食管胃结合部（EGJ）。

B：在贲门部左侧可扫出胃穹隆部（fornix），fornix上缘形成His角，His角上可确认crus的前端（No.2）

C：贲门部前壁侧可扫出肝左叶和肝左静脉（LHV）、下腔静脉（IVC）。

b）纵膈中下部的定向扫查

图7、图8中显示了纵膈中下部模式图及对应的EUS图像。纵膈下部后壁可扫出下行主动脉，其右侧有椎体，再右侧可扫出奇静脉。探头边环绕全周边退镜，从肺门部在纵膈上部、颈部，沿着气管支气管及血管走行在周围边扫查边退镜。

D：前壁可见左心房（LA）相接，其上缘是肺静脉（PV）分支（No.110、108）。

E：肺静脉的口侧可扫出肺动脉干（PA）的环切面，相当于气管分支部区域（No.107）。这个部位几乎所有的病例中都能扫出扁平三角形的淋巴结，3cm左右大的淋巴结也不少见。

F、G：从肺动脉向左侧转镜身，可扫出左主支气管的图像，向右侧旋镜身扫出右主支气管。沿着气管回声大多可见高回声的三角形支气管淋巴结（No.109 R、L）。

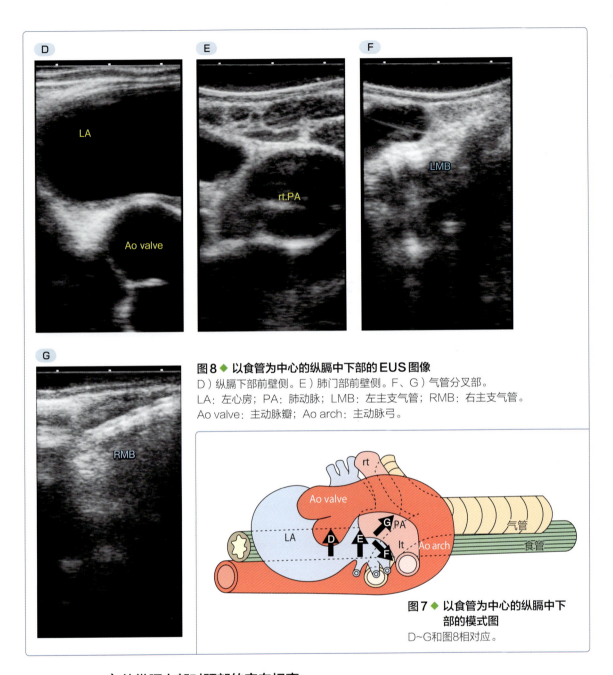

图8◆ 以食管为中心的纵膈中下部的 EUS 图像
D）纵膈下部前壁侧。E）肺门部前壁侧。F、G）气管分叉部。
LA：左心房；PA：肺动脉；LMB：左主支气管；RMB：右主支气管。
Ao valve：主动脉瓣；Ao arch：主动脉弓。

图7◆ 以食管为中心的纵膈中下
部的模式图
D~G和图8相对应。

c）从纵膈上部对颈部的定向扫查

图9、图10显示从纵膈上部扫查颈部的模式图及对应的EUS图像。

H： 左主支气管回声的口侧可扫出左肺动脉（lt.PA）的环切面，左肺动脉的口侧可见主动脉弓（Ao arch），左肺动脉和主动脉弓合围区域被称为AP window，相当于No.106tbL，探头左右充分旋转，沿着主动脉和气管的走行在周围检索。

I： 向右侧旋转可扫出奇静脉弓（azygos arch）（No.106tbR、105）。

J： 左喉返神经反旋主动脉弓，在气管和食道之间上行。因此，一边观察主动脉弓和气管之间，一边到达主动脉弓上。在主动脉弓上左侧，在靠近食管的位置可扫出锁骨下动脉（lt.SCA）的分支，追踪锁骨下动脉，可以观察到远离食管的部分。

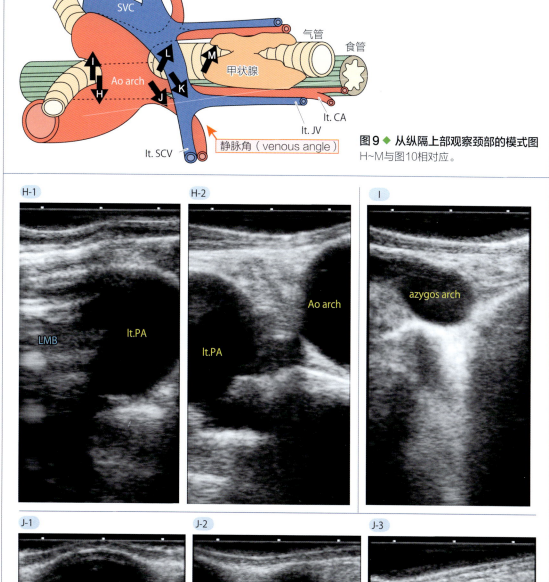

图9 ◆ 从纵隔上部观察颈部的模式图

H~M与图10相对应。

图10 ◆ 以食管为中心、从纵隔上部观察颈部的EUS图像

H）纵隔上部左侧。I）纵隔上部右侧。J）颈胸交界区域左侧。

（图10下一页继续）

（接上一页）

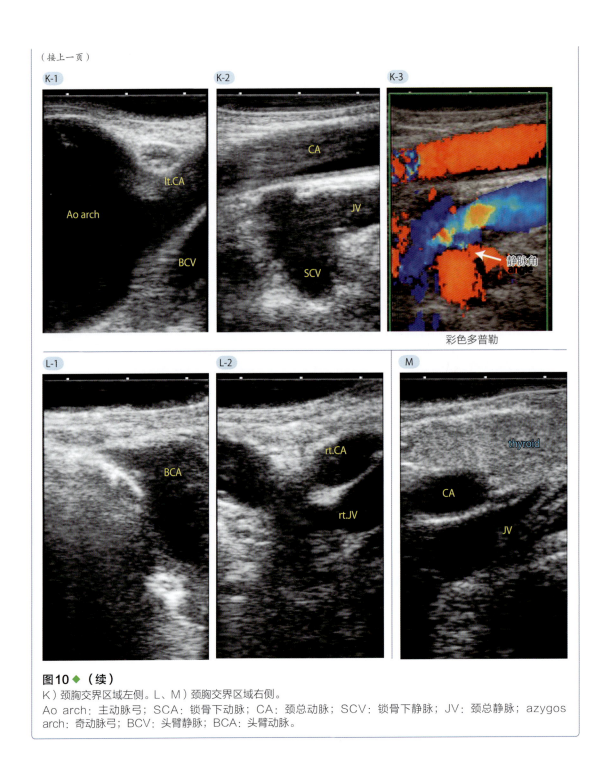

K-1

K-2

K-3

彩色多普勒

L-1

L-2

M

图10 ◆ （续）
K）颈胸交界区域左侧。L、M）颈胸交界区域右侧。
Ao arch：主动脉弓；SCA：锁骨下动脉；CA：颈总动脉；SCV：锁骨下静脉；JV：颈总静脉；azygos arch：奇动脉弓；BCV：头臂静脉；BCA：头臂动脉。

K： 在左锁骨下动脉的深部可扫出左颈总动脉（lt.CA）的分支，在其下方可扫出左头臂静脉（BCV）。从扫出颈总动脉的位置向外侧扭转镜身，直到确认扫出气管软骨回声的位置，直至颈部连续进行检索（No.106recL、101L）。头臂静脉在锁骨下动脉的口侧，分支为锁骨下静脉（SCV）和颈总静脉（JV），形成静脉角（venous angle）。颈总动脉外侧为No.104L。检索到可扫出甲状腺的高度。

L、M：在主动脉弓上，将探头向右侧转动越过椎体，就能扫出右上纵隔。可以扫出头臂动脉（BCA）的上缘和由此分叉的右锁骨下动脉以及右颈总动脉（CA）。右喉返神经在头臂动脉上反转，与气管之间上行。与左侧一样，一边确认颈总动脉周围到扫出气管软骨回声的位置，一边检索到可扫出甲状腺的高度（No.106recR、101R）。

3 淋巴结转移诊断规范

淋巴结的长径越长转移越多，但是转移淋巴结近70%为10mm以下，微小转移也很多，性质诊断很难。EUS中转移的诊断是从大小、形态、内部回声、边界回声来判断，5mm以上、圆形、低回声、边界清晰的淋巴结诊断为转移阳性。与US和CT相比，EUS可以发现数倍的转移淋巴结。但是，肺门部周围，长径可达2~3cm、通过炭粉沉积扫出淋巴结的情况很多，所以还需要考虑部位的差异。图11为病例所示。

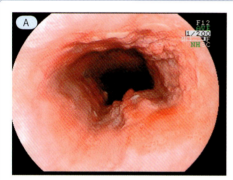
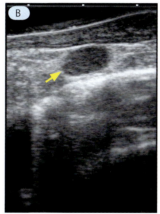
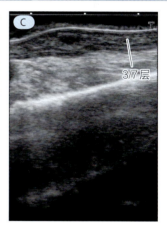
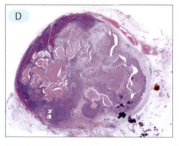
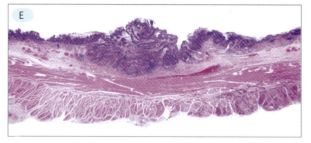

图11 ◆ 胸部中部食管的0-Ⅱa+"0-Ⅰs"型食管癌（浸润深度 pT1b-SM3）

A）内镜图像。后壁侧可见0-Ⅰs型隆起，周围伴有全周性0-Ⅱa型病变。

B、C）EUS图像。病变部位的肛侧发现9.6mm大的No.108淋巴结（B，➾）。病变部扫出为波及3/7层的低回声肿瘤（C），诊断为cT1bN1，实施了根治手术。

D、E）病理组织学图像。浸润深度pSM3，可见No.108淋巴结转移（D：No.108淋巴结；E：主肿瘤）。

食管黏膜下肿瘤的EUS诊断

临床上被认为是食管黏膜下肿瘤（SMT）的病变多为食管外压迫，必须在图像诊断中进行鉴别。EUS对SMT和外压性病变的描绘上表现出色，可信度最高[5, 6]。EUS引导下细针穿刺活检（EUS-guided fine needle aspiration biopsy：EUS-FNAB）能够安全且简便地采集纵隔病变的组织，可得到直接决定治疗方针的重要信息[5, 6]。

1 EUS 对食管 SMT 的鉴别诊断

作为SMT诊断的第一步，必须要排除邻近脏器的外压迫。食管外压迫除了主动脉的弯曲或椎体的变形、动脉畸形之外，还有肺癌和囊肿等纵隔肿瘤、淋巴结等。如果能确认是食管壁内的病变，作为第二步要评估SMT的主体，观察其大小、边缘和边界的形状、内部的状态等。

食管SMT中的非上皮性肿瘤中，除了被统称为消化道间叶系肿瘤（gastrointestinal mesenchymal tumor：GIMT）的平滑肌瘤、神经鞘瘤、胃肠间质细胞肿瘤（gastrointestinal stromal tumor：GIST）外，还有脂肪瘤、淋巴管瘤、血管瘤、颗粒细胞瘤、恶性淋巴瘤等，上皮性肿瘤中有囊肿、低分化型食管癌、伴有淋巴细胞浸润的食管癌（carcinoma with lymphoid stroma）、腺样囊肿癌以及类基底细胞癌、腺癌、神经内分泌肿瘤等特殊组织类型的食管癌。另外，还有壁内转移、转移性肿瘤等。

脂肪瘤的主体是从黏膜到黏膜下层的、表现出高回声的病变。血管瘤的内部伴有回声亮度（echogenisity），表现出比较高的回声。主体是从黏膜~黏膜下层的肿瘤，也有向全层性扩展的。颗粒细胞瘤的主体是从黏膜到黏膜下层，所以需要与来源于黏膜肌层的平滑肌瘤相鉴别。恶性淋巴瘤、低分化癌和特殊组织学类型的食管癌等，是比较表层的SMT，通常通过内镜活检就可以进行诊断。

食管GIMT中GIST和神经鞘瘤的发生率非常低，几乎都是平滑肌瘤。根据临床所见推测出的恶性预测因素包括肿瘤大小、急速增大、组织学上的细胞密度和核分裂象等，都被认为是重要的标准，而增殖指数（MIB-1 labeling index）可作为预后的判定因素。鉴别诊断时需要免疫染色，所以EUS-FNAB是必要的。

2 EUS-FNAB 的基本事项

a）使用机种和术前处理

为了进行EUS-FNAB，穿刺路径需要在EUS影像下被扫出来，所以使用凸阵型或线阵型的EUS专用机。活检针由奥林巴斯公司、Cook公司、八光商事公司等销售。笔者们使用的是八光商事公司的End Sonopsy（21G，针长25mm）。

有关EUS-FNAB检查的必要性和安全性需要进行患者的知情同意，在得到同意的基础上实施。术前用药为肌注硫酸阿托品0.5mg，进行咽部麻醉等。确保末梢静脉点滴通路，静脉注射咪达唑仑等，在镇静下进行检查。笔者等检查后让患者安静1~2h后回家，之后进行日常生活和饮食。

b）EUS-FNAB的基本手法

为了行EUS-FNAB，进行日常EUS检查和诊断，理解以食管为中心的纵隔内的超声解剖是第一条件。首先，观察病变的状态，评估EUS-FNAB作为组织采集方法是否能成为第一选择。通过普通内镜下活检不能确认组织学诊断的病变以及黏膜下层以深的SMT等，是EUS-FNAB的适应证。观察与周围脏器的位置关系，从安全性方面考虑，同时实施彩色多普勒法，确认肿瘤内部或穿刺路径上没有脉管，确定最合适的穿刺路径。

穿刺时，在EUS影像下确认穿刺针确实刺入了病变，因为在纵隔内食管与肺和心脏、大血管相邻，所以在采取标本行反复穿刺时，为了不让穿刺针穿透病变，要微调探头的位置，在确认扫出病变的同时进行穿刺。另外，为了确保组织学诊断的可靠性，拔针时解除负压。拔针后，在确认病变的形态变化和周围组织是否有血肿等扩散的同时，确认穿刺点没有出血后结束操作。活检后的组织回收到滤纸上，放入福尔马林中固定，提交病理组织检查。标本为液态时，变更为细胞学诊断。

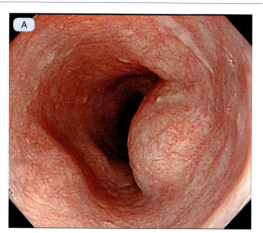
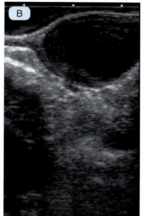
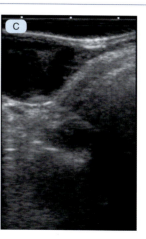

图12 ◆ **食管平滑肌瘤**

A）内镜图像。胸部中段食管右侧壁的25mm大的SMT。

B、C）EUS图像。奇静脉与肺静脉相接处，可见25mm×15mm大小的低回声肿瘤。来源于固有肌层，边界清晰，边缘整齐，内部显示均匀的低回声。

（图12下页继续）

2. 胃

赤星和也

> 超声内镜检查（EUS）是观察胃病变的壁内超声断层图像，根据直接所见（如肿瘤回声等）进行疾病诊断的特殊内镜检查手段。本文对日常胃疾病诊疗现场EUS的实际开展情况进行阐述。

基本事项和正常胃壁各层结构

1 EUS 的种类

超声内镜检查（Endoscopic ultrasonography：EUS）有两种使用方法，一种是使用内镜机器和超声探头一体化的超声内镜专用机，另一种方法是使用通过内镜的活检管道插入小型探头的超声微型探头的方法。由于仅通过EUS图像进行诊断是有限的，因此作为辅助手段，也常联合应用EUS引导下细针穿刺活检（Endoscopic ultrasound guided fine needle aspiration：EUS-FNA），对原发病灶、淋巴结和腹水等行EUS引导下穿刺，进行病理组织学的诊断[1-3]。

2 适应证和禁忌证（表）

EUS是插入内镜才能实施的操作，所以只要可以进行普通内镜检查都可以行EUS检查，所有的胃疾病都是适应证，禁忌证是进行EUS的风险大于收益的情况[1]。

3 使用机种

a）扫描方式

EUS的扫描方式有两种，一种是与内镜的长轴垂直，行360°扫描的环扫型（图1A），另一种是和平行于内镜长轴扫描的线阵型和凸阵型（图1B）。前者可以进行全周性的扫描，容易进行定向，广泛用于普通观察。后者可以在超声图像上观察从内镜的活检管道送出穿刺针等器械，因此多用于EUS-FNA[3]。

b）超声内镜专用机

专用机是前端有超声探头的内镜（图1），由于探头大，即使范围广泛的病变也很容易获得清晰的图像。另外，专用机的频率主要使用低频的7.5MHz，因此超声波的衰减少，可以从胃壁扫描到数厘米的范围，适用于进展期癌等大型病变或淋巴结转移的诊断。最近，电子扫描方式成为主流，超声频率为5、7.5、10、12、20MHz等可以切换的机种很多，从血流的评估到对各种病变的扫描都可以对应。以往型号的机型都是前方斜视型，插入等内镜操作都需要一定的熟练度。最近，前方直视型机器也在销售，操作性得到了特别好的改善[3]，但是内镜直径稍粗，前端硬性部分也长，操作性差，有些病变部位的扫描也有困难。

c）小口径微型超声探头

小口径微型超声探头（图2）直径为2.6mm很细，所以可以通过普通内镜的活检管道就可以进行EUS，正因如此它在普通的上消化道内镜检查后，不更换内镜

表 ◆ EUS和EUS-FNA的适应证和禁忌证

	适应证	禁忌证
EUS	①胃恶性肿瘤（如癌、淋巴瘤）的病期诊断（如深度、淋巴结转移等） ②黏膜下肿瘤的局部诊断和性质诊断 ③胃静脉瘤的治疗方法的选择、复发预测及疗效判定 ④胃溃疡的深度诊断及治愈过程的评估 ⑤胃巨皱襞症的鉴别诊断 ⑥内镜手术时的壁内监测（局部注射液在胃壁内的分布状况，有无血管）	①全身状态极其不良 ②肠梗阻 ③刚刚手术后或消化道穿孔 ④不配合检查的患者
EUS-FNA	①胃黏膜下肿瘤的组织学诊断 ②胃周围肿大淋巴结的组织学诊断 ③普通内镜下活检诊断困难的病变的组织学诊断 ④只能用EUS才能扫出的少量腹水的细胞学诊断	①EUS禁忌的病例 ②有出血倾向 ③因明显的呼吸性移动和穿刺路径上的血管介入而无法安全穿刺的情况

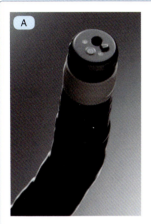
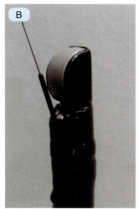

图1 ◆ 超声内镜专用机

A）前方直视型360°电子环扫型超声内镜前端部（FUJIFILM公司，EG530-UR2）。

B）斜视型凸阵型超声内镜前端部（FUJIFILM公司，EG530-UT2）和EUS-FNA用穿刺针。

（照片由FUJIFILM公司提供）

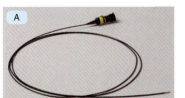
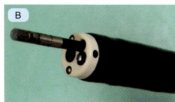

图2 ◆ 小口径微型超声探头

A）20MHz超声探头的整体图像（FUJIFILM公司，SP702）。

B）插入内镜活检管道口前端露出的小口径超声探头（FUJIFILM公司，SP702）。

（照片由FUJIFILM公司提供）

就可以当场进行EUS，而且可以直视下扫描，从狭窄性病变到微小病变都可以容易且安全地进行检查[4]。但是，虽然小病变的观察很有优势，但是在大型病变和广泛病变中，由于超声衰减、有效视角狭窄等原因，诊断困难的情况也不少见。在这种情况下，更换成超声内镜专用机，尽量做出正确的EUS诊断是很重要的。

4 正常胃壁层结构

相部等[5]报道了胃壁5层结构（图3A）是基本的胃壁结构。从管腔内侧开始第1层高回声层和第2层低回声层是黏膜层（M），第3层高回声层为黏膜下层（SM），第4层低回声层为固有肌层（MP），最外层的第5层高回声层是浆膜下层和浆膜（SS，S），与组织学分层相对应。使用频率高的探头（15、20MHz）时，上述5层构造经常被描绘为9层构造（图3B）。第2层和第3层之间可见高回声层，这相当于黏膜层和黏膜肌层的边界，其外侧的低回声层对应组织学的黏膜肌层

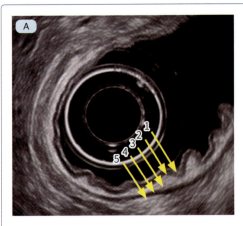
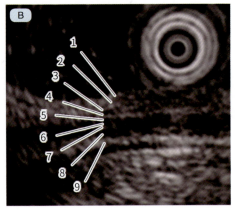

图3 ◆ 正常的胃壁结构图

A）超声内镜专用机（12MHz）扫出的正常胃壁5层结构。

1：第1层；2：第2层（1+2，黏膜层）；3：第3层（黏膜下层）；4：第4层（固有肌层）；5：第5层（浆膜下层及浆膜）。

B）小口径超声探头（15MHz）扫出的正常胃壁9层结构。

1：第1层；2：第2层；3：第3层（1+2+3，黏膜层）；4：第4层（黏膜肌层）；5：第5层（黏膜下层）；6：第6层（固有肌层-内环肌）；7：第7层（固有肌层-肌层间边界回声）；8：第8层（固有肌层-外纵肌）；9：第9层（浆膜下层及浆膜）。

（MM），另外，在第4层内也可见高回声层，也作为一层，考虑这是肌层间的边界回声[6]。

检查方法

1 术前处置

与普通上消化道内镜检查相同，不需要特别的术前处置。

2 扫描方法

内镜观察到目标病变后，充分吸引管腔内的空气和残渣，脱气，将水从活检管道注入直到病变浸入水中。

a）超声内镜专用机

前方直视型的情况下，浸水确认病变后，稍微推进内镜（前方斜视的情况下不需要），然后一边退镜一边扫描，调整到能描绘出病变和邻接正常胃壁清晰的5层结构的超声图像。

b）小口径微型超声探头

从活检管道插入小口径微型超声探头，在内镜下边观察病变，边使超声波束与病变成直角的状态进行超声扫描。

> **MEMO**
>
> 应用小口径超声探头不能得到有用的超声图像时，应该换成超声内镜专用机再进行检查。

超声内镜诊断的基本情况和技巧

1 胃癌

a）深度诊断

    针对胃癌行EUS检查的目的是诊断出胃癌的疾病分期，这是从ESD等内镜治疗到各种外科治疗等诸多治疗方法的选择上所必需的，尤其是壁内深度诊断和淋巴结转移诊断等。癌一般在EUS上显示的是低回声肿瘤，与邻接的正常胃壁5层构造相比，低回声肿瘤的最深部波及第几层，这需要EUS进行深度诊断（参照"技巧"）。也就是说，低回声肿瘤局限在第2层的病变就是M癌（图4A），局限在第3层内的病变就是SM癌（图4B），波及第4层但第5层完整的是MP癌，破坏了第5层、肿瘤回声外侧边缘可见凹凸不平的是SE癌（图4C），并且，在邻接脏器存在肿瘤时，低回声肿瘤与脏器之间的边界回声消失的病变就是SI癌。据报道，EUS判断胃癌的深度确诊率为63%~92%[7]。深度诊断误诊的主要原因是与overstaging并存的溃疡性变化（纤维化等），understaging被推断是肿瘤的微小浸润[7]。在确定ESD适应证中，重要的是M癌、SM癌的鉴别诊断，而EUS在诊断中有诊断过深的倾向。在以往的判定方法中，第3层的微小的低回声化也诊断为SM癌，但据报道，采用了将第3层表层1mm以下深度的低回声化判定为SM癌的新标准，能提高M癌、SM癌

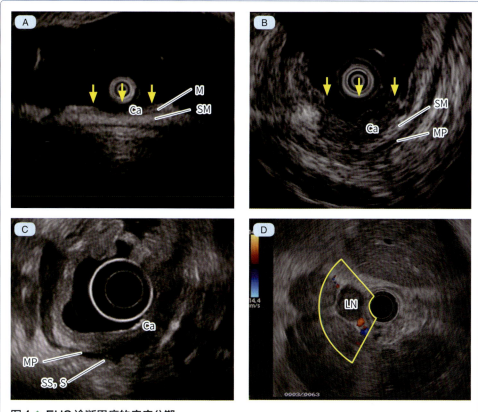

图4 ◆ EUS诊断胃癌的疾病分期

A）M癌。⇨：癌的范围；Ca：肿瘤回声；M：黏膜层；SM：黏膜下层。

B）SM癌。⇨：癌的范围；Ca：肿瘤回声；SM：黏膜下层；MP：固有肌层。

C）SE癌，Ca：肿瘤回声；MP：固有肌层；SS,S：浆膜下层及浆膜。

D）胃周围转移淋巴结（LN）。

的鉴别诊断能力[1]。

b）淋巴结转移诊断

淋巴结转移诊断是指包括排除了壁外血管的圆形~类圆形的低回声区域（图4D，Pitfall）全部判定为转移淋巴结的方法、扫出淋巴结的大小（5mm以上）、形状（类圆形）、内部回声图像（均匀的低回声）、边缘图像（鲜明）等所见判定转移阳性的方法，但现在还没有确定的诊断标准（参照"备忘录"）。据报道，EUS的淋巴结转移诊断能力包括正确诊断率为65%~88%，灵敏度为17%~94%，特异性为53~97%[7]。

 出乎意料的是淋巴结和血管的区分很难，在探头前后移动时，圆形构造物在画面上移动时可以判断为血管，从画面马上消失时判断为淋巴结。附带彩色多普勒功能的EUS可以根据有无血流来区分这两者（图4D）。

MEMO
EUS对早期胃癌的淋巴结转移诊断能力极差，在确定ESD等治疗的适应证时，比起EUS的淋巴结所见，更应该重视病变壁内深度的所见[7]。

2 胃黏膜下肿瘤（SMT）

黏膜下肿瘤很难通过内镜图像进行性质的诊断，很多时候即使进行内镜下活检也不能诊断。EUS可以推测肿瘤在胃壁内的局部部位和肿瘤内部性状，在某种程度上可以进行性质的诊断（图5）。另外，EUS还可以很容易地鉴别壁内肿瘤和壁外性压迫。脂肪瘤是第3层的高回声肿瘤（图6A），囊肿是第3层的无回声肿瘤（图6B），消化道间叶系肿瘤（gastrointestinal mesenchymal tumor：GIMT）即GIST（gastrointestinal stromal tumor）、肌原性肿瘤和神经原性肿瘤主要是与第4层连续的低回声实性肿瘤（图6C），壁外性压迫多可见于正常胃壁5层结构完整的壁外的脏器或肿瘤压迫的图像（图6D）。

但是，EUS最多只是图像诊断，只是在某种程度上预测黏膜下肿瘤组织学诊断的一种模式。仅通过EUS图像，如果对几乎可以诊断的脂肪瘤和囊肿做出诊断的话，除了特别的情况以外，可以无须治疗进行随访观察。但是在EUS中见到低回声的实性肿瘤的话，恶性疾病（如GIST、黏膜下肿瘤样胃癌、转移性胃肿瘤、恶性淋巴瘤、类癌等）和良性疾病（如异位胰腺、平滑肌瘤、神经鞘瘤等）的可能性都有，仅从EUS图像上鉴别是不可能的[8]。此外，胃黏膜下肿瘤中发生率高的潜在恶性肿瘤GIST是免疫组织学的诊断名词，需要通过EUS-FNA得到组织标本进行免疫组织化学检查，证明c–kit或CD34阳性后才能被诊断（参照"要点"）。因此，在确定黏膜下肿瘤的良恶性以及治疗方案时，需要像胃癌诊断中的活检病理诊断那样，通过EUS-FNA进行组织学诊断是不可或缺的（图5、图7、图8）[2, 8]。此

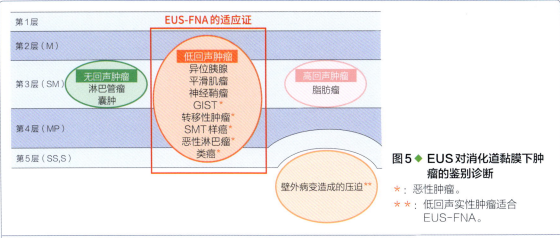

图5 ◆ EUS对消化道黏膜下肿瘤的鉴别诊断

＊：恶性肿瘤。

＊＊：低回声实性肿瘤适合EUS-FNA。

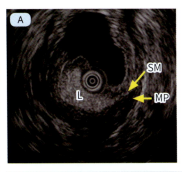

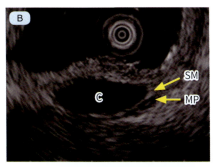

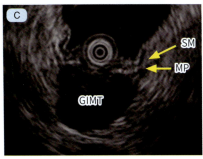

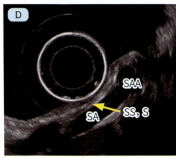

图6 ◆ 消化管黏膜下肿瘤的EUS图像

A）脂肪瘤（L）；SM：黏膜下层；MP：固有肌层。

B）囊肿（C）；SM：黏膜下层；MP：固有肌层。

C）消化道间叶系肿瘤（GIMT）。SM：黏膜下层，MP：固有肌层。

D）脾动脉瘤引起的壁外性压迫。SS, S：浆膜下层及浆膜；SA：脾动脉；SAA：脾动脉瘤。

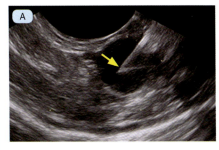

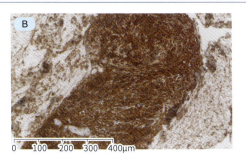

图7 ◆ 胃GIST

A）对10mm的胃小GIST行FNA时的EUS图像，▷：穿刺针前端。

B）EUS-FNA标本免疫组织染色图像。可见c-kit阳性的纺锤形肿瘤细胞。

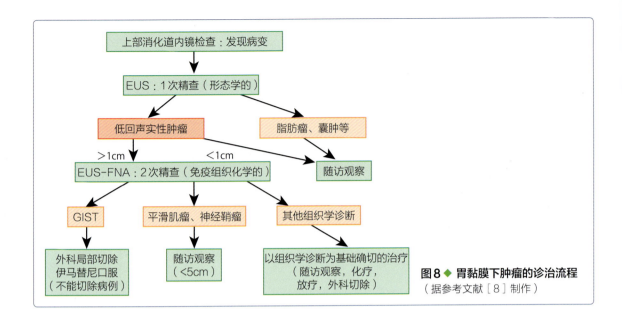

図8 ◆ 胃黏膜下肿瘤的诊治流程
（据参考文献［8］制作）

外，不能否定黏膜下肿瘤为恶性，需要从治疗症状开始时，EUS如果确定病变局限于黏膜下层的话，可以内镜下切除（EMR、ESD），如果与固有肌层相连续性的话，需要外科手术切除。像这样，EUS对SMT的治疗方法选择也可以给出有用的信息。

Point
　　GIST是潜在的恶性肿瘤，超过2cm的肿瘤在病理组织学上即使恶性度低，也有转移的可能性。通过EUS-FNA早期诊断，进行早期外科局部切除对改善本疾病的预后很重要[2, 8]。

参考文献
［1］ 柳井秀雄，他：胃·十二指腸　2-超音波内視鏡．「消化器内視鏡ハンドブック」（日本消化器内視鏡学会／監，日本消化器内視鏡学会卒後教育委員会／編），pp237-243，日本メディカルセンター，2012.
［2］ Akahoshi K，et al: Clinical Usefulness of Endoscopic Ultrasound-Guided Fine Needle Aspiration for Gastric Subepithelial Lesion Smaller than 2cm. J Gastrointestin Liver Dis，23: 405-412，2014.
［3］ Akahoshi K，et al: Newly developed all in one EUS system: one cart system，forward-viewing optics type 360 degrees electronic radial array echoendoscope and oblique-viewing type convex array echoendoscope. Fukuoka Igaku Zasshi，98: 82-89，2007.
［4］ Akahoshi K: Instrumentation.「Practical Handbook of Endoscopic Ultrasonography」（Akahoshi K & Bapaye A，eds），pp3-10，Springer，2012.
［5］ 相部　剛：超音波内視鏡による消化管壁の層構造に関する基礎的，臨床的研究 1- 胃壁の層構造について．Gastroenterol. Endosc，26: 1447-1464，1984.
［6］ Yanai H，et al: Endoscopic ultrasonography and endoscopy for staging depth of invasion in early gastric cancer: a pilot study. Gastrointest Endosc，46: 212-216，1997.
［7］ 赤星和也，他：EUSによる診断と治療—現状と将来展望 3- 胃癌のEUS診断．臨床消化器内科，20: 1507-1514，2005.
［8］ Akahoshi K & Oya M: Gastrointestinal stromal tumor of the stomach: How to manage? World J Gastrointest Endosc，2: 271-277，2010.

1. 浅表型食管癌

竹内　学，小林正明

> 对浅表型食管癌的治疗方法有内镜下切除术，伴3区域淋巴结廓清的根治性外科切除术，以及根治性的放射线化学疗法。但是，外科切除术有显著的创伤大、脏器缺损、术后并发症和住院死亡等问题，化学放射线疗法有长期住院、放射性肺炎、胸水、心包积液等晚期创伤等问题。而另一方面，内镜切除术对患者的负担最少，从保留脏器功能这一点来看也是很好的治疗方法。近年来，食管 ESD 也被确立为一种治疗方法，被医疗保险收录，所以，对于全周性病变也都积极地开展 ESD 的治疗。但是，食管 ESD 适应证原则上是淋巴结转移的风险极低的病变。本文将鳞状细胞癌和 Barrett 腺癌分开，分别以各自的浅表型食管癌的内镜治疗（EMR 和 ESD）适应证为中心进行阐述。

食管 EMR 和 ESD

1 内镜下黏膜切除术（endoscopic mucosal resection: EMR）

　　EMR的操作手法有以下几种，有门马等将早期胃癌的剥离活检法应用于食道的双通道法，幕内等开发的EEMR-tube法、EEMR-tube 4段法，以及井上等开发的应用透明帽的EMR-C法，这些都是非常简便且安全的操作手法。为了能在短时间内实施，在广泛普及的同时也产生一些问题，比如由于把持钳、吸引等造成病变表面损伤，由于使用圈套器使切除面积受限，有时会分割切除病变，这都使切除标本的详细评估很困难，还有残存、复发病例增多等问题。据报道，食管EMR的完整切除率为23%~57%，EMR后的局部复发率为7.8%~20%[1, 2]。

2 内镜下黏膜下层剥离术（endoscopic submucosal dissection: ESD）

　　1990年代开发的方法中，特别常用小山等开发的以Hook刀为代表的前端系器械。ESD是先切开病变周围的黏膜，剥离黏膜下层的纤维组织，达到一次完整切除病变的手法，现在开发了Flex刀、IT刀nano、Flush刀、mocozetom，此外，还开发了Clutch Cutter、SB刀等剪刀型的各种器械，并被广泛应用。因为ESD是直视下操作，确保了水平及垂直切缘，能够正确的一次完整切除病变，并能减少病变损伤而得到漂亮的切除标本，在详细的病理组织学评估的基础上，准确地做出是否追加治疗的判断。而且，一次完整切除率为87.9%~97.4%，局部残留复发率为0%~0.9%，与EMR相比，治疗成绩提高了，根治性也高。但另一方面，ESD的治疗技术难度很高，并发症也是问题，但穿孔率方面ESD为2.4%、EMR为1.7%，也没有看到显著差异[3]。

🔹 浅表型食管鳞状细胞癌的内镜治疗适应证

　　浅表型食管癌的内镜治疗中，重要的是病变深度、环周性以及肿瘤个数。在2007年的《食管癌诊断治疗指南（第2版）》中，内镜治疗的绝对适应证是深度T1aEP、环周在2/3周以下，相对适应证是内镜治疗后的黏膜缺损达到3/4周以上，或者深度为T1a-MM、T1b-SM等。但是，在2012年4月出版的《食管癌诊断治疗指南（第3版）》中，关于环周性的规定被删除了[4]。病变广泛时，术后狭窄是一定会发生的，反复的球囊扩张对患者的负担很重，但由于类固醇激素局部注射及内服治疗，使术后狭窄的预防方法进步了，因此，环周性的限制被排除了。在本科室，从这个指南发布以前，我们就开始了对术前诊断深度T1a-EP、T1a-LPM的全周性病变等相对适应证的病变，也积极地进行了ESD治疗。另外，在术前诊断深度为T1b-SM2的病变中，EUS（endoscopic ultrasonography）判断深部切缘确实可以切除的、肿瘤直径小且临床未见淋巴结转移的病变，作为可选治疗，在获得患者知情同意的基础上，可以实施ESD+追加CRT（化学放射线治疗）（图1）。以下，叙述了按照具体深度不同对应的治疗方针和治疗要点。

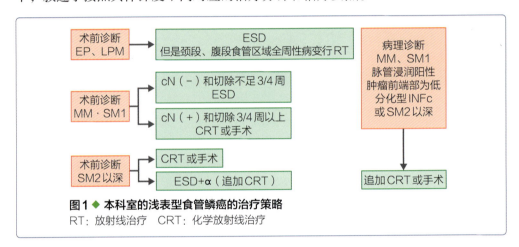

图1 ◆ 本科室的浅表型食管鳞癌的治疗策略
RT：放射线治疗　　CRT：化学放射线治疗

1 深度 T1a–EP、T1a–LPM

a）治疗方针

　　内镜切除因为是局部治疗，所以原则是要以没有转移的病变为治疗对象。深度T1a-EP、T1a-LPM的癌几乎没有淋巴结转移和远处转移，所以是内镜治疗的良好适应证，可以达到根治的目的。也就是说，在T1a-EP、T1a-LPM癌中，内镜切除后有无局部残留、复发是决定预后的重要因素。如果肿瘤大小是5~10mm的病变，几乎可以确定EMR可以一次完整切除，但是也有由于病变所在局部状况和纤维化等原因造成不能一次完整切除的情况，所以本科室全部病例都行ESD治疗。肿瘤较大的病变行EMR时需要多次分割切除，就可能造成病变残留和复发。残留、复发病变由于纤维化，再行EMR、ESD极为困难，所以从一开始就建议通过ESD对病变进行一次完整切除。但是，如果范围诊断误诊的话，即使行ESD也有可能造成残留、复发，因此防止范围误诊的对策是，不要反复行碘染色，碘染色后至少1个月后再进行内镜治疗，这是为了避免因碘液造成黏膜表层脱落，癌的表面被再生上皮覆盖而出现碘着色的情况而造成范围诊断的不准确。

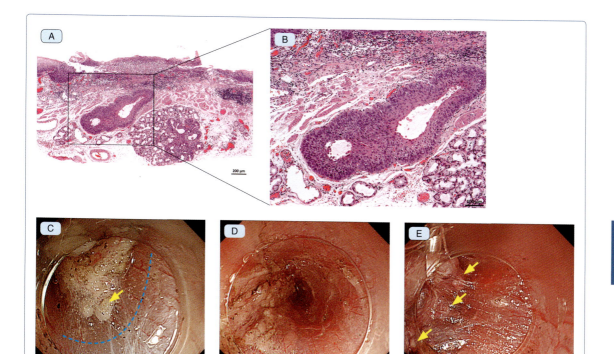

图2 ◆ 食管固有腺体的明确切除

A、B）癌向食管固有腺的导管进展的组织学图像。

C）⇨指示食管固有腺。在---的层次上进行剥离。

D）使食管固有腺附着在病变侧的剥离。

E）用食管线牵引的方法进行确切的剥离。⇨指示食管固有腺。

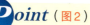**oint**（图2）

　　即使是T1a-EP、T1a-LPM癌，在浅层进行黏膜下层剥离的话，食管固有腺中癌会在导管内进展，可能使癌造成残存，形成黏膜下肿瘤样的残留和复发，所以明确切除食管固有腺是重点。

b）术后狭窄的预防

　　2007年的指南中规定3/4周以上的切除病变为相对适应证，这是因为术后狭窄的发生率较高。狭窄会显著影响患者的经口进食，导致QOL下降。近年来，报道了针对术后狭窄类固醇局部注射及口服的实用性，在本科室，开发了对ESD术后创面局部注射曲安奈德（康宁克通–A®）的治疗方法，是在ESD当天给予康宁克通–A®50~100 mg，每点注射0.2mL，浅层局部注射的治疗方法（图3）。需要注意的是，在创面上局部注射较深的话，有引起迟发性穿孔的风险。在本科室气囊扩张单独应用的成绩是，平均实施次数为7.1次（1~20次），切除长径和部位不同的扩张次数未见差异。但是，亚全周切除的25个病变的平均扩张次数为6.5次（1~20次），全周切除的3个病变的平均扩张次数为12.3次（5~20次），在全周切除病例中，有需要更多次数扩张的倾向（表1）。

　　另一方面，在进行类固醇局部注射时，在亚全周切除的21个病变和全周切除的16个病变中进行比较研究，发现平均局部注射次数分别为2.8次和3.5次，全周切

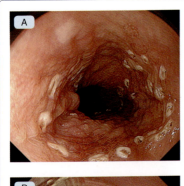
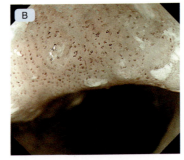
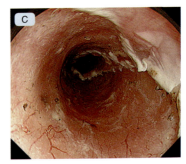
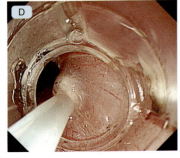
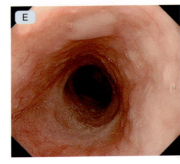

图 3 ◆ 亚全周切除后的类固醇局部注射

A）亚全周性病变标记后。

B）血管呈Type B1血管，深度诊断为T1a-EP。

C）亚全周性切除后。

D）创面浅层局部注射类固醇激素。

E）ESD术后7个月，完全鳞状上皮化，一次也不用扩张。

表1 ◆ 针对术后狭窄的单独球囊扩张术治疗成绩

	单独球囊扩张术（28个病变，27名患者）	
切除范围	亚全周切除：25例	全周切除：3例
平均扩张次数*	6.5次（1~20次）	12.3次（5~20次）

*：（ ）内的数字是最小~最大次数

表2 ◆ 针对术后狭窄类固醇局部注射的治疗成绩

	类固醇激素局部注射（37个病变，36名患者）	
切除范围	亚全周切除：21例	全周切除：16例
平均局部注射次数*	2.8次（2~4次）	3.5次（2~5次）
平均扩张次数*	2.1次（0~25次）	7.5次（0~28次）
无须球囊扩张的例数	17例（81.0%）	6例（37.5%）

*：（ ）内的数字是最小~最大次数

除病例中有次数稍多的倾向。而且，在这种亚全周切除病例中，追加球囊扩张实施平均次数为2.1次，与单独球囊扩张组相比，次数明显（$P<0.001$）减少了很多。另外，21个病变中17个病变（81.0%）完全不需要球囊扩张（表2）。

现在，JCOG（Japan Clinical Oncology Group）1217试验中，有关类固醇局部注射和口服治疗方法的前瞻性随机对照试验正在进行中，根据其结果，可以确定今后对术后狭窄的治疗方针。另外，作为术后狭窄对策还报道了培育自身口腔黏膜上皮细胞片的移植等再生医疗和PGA（聚乙醇酸）片的贴附、可吸收支架留置等，期待今后有更多样本的成绩。

Point（图4）

在生理狭窄的颈部食管和腹部食管，经治过即使局部注射类固醇激素治疗也很困难的病例。因此，本科室如图1所示，对于跨越颈部食管区域的全周性病变，除了ESD以外，要考虑放射治疗等其它的治疗手段。

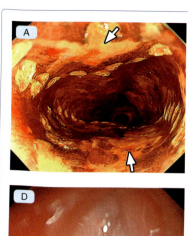
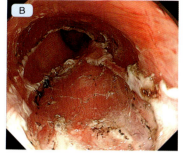
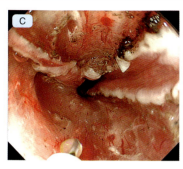
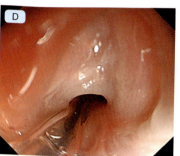
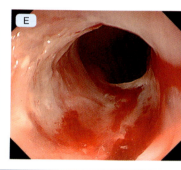

图4 ◆ 颈部食管癌ESD后的难治性狭窄

A）颈部食管前壁、后壁可见2处病变（⇨）。

B）2处病变行ESD后，残存的黏膜只有宽度窄的2条。

C）为了预防狭窄局部注射类固醇。

D、E）以后反复追加类固醇局部注射、球囊扩张，也还是出现了再狭窄，每次追加扩张治疗。

② 深度T1a-MM、T1b-SM1

在第46届食管色素研讨会上，根据小山等的调查统计，深度T1a-MM的淋巴结转移风险为9.3%，深度T1b-SM1的淋巴结转移风险为19.3%，其他的报道中也几乎有10%~20%可见淋巴结转移。以前外科手术被认为是第1选择，但也有约80%~90%没有淋巴结转移。这些癌的淋巴结转移危险因素为大小50mm以上、肉眼分型0-Ⅰ、0-Ⅲ型、浸润方式INFc、癌的先头部组织分型为低分化型、脉管浸润阳性等，因此在图像上没有发现淋巴结转移，对术前诊断T1a-MM、T1b-SM1癌的病变，首先行内镜治疗，然后以切除后的病理组织学诊断为基础，探讨追加治疗，是目前对这类病变治疗的倾向。因此，在《食管癌诊断治疗指南》中把这部分病变定为相对适应证。

对于上述长径50mm以上的浅层扩大型病变和肉眼型0-Ⅰ，0-Ⅲ型病变，在术前是可以判断的，因此原则上应该考虑外科手术或CRT。在肿瘤较大的病变、内镜上怀疑是T1b-SM2的肉眼分型的病变，结果是，即使深度是T1a-MM、T1b-SM1，但其向黏膜肌层浸润范围很广的情况也很多，由于与肌层上下的淋巴管网和血管网接触的部分变广泛，淋巴结转移风险也升高。但是除此之外的危险因素都是在切除后通过病理组织学诊断来判明的，因此需要进行一次完整切除，然后进行详细的组织学诊断。

另一方面，预测切除范围在3/4周以上时，原则上不进行内镜治疗，会推荐外科手术或CRT（图1）。因为切除范围在3/4周以上的病变，术后狭窄是必然发生的，术后病理诊断建议追加治疗的话，如果不能解除狭窄，有可能不能立即转至放射治疗。球囊扩张在狭窄部会产生撕裂，同时期的放射线照射，或者相反，放射线照射治疗中进行食管扩张，都会担心发生穿孔等并发症。像这样预计切除3/4周以上的T1a-MM或T1b-SM1癌有可能追加治疗的时间延迟，因此基本不适合内镜治疗。

5 随访观察

　　治疗适应证需要加入恶性程度和治疗创伤性，但十二指肠癌是罕见的疾病，目前恶性程度不明，黏膜内癌和黏膜下层癌的转移风险也不明确。另外，关于腺瘤，目前没有适合治疗到什么程度的共识意见。十二指肠是治疗的创伤性高的脏器，应该根据患者的年龄、并发症等，慎重选择包括随访观察在内的治疗方式。

参考文献

[1] Cortese AF & Cornell GN: Carcinoma of the duodenum. Cancer, 29: 1010-1015, 1972.

[2] Goda K, et al: Endoscopic diagnosis of superficial non-ampullary duodenal epithelial tumors in Japan: Multicenter case series. Dig Endosc, 26 Suppl 2: 23-29, 2014.

[3] 小野裕之: 十二指腸における非乳頭部腫瘍に対する EMR, ESD の現状と問題点. 胃と腸, 46: 1669-1677, 2011.

[4] Nagatani K: Indication for endoscopic treatment of early duodenal cancer. Endosc Digest, 7: 969-976, 1993.

[5] Burke AP, et al: Carcinoid tumors of the duodenum. A clinicopathologic study of 99 cases. Arch Pathol Lab Med, 114: 700-704, 1990.

[6] Soga J: Carcinoid tumors: A statistical analysis of a Japanese series of 3, 126 reported and 1, 180 autopsy cases. Acta Med Bio, 42: 87-102, 1994.

[7] Ohata K, et al: Feasibility of endoscopy-assisted laparoscopic full-thickness resection for superficial duodenal neoplasms. ScientificWorldJournal, 2014: 239627, 2014

A. 咽部

1. 鉴别诊断 Case ①

川久保博文

【病　例】50多岁，女性。
【主　诉】咽痛。
【现病史】从5月开始咽痛，约1个月后来我院耳鼻喉科就诊。
【既往史】阑尾炎。
【家族史】无特殊。
【饮酒史】威士忌0.5瓶/天。
【吸烟史】20支/日×35年。

1. 性质诊断？（图1）
2. 鉴别诊断？（图1）

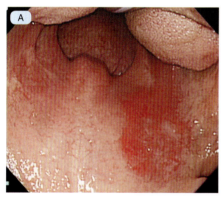

普通白光观察

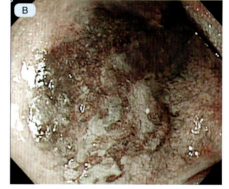

NBI观察

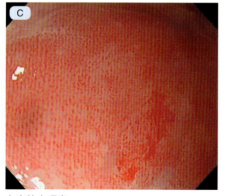

白光放大观察

NBI放大观察

图1 ◆ 上消化道内镜所见

解 读

● 上消化道内镜所见

　　中咽部软腭左侧可见平坦发红的病变，边界具有清晰的区域性（**图1A**）。narrow band imaging（NBI）观察可识别brownish area（**图1B**）。放大内镜观察可见与发红部分一致的扩张、粗大的血管增生（**图1C**）。NBI放大内镜观察，可确认扩张、粗大的异型血管增生，明显的排列紊乱，粗细不同，形状也不均一（**图1D**）。因为边界清晰，病变部分异型血管增生，所以可以诊断中咽部癌。属于没有凹凸的平坦病变，所以考虑为0−Ⅱb型，深度为上皮内癌（EP）。

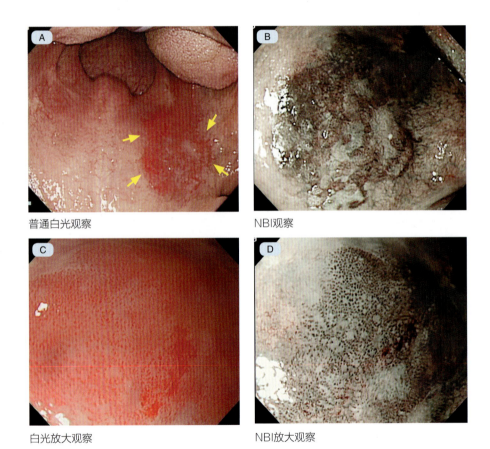

普通白光观察

NBI观察

白光放大观察

NBI放大观察

图1 ◆ 上消化道内镜所见

● 全身麻醉下的精查（**图2**）

　　全身麻醉下进行了内镜精查。病变内的放大NBI观察（**图2A**）可见扩张、粗大的异型血管密集增生，排列紊乱、粗细不同、形状不均一。食管学会分类的Type B1血管为主体（**图2B、C**）。另外，一部分可见small avascular area（AVA）（**图2D**）。综上，考虑深度为上皮下浸润癌（SEP）。碘染色病变为边界清晰的碘不染区（**图3**）。

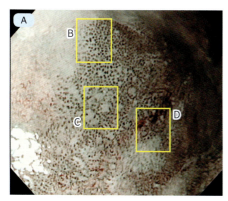
NBI观察

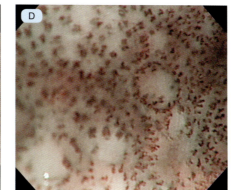
NBI放大观察

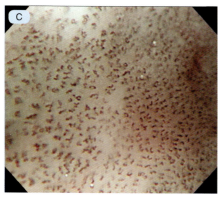
NBI放大观察

NBI放大观察

图2 ◆ 全身麻醉下精查

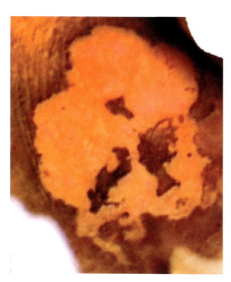

图3 ◆ 碘染色

第5章

咽部

1. 鉴别诊断 Case ①

● 切除标本

存在于中咽部软腭的浅表癌0-Ⅱb，微创行黏膜切除。病变完整切除，切除标本大小28mm×23mm，病变大小26mm×21mm（图4）。

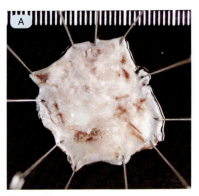
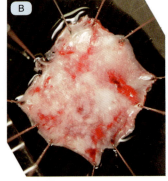
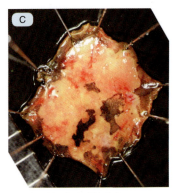

固定切除标本   新鲜切除标本   新鲜切除标本（碘染色）

图4 ◆ 切除标本

● 切除病理组织学所见

NBI放大观察所见与病理组织学所见进行对比（图5B~D）。肿瘤几乎大部分局限于黏膜上皮内（图5B），但一部分有下方增殖（图5C），可见肿瘤的前端部在假想基底膜的下方，特别是AVA-small的部分可见肿大的癌细胞巢在下方增殖（图5D）。考虑深度为上皮下浸润（sep），未见淋巴管及静脉浸润。诊断了squamous cell carcinoma，INFb，sep，ly0，v0，HM0，VM0。

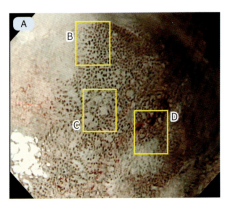

NBI观察   病理组织学所见

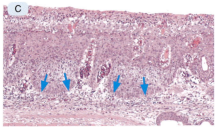

病理组织学所见   病理组织学所见

图5 ◆ NBI观察所见与切除病理组织学所见的比较

● **鉴别诊断**

　　本例的鉴别诊断主要是咽炎。因为咽痛就诊，在中咽部软腭处发现发红的黏膜。临床上有大量饮酒及吸烟等咽癌的高发因素，咽痛持续时间长，应该怀疑癌的可能。内镜可见病变发红局限在左侧，与周围边界清晰，所以疑诊为癌。是否是癌，进行放大观察就可以看到异型血管增生，很容易诊断。

1．中咽部癌。
2．急性咽炎。

总 结

【最终诊断】
　squamous cell carcinoma，INFb，sep，ly0，v0

① 中咽部软腭上左侧可见边界清晰的平坦发红。
② 发红部分放大观察可见异型血管的增生。
③ 一部分可见AVA-small。
④ 鉴别诊断方面，需要与咽炎相鉴别。

A. 咽部

1. 鉴别诊断 Case ②

川久保博文

【病　例】80多岁，女性。

【主　诉】无特殊。

【现病史】为治疗早期胃癌介绍到本院就诊。治疗前的内镜精查发现了下咽部后壁隆起型病变。

【既往史】81岁，早期胃癌。

【家族史】无特殊。

【饮酒史】无。

1. 性质诊断？（图1）
2. 鉴别诊断？（图1）

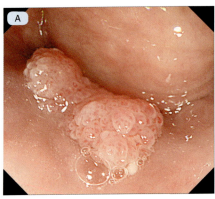

普通白光观察　　　　　　　　　　　　　　　　NBI观察

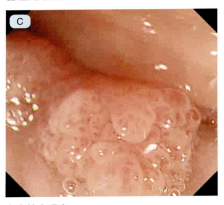

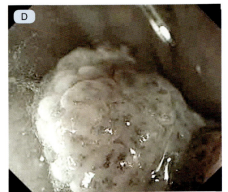

白光放大观察　　　　　　　　　　　　　　　　NBI放大观察

图1 ◆ 上消化道内镜所见

● **上消化道内镜所见**

　　下咽部后壁可见乳头状、分叶状、白色、高度较低的隆起型病变（图1A）。narrow band imaging（NBI）观察可见内部比较协调的扩张、粗大的血管（图1B）。放大内镜观察肿瘤为分叶状、边缘乳头状的隆起，内部可见扩张、粗大的血管增生（图1C）。NBI放大内镜检查可确认肿大的乳头内异型性较强的血管，明显的排列紊乱，粗细不同，形状也不均一（图1D）。

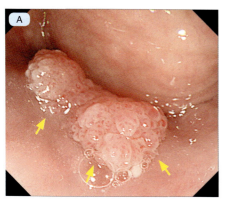

普通白光观察　　　　　　　　　　　　　　NBI观察

白光放大观察　　　　　　　　　　　　　　NBI放大观察

图1 ◆ 上消化道内镜所见

● **全身麻醉下的精查（图2）**

　　全身麻醉下用弯曲型喉镜展开喉头部后进行观察。一般来讲，普通内镜检查只能观察到病变的一部分，不能观察到病变的全貌。但是，像这样全身麻醉下使喉头上抬，就能够完整观察到从下咽部到食管入口部的黏膜。另外，病变也伸展开，普通内镜观察病变分型的印象可能也常会有变化。本例病例普通白光下可见自下咽部后壁到左侧梨状隐窝的白色乳头状隆起，肛侧高度较低的乳头状隆起一直到达食管入口部附近（图2A、B）。NBI观察病变是隆起的brownish area，肛侧平坦的brownish area越过入口部向颈段食管扩展（图C）。NBI放大观察可见隆起部分的血管扩张、蛇行、粗细不同、形状也不均一（图2D、E），但是平坦伸展的部分虽然也见到粗大、扩张的异型血管，但血管密度较低（图2F）。病变整体诊断为0-Ⅱa+Ⅱb型浅表癌。碘染色后病变整体呈现碘不染区，平坦病变淡染，越过食管入口部到达了颈段食管（图2G、H）。

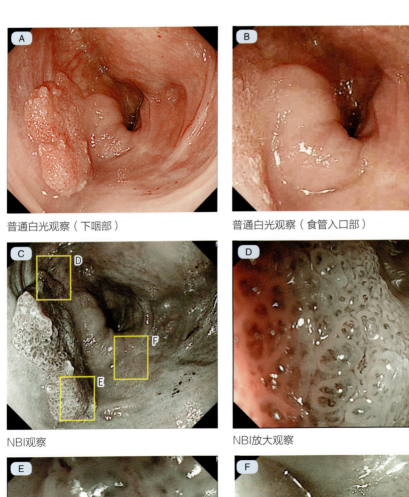

普通白光观察（下咽部）

普通白光观察（食管入口部）

NBI观察

NBI放大观察

NBI放大观察

NBI放大观察

（图2下一页继续）

图2 ◆ 全身麻醉下精查

（接上一页）

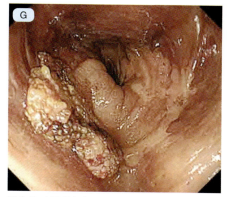

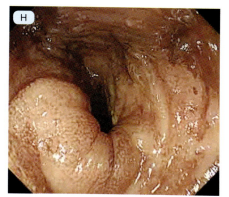

碘染色（下咽部）

碘染色（食管入口部）

图2◆（续）

● 手术所见

　　诊断为从下咽部后壁到颈段食管的0-Ⅱa+Ⅱb型浅表癌，做了内镜手术，从下咽部至食管入口应用了内镜咽喉部手术（endoscopic laryngo-pharyngeal surgery：ELPS）技术，颈段食管应用ESD技术，施行了ELPS+ESD的hybrid内镜技术。病变完整切除，切除标本大小45mm×35mm，病变大小38mm×32mm（图3）。

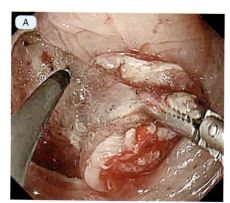

ELPS中的情形

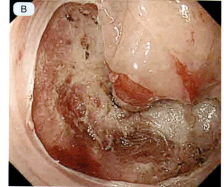

切除后溃疡

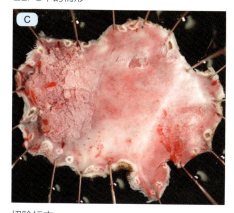

切除标本

碘染色后标本

图3◆术中照片和切除标本

A. 咽部

2. 深度诊断Case ①

船越真木子，武藤　学

【病　例】80多岁，男性。

【主　诉】无特殊。

【现病史】3年前曾在外院行胃癌的幽门侧胃大部切除术。随访的上消化道内镜检查发现下咽部病变，介绍到本院就诊。

【嗜好史】饮酒：540mL/d×60年，former flusher。吸烟：60支/日×40年（30年前戒烟）。

1. 深度诊断？（图1～图4）
2. 治疗方案？

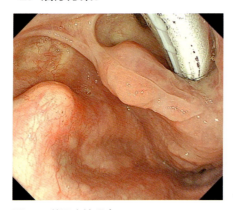

图1 ◆ 普通内镜观察

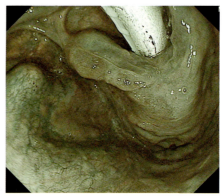

图2 ◆ NBI观察

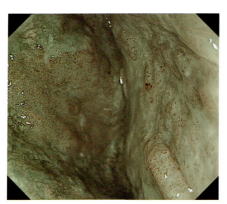

图3 ◆ NBI低倍放大1

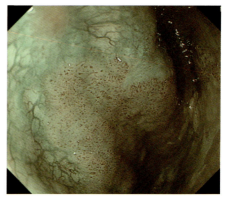

图4 ◆ NBI低倍放大2
病变中央部是在外院行活检后的瘢痕。

解　读

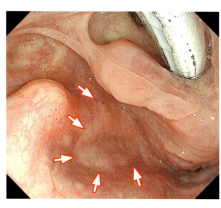

图1 ◆ 普通内镜观察

左侧梨状隐窝的普通内镜观察可见褪色调、高度较低的扁平隆起型病变，表面正常血管网消失（图1），切换成narrow band imaging（NBI）模式观察，左侧梨状隐窝喉头侧也可见褐色区（brownish area）的延展（图2⇨和图3〇）。

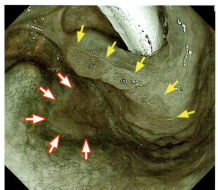

图2 ◆ NBI观察

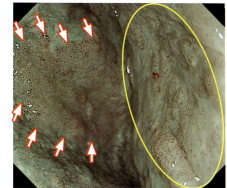

图3 ◆ NBI低倍放大1

而且，梨状隐窝的尖端也可见内部大小不等的异型血管增生、边界清晰的brownish area（图5➡）。

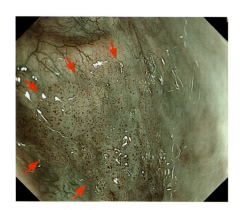

图5 ◆ 梨状隐窝的尖端

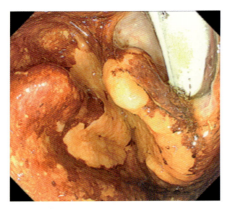

图6 ◆ 卢戈氏液喷洒图像

可见非肿瘤部和肿瘤部之间的明显界线，在肿瘤部的褐色区内有异常血管增生，因此诊断此病变为上皮性肿瘤[1]。病变基本是高度较低的平坦隆起型病变，病变内几乎没有凹凸不平，所以考虑壁内深度为局限在上皮内的肿瘤，卢戈氏液喷洒后病变边界变得很清晰（图6）。

头颈部区域的TNM分类中的T因素规定包含肿瘤大小及有无相邻脏器的浸润，不考虑壁内深度。本病变按照现行的TNM分类，可诊断T3为[2]。

《NCCN指南（ver.2 2014）》[3]中，T3病变的治疗选择中没有局部切除。但另一方面，日本的头颈部癌诊疗指南[4]中，从2013年版开始治疗流程追加了针对Tis病变的内镜黏膜切除术。

本病例涉及食管、头颈部癌的诊疗，通过消化内科、外科、放射线科及耳鼻喉科共同讨论制定了治疗方案。多学科讨论的结果，诊断壁内深度为上皮内，耳鼻喉科和内镜科合作，在全身麻醉下行内镜下经口黏膜切除术。病理组织学诊断为局限在上皮内的鳞状细胞癌（图7，图8）。另外，在我院，壁内深度局限在上皮内或者只有微小上皮下浸润的病例，均行经口黏膜切除术。

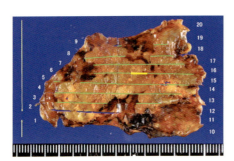

图7 ◆ 切除标本

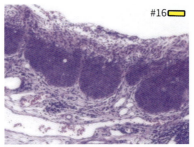

图8 ◆ 病理组织学图像

1. 上皮内癌。
2. 经口黏膜切除术。

总 结

【最终诊断】

squamous cell carcinoma，Tis，ly0，v0，surgical margin；negative. 0-IIa，48mm×27mm

① 普通内镜观察可见边界不清晰的发红平坦病变和褪色调扁平隆起型病变。

② NBI 观察可见边界清晰的褐色区，内部可见异常血管。

③ 病变未见凹凸不平，几乎是平坦的，诊断局限于上皮内的鳞状细胞癌。

参考文献

［1］ Muto M, et al: Squamous cell carcinoma in situ at oropharyngeal and hypopharyngeal mucosal sites. Cancer, 101: 1375-1381, 2004.

［2］「頭頸部癌取扱い規約 第5版」（日本頭頸部癌学会／編），金原出版，2012.

［3］「NCCN Clinical Practice Guidelines in Oncology（NCCN Guidelines®）Head and Neck Cancers version2. 2014」：http://www.nccn.org/professionals/physician_gls/f_guidelines.asp.

［4］「頭頸部癌診療ガイドライン2013年版」（日本頭頸部癌学会／編），金原出版，2013.

第5章

咽部

2.深度诊断 Case①

A. 咽部

2. 深度诊断 Case ②

船越真木子，武藤　学

【病　例】70多岁，男性。

【主　诉】无特殊。

【既往史】62岁时结肠癌手术。

【现病史】在附近医院行上消化道内镜筛查时，发现下咽部病变，介绍到本院就诊。

【嗜好史】饮酒：540mL/d×42年，flusher。吸烟：20支/日×42年（10年前戒酒、戒烟）。

1. 浸润深度诊断？（图1）
2. 治疗方案？

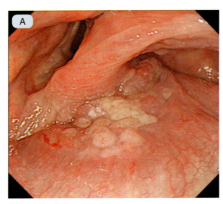

普通内镜观察　　　　　　　　　　　　　NBI观察

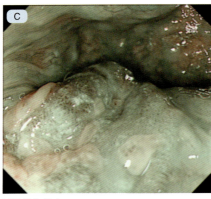

NBI低倍放大

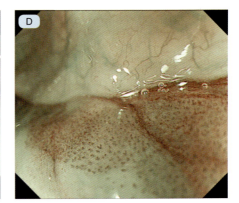

NBI放大

图1 ◆ 中咽部后壁

解　读

● 浸润深度诊断

术中图像所见（图2，图3）。下咽部后壁可见附着白苔的不规则隆起型病变，病变的表层大部分被角化物覆盖。

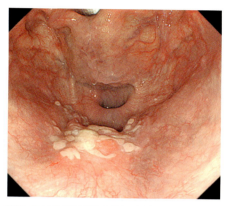

图2 ◆ 下咽部后壁（普通内镜观察）

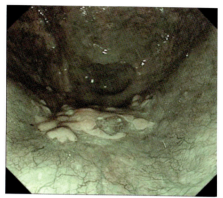

图3 ◆ 下咽部后壁（NBI观察）

narrow band imaging（NBI）放大观察可见部分保持环状的血管结构，在褐色区（brownish area）内可见扩张、粗细不同的异常血管（图1D），通过喷洒卢戈氏液，病变呈现边界清晰的不染区（图4）[1, 2]。

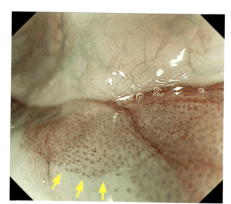

图1D ◆ 图3的NBI放大

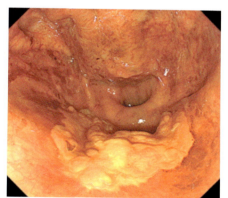

图4 ◆ 卢戈氏液喷洒图像

1. 鉴别诊断Case ①

平澤　大

【病　例】70多岁，女性。

【主　诉】心窝部痛。

【现病史】因心窝部疼痛行上消化道内镜检查时发现食管胃结合部病变。

1. 此病变的诊断？（图1~图4）

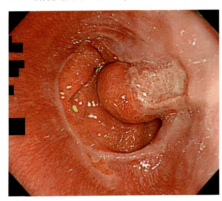

图1 ◆ 普通内镜图像

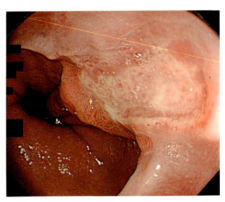

图2 ◆ 接近病变图像

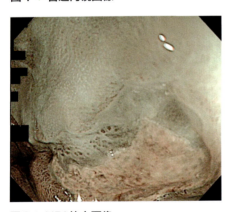

图3 ◆ NBI放大图像

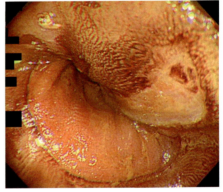

图4 ◆ 碘染色图像

解　读

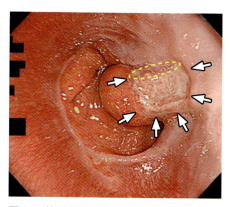

图1 ◆ 普通内镜图像

图1➡内区域可见糜烂~溃疡性病变。边界清晰，呈现断崖状凹陷面。凹陷部的中心区可见白色渗出物，怀疑为糜烂~溃疡的表现。病变的前壁侧、断崖状凹陷的边缘部分可见发红（〇），这部分需要鉴别是0-Ⅱc癌还是黏膜再生所见。

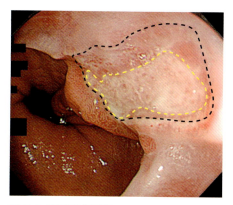

图2 ◆ 接近病变图像

观察病变部分的接近图像（图2），可见凹陷面（〇）和糜烂面（〇）之间存在发红的黏膜，非放大观察聚焦困难，很难判断性质。

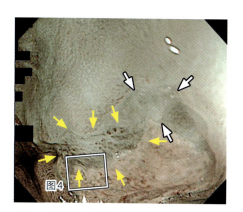

图3 ◆ NBI放大图像

病变前壁侧的NBI放大图像（图3）。一部分（➡）被渗出物覆盖很难评价，但是在➡内可见扩张的点状血管。食管IPCL样的血管中，类似食管学会分类的Type B1样扩张所见。是可疑鳞状细胞癌所见，但IPCL密度低，放大倍率不充分，很难评估是否存在血管屈曲蛇行、粗细不一的恶性所见。

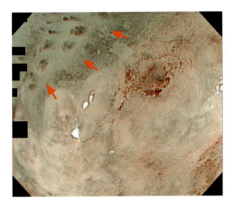
图5 ◆ NBI放大图像（接近观察）

进一步观察图3中方框内部分的NBI放大图像（图5），➡部位可见IPCL的扩张，但是，缺乏蛇行、粗细不均、形状不一致等所见。边缘有糜烂，可能有炎症变化的影响。

笔者们认为是鳞状细胞癌合并胃食管反流病（GERD）等的炎症变化，进行了活检。

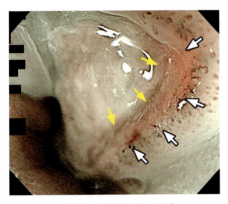
图6 ◆ NBI放大图像（病变口侧）

图6是病变口侧的凹陷面（⇨）和糜烂面（⇨）的NBI放大图像，放大观察可以提高癌导致0-Ⅱc凹陷面和再生上皮的鉴别诊断，但是由于炎症较重，可观察区域非常狭小，评估很困难。

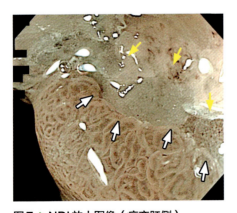
图7 ◆ NBI放大图像（病变肛侧）

病变肛侧部分进一步NBI放大观察（图7）。白色箭头指示凹陷面，⇨指示糜烂面边缘，同样很难评估。

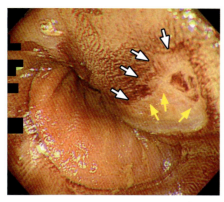

病变部分碘染色图像（图4）。糜烂部分呈现不染区，凹陷面（⇨）和糜烂面（⇨）之间呈现淡染~部分染色所见。Retrospective观察考虑是由于炎症导致的这种表现。

图4 ◆ 碘染色图像

图8是病变糜烂部分的活检病理组织学图像，上皮脱落的一部分附着纤维蛋白，间质中白细胞、淋巴细胞、浆细胞高度浸润，呈现溃疡所见。

图9是病变边缘部分活检的病理组织学图像，被覆鳞状上皮未见肿瘤性变化。间质内和图8一样，白细胞、淋巴细胞、浆细胞高度浸润所见。

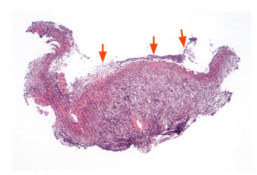

图8 ◆ 糜烂部分的病理组织学图像

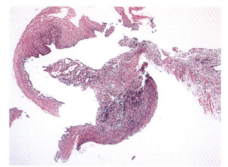

图9 ◆ 边缘部分的病理组织学图像

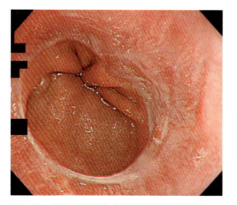

给予PPI治疗1个月时的普通内镜观察可见凹陷及糜烂都消失了（图10）。

图10 ◆ 给予 PPI 治疗后的普通内镜图像

给予PPI 1个月时，病变部分的NBI低倍放大图像（图11），未见可提示癌的brownish area以及Type B血管。

碘染色图像（图12）病变部分也呈现浓染，怀疑还是再生性变化。

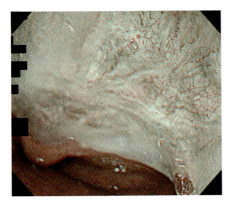

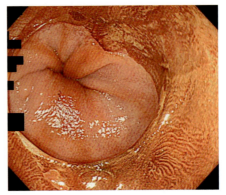

图11 ◆ 给予PPI后的NBI图像   图12 ◆ 给予PPI后的碘染色像

　　图13是同部位的活检病理组织学图像，图13A方框的放大图像是图13B。活检病理也未发现异型和增殖的倾向。上皮或者上皮下可见炎性细胞浸润，但是较前次明显减少。

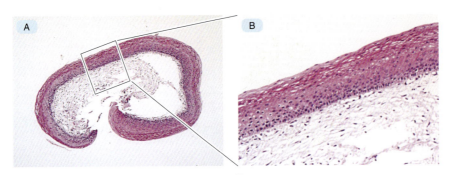

图13 ◆ 给予PPI治疗后的活检病理组织学图像

1. 食管溃疡（起因于胃食管反流病）。

总 结

【最终诊断】
esophageal ulcer

① 观察食管的糜烂～溃疡性病变时，对于病变边缘是否有恶性所见，一定要无死角地观察清楚。

② 存在食管糜烂～溃疡时炎症表现重，经常出现癌和炎症鉴别困难的情况，必要时要进行活检。

③ 即使活检，也会因为细胞炎症异型而导致癌和炎症鉴别困难。食管胃结合部的糜烂～溃疡虽然也可能是因为癌造成改变，但是大多是与胃酸反流相关联，所以建议PPI治疗后再进行内镜复查及病理活检。

④ 本例病例通过PPI治疗溃疡愈合良好，所以诊断是由于胃食管反流病导致的食管溃疡。

B.食管

1. 鉴别诊断 Case ②

平澤 大

【病　例】80多岁，男性。

【主　诉】无特别。

【既往史】61岁时因早期胃癌行胃幽门侧切除术。

【现病史】胃癌术后定期进行上消化道内镜检查时发现食管病变（图1~图4）。

1. 该病变的鉴别诊断？

2. 这个病变诊断为什么病？

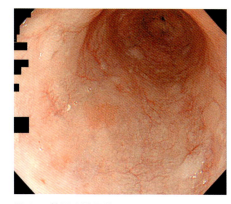

图1 ◆ 普通内镜图像

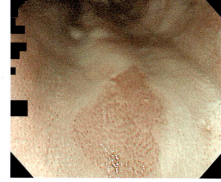

图2 ◆ NBI 放大内镜图像

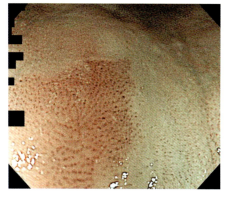

图3 ◆ 发红凹陷部分 NBI 高倍放大内镜图像

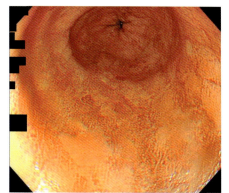

图4 ◆ 碘染色图像

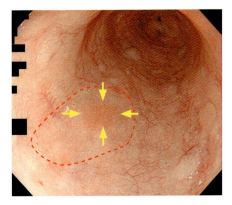

图1 ◆ 普通内镜图像

距门齿37cm，食管下段后壁可见15mm区域血管透见像消失（图1○）。中心部分可见约6~7mm发红凹陷（→），中心部淡淡发红，边界清晰，微微凹陷。发红部分癌的可能性大。但是，与发红部分相比血管透见消失区域更大，这个区域的边界并不清晰。

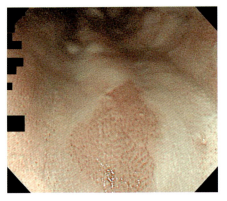

图2 ◆ NBI放大内镜图像

发红部分的NBI放大图像显示边界清晰的brownishi area（BA）（图2），内部的点状血管考虑是扩张的上皮乳头内襻状血管（IPCL）。与周围黏膜相比血管密度高，但是排列比较整齐，缺乏形状不一。放大倍率低，很难评估是否有蛇行及粗细不等所见。

BA周围的黏膜有轻微增厚的感觉，几乎看不到IPCL的变化。考虑BA周围的黏膜是伴有炎症的浮肿性改变。

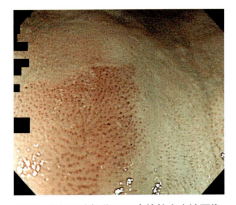

图3 ◆ 发红凹陷部分NBI高倍放大内镜图像

发红凹陷部分的NBI高倍放大图像（图3）中，血管之间的背景黏膜呈褐色，可见IPCL的扩张，但是缺乏蛇行、粗细不均、形状不一的所见。Type A血管和Type B血管鉴别困难，但是，井上的四主征（扩张、蛇行、粗细不等、形状不一）并未同时存在，所以判定是Type A血管。

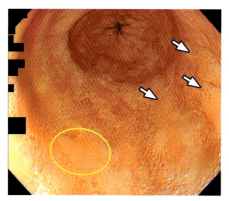

同部位病变的碘染色图像（图4）中○部分是本次关注的区域，可见不染~淡染区，周围黏膜可见⇦所示，可见多发的不染~淡染区，考虑还是炎症性变化。另外，关注的区域内也未见pink color sign。

图4 ◆ 碘染色图像

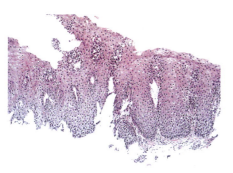

活检病理的HE染色（图5）中未见到上皮内的细胞异型及增殖倾向，上皮内及上皮下层可见炎症细胞浸润，伴有炎症变化中并未见恶性所见。

图5 ◆ 活检的病理组织学图像

考虑可能由于食管炎导致酸反流以外，残胃出现胆汁反流的可能性也存在。因此，给予PPI和卡莫司他口服1个月后再次内镜检查（图6），同上次一样的食管下部后侧壁可见BA（⇨）。

另外，与上次内镜检查（图3）部位几乎相同，同样部位采集的NBI放大内镜图像（图7）中，可见⇨内的BA，但是比上次的茶色变淡了，虽然IPCL也是扩张的，但是扩张程度也有所减轻，密度也减少了，考虑是给药后炎症减轻所致。

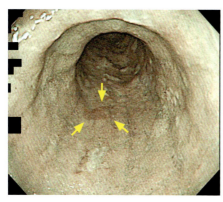

图6 ◆ NBI内镜图像（给予PPI和卡莫司他1个月后）

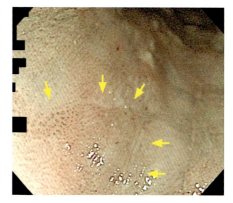

图7 ◆ NBI放大内镜图像（给予PPI和卡莫司他1个月后）

1. 鳞状细胞癌，高异型度上皮内肿瘤，低异型度上皮内肿瘤，食管炎。
2. 食管炎。

总 结

【最终诊断】
Esophagitis

① 本例是残胃病例，位于食管下部的小的发红凹陷型病变，边界清晰，考虑肿瘤性病变，但是以下几点对诊断有提示。

（1）普通内镜观察的发红凹陷区域比血管透见消失的区域大，伴有周围黏膜明显的炎症。

（2）NBI 放大观察未见 IPCL 变化的井上四主征，诊断为食管学会分类的 Type A 血管。

（3）碘染色没有呈现明确的不染区，而且 pink color sign 也是阴性的。

② 实际上，在临床中，Type A 血管和 Type B1 血管的鉴别有时还是很困难的，这时必须活检。但是如果病理组织学图像中炎症异型出现鉴别困难时，也可以通过活检做非癌的阴性诊断，等待炎症减轻消退后再行复查。

B.食管

1. 鉴别诊断Case ③

平澤 大

【病　例】20多岁，男性。

【主　诉】吞咽哽噎感。

【既往史】无特别。

【现病史】3天前开始自觉吞咽哽噎感，行上消化道内镜检查发现食管病变（图1~图3）。

1. 该病变的鉴别诊断？
2. 确定诊断的依据？

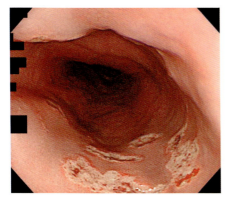

图1 ◆ 普通内镜图像

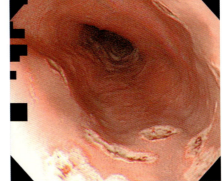

图2 ◆ 普通内镜图像（肛侧）

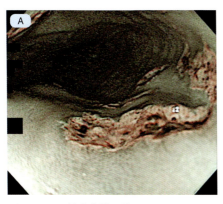

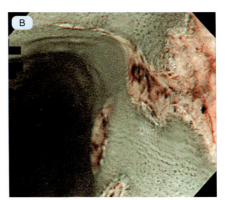

图3 ◆ NBI放大内镜图像

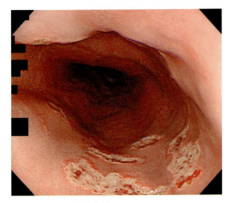

图1◆普通内镜图像

图1是病变部分的白光近照图像，可见在食管上部后壁侧溃疡性病变，溃疡并不深，为数个小浅溃疡，地图状。溃疡之间黏膜并未见炎症及粗糙黏膜改变，但是血管透见像消失，可见浮肿等轻度炎症表现。

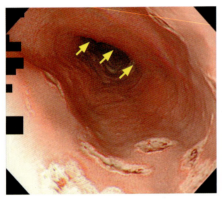

图2◆普通内镜图像（肛侧）

病变的肛侧白光内镜图像可见生理性狭窄（第二狭窄：主动脉与左主支气管交叉部）（图2⇨），病变在第二狭窄的口侧。另外，这个生理性狭窄的肛侧未见同样的溃疡性病变。

病变的NBI放大观察图像（图3），同样在溃疡之间的黏膜可见上皮乳头内襻状血管（IPCL），但是看不到高度扩张、粗细不同以及形状不一等所见（图3B◯）。另外，也缺乏提示癌的intra-vascular background coloration的变化。

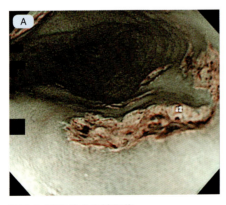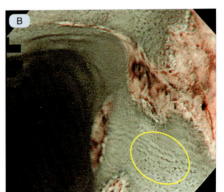

图3◆NBI放大内镜图像

图4是溃疡底部活检组织的HE染色图像。除了上皮，可见高度炎症细胞浸润，未见恶性所见。

　　溃疡边缘的活检组织HE染色图像（图5）中，也可见复层扁平上皮内以中性粒细胞为主的高度的炎症细胞浸润。未见肿瘤性改变。另外，CMV、HSV-1、HSV-2等特殊染色也未见阳性。

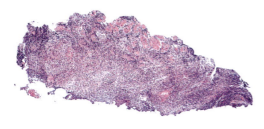

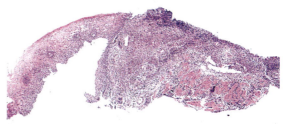

图4 ◆ 溃疡底部病理组织学图像

图5 ◆ 溃疡边缘病理组织学图像

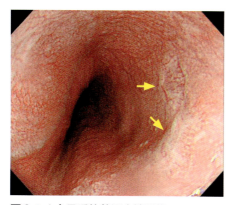

图6 ◆ 1个月后的普通内镜图像

　　1个月后的普通内镜检查可见图像右侧的白色瘢痕带，未见恶性所见（图6）。

　　病变为非糜烂性，局限在生理性狭窄的口侧，考虑是药物性溃疡。另外，患者在发病前口服过大片状的营养补充剂。

1. 食管癌，药物性溃疡，腐蚀性溃疡，病毒（疱疹病毒、巨细胞病毒、HIV等）感染，克罗恩病，白塞病等。
2. 病变为非糜烂性，局限在生理性狭窄的口侧，考虑是药物性溃疡。

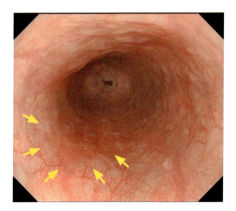

图1 ◆ 普通内镜图像

胸部食管中段后壁可见发红的平坦病变（➡）。病变内可见血管透见像消失，边界清晰，诊断食管鳞状细胞癌。表面很平滑，考虑深度为T1a-EP。

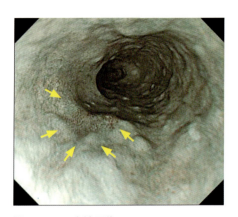

图2 ◆ NBI内镜图像

NBI观察可见brownish area，确认为病变（➡）。与白光相比，边界更加清晰。

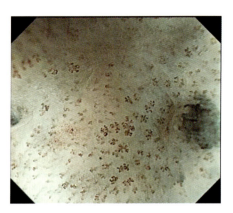

图3 ◆ NBI放大内镜图像

NBI放大观察可见血管襻扩张、蛇行、粗细不同、形状不一。可见襻状异常血管，根据食管学会分类诊断Type B1。另外，可见intervascular background coloration改变，NBI观察诊断深度为T1a-EP~LPM。

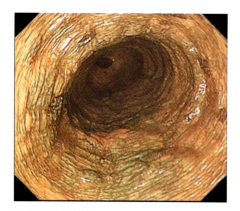

图4 ◆ 碘染色图像

喷洒0.75%卢戈氏液，减少空气后观察，可见全周性席纹征，席纹征可以通过病变处。综合以上所见，碘染色后诊断深度也是T1a–EP~LPM。

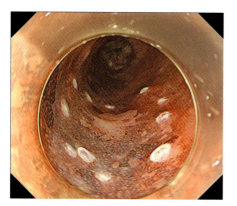

图5 ◆ 病变周边标记后

病变周边标记后的内镜图像，显示出边界清晰的不规整的碘不染区，有轻微发红，pink color sign阳性，综上所见，诊断食管鳞状细胞癌，深度T1a–EP~LPM，行ESD治疗。

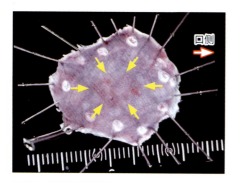

回侧

图6 ◆ 新鲜切除标本

新鲜切除标本显示右侧为口侧，标本中央可见10mm大小的发红平坦病变（➡），黏膜没有厚度，也没有明显的凹凸。

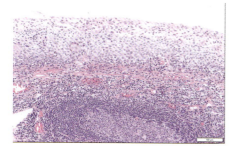

图7 ◆ 病变的病理组织学图像

病变中央部分的病理组织学图像可见有核异型的肿瘤细胞，排列失去极性，上皮呈现全层性增殖。黏膜固有层未见浸润，深度诊断为T1a–EP。

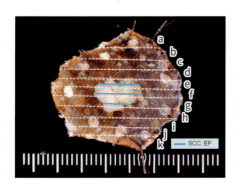

碘染色标本上给予Mapping，可见病变与碘不染区一致，诊断为深度T1a–EP的鳞状细胞癌。

图8 ◆ Mapping

 1. T1a-EP。

总 结

【最终诊断】

squamous cell carcinoma，pT1a-EP，ly(-)，v(-)，HM0，VM0，pType 0-IIb，10mm×5mm，Mt，Post

① 普通内镜观察可见发红的平坦型病变，表面平滑，深度诊断为T1a-EP。

② NBI放大观察可见食管学会分类的Type B1血管，另外，喷洒卢戈氏液后可见明显的席纹征，所以深度诊断为T1a-EP~LPM。

③ 本例为典型的T1a-EP，0-IIb型食管鳞状细胞癌。

B.食管

2. 深度诊断 Case ②

依光展和，小山恒男

Q

【病　例】60多岁，男性。
【主　诉】无特别。
【嗜好史】饮酒：360mL/d；吸烟：20支/日×36年（戒烟11年）。
【现病史】内镜体检的目的行EGD检查。

1. 该病变的深度？（图1~图4）

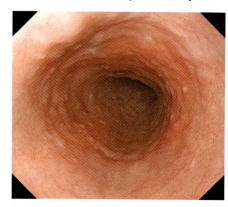

图1 ◆ 普通内镜图像

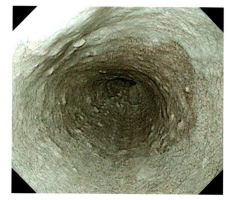

图2 ◆ NBI内镜图像

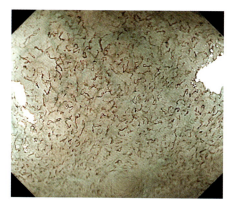

图3 ◆ NBI放大内镜图像

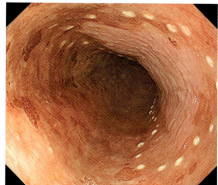

图4 ◆ 碘染色图像

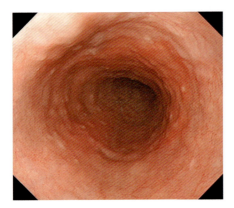

图1 ◆ 普通内镜图像

胸部食管中段前壁、右侧壁为中心，发红的浅凹陷样病变，表面轻度凹陷，考虑诊断为食管鳞状细胞癌，深度为T1a-EP~LPM。

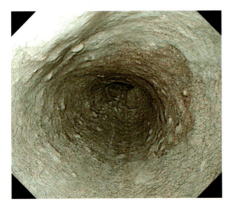

图2 ◆ NBI内镜图像

NBI观察可见以食管前壁、右侧壁为中心的约半周性brownish 的浅凹陷样病变，病变内散在白色小隆起，考虑是glycogenic acanthosis。病变的范围与普通白光内镜观察到的发红凹陷区域一致，界限更清晰。

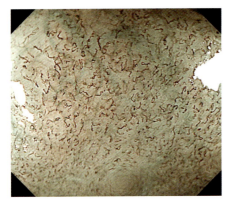

图3 ◆ NBI放大内镜图像

NBI放大观察可见扩张、蛇行、粗细不同、形状不一的血管像。因为是可以维持襻状的异常血管，根据食管学会分类诊断Type B1。另外，血管襻均显示较明显的伸长及走行不规整，诊断深度为T1a-LPM。

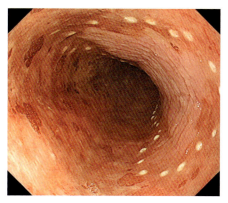

图4 ◆ 碘染色图像

喷洒0.75%卢戈氏液后，病变周围标记后的内镜图像。可见席纹征的间隔稍不均一，并未见病变全体出现席纹征的消失，诊断深度是T1a-LPM，给予ESD治疗。

图5是新鲜切除的标本图像，右侧是口侧，标本中央可见长约60mm的淡红区域，病变口侧发红明显，表面可见轻度隆起，肛侧缺少色泽变化，几乎是平坦的，但是黏膜略显粗糙。

图6是福尔马林固定后碘染色标本图像。标本中央部为形态不规整的碘不染区，右侧边界清晰，但是左侧边界不清。右侧边界清晰的碘不染区在新鲜标本上是发红的区域，左侧边界不清的碘不染区与新鲜标本上的缺少色泽变化、平坦粗糙的黏膜区域一致。下面是切片i的 ▬ 部分的病理组织学图像。

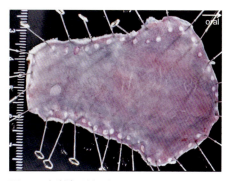

图5 ◆ 新鲜切除标本

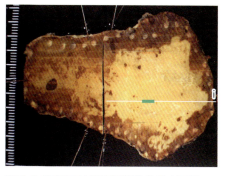

图6 ◆ 福尔马林固定后碘染色标本图像

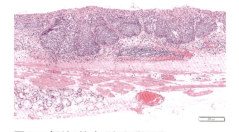

图7 ◆ 切片i的病理组织学图像

黏膜全层均可见有核异型的肿瘤细胞，向黏膜固有层压迫性浸润，但是没有浸及黏膜肌层，深度诊断为T1a-LPM。

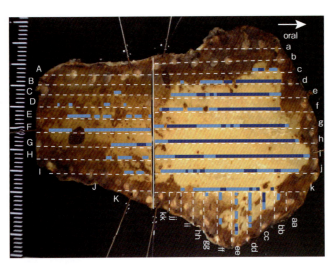

碘染色标本上给予Mapping（SCC，EP：▬；SCC，LPM：▬），可见病变与碘不染区一致，深度为T1a-LPM的鳞状细胞癌。标本右侧边界清晰的不染区是T1a-LPM为主体的病变部分，标本左侧边界不清的不染区是T1a-EP为主体的部分。

图8 ◆ Mapping

1. T1a-LPM。

总 结

【最终诊断】
squamous cell carcinoma，pT1a-LPM，ly(-)，v(-)，HM0，VM0，pType 0-IIc，63mm×38mm，Mt，Ant

① 普通内镜观察可见发红的浅凹陷型病变，凹陷内可见轻微的凹凸不平，但是没有厚度，深度诊断为T1a-EP~LPM。

② NBI放大观察可见食管学会分类的Type B1血管，与同样是Type B1血管的第5章-B-2-Case①相比，血管走行不规整更为明显，还可见血管襻的伸长，所以深度诊断为T1a-LPM。

③ 碘染色表现病变全部可见席纹征，但是皱襞间隔轻微不均一性，考虑深度为T1a-LPM。

④ 本例是通过血管异型及席纹征的皱襞间隔变化，诊断为深度T1a-LPM的病例。

B.食管

2. 深度诊断 Case ③

依光展和，小山恒男

【病　例】60多岁，女性。
【主　诉】无特殊。
【嗜好史】饮酒：少量；吸烟：无。
【现病史】在体检中心行EGD。

1. 该病变的诊断?（图1~图4）
2. 病变范围?

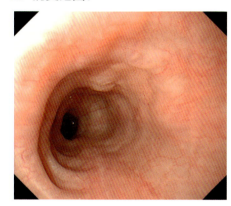

图1 ◆ 普通内镜图像

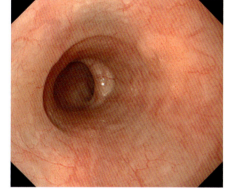

图2 ◆ 送气后普通内镜图像

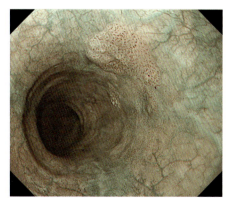

图3 ◆ NBI内镜图像

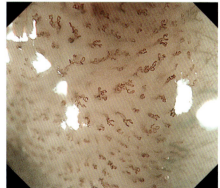

图4 ◆ NBI放大内镜图像

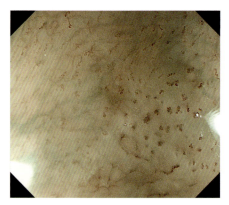

图5 ◆ Part B的NBI放大内镜图像

Part B也同样可见Type B1血管，与Part A相比较，血管的伸长较轻，深度诊断为T1a-EP。

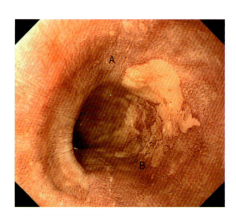

图6 ◆ 碘染色图像

进一步喷洒卢戈氏液，可见Part A 呈现边界清晰的碘不染区，Part B 呈现边界不清的、不规整形不染区，中央部分可见所谓glycogenic acanthosis的碘浓染区。据此诊断食管鳞状细胞癌，深度诊断为T1a-EP~LPM，实施了ESD治疗。

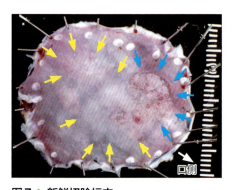

图7 ◆ 新鲜切除标本

新鲜切除标本显示，右下方为口侧。Part A为白色隆起型病变，表面伴有乳头状构造（➡）。Part B显示血管透见度降低的白色混浊区域（⇨）。

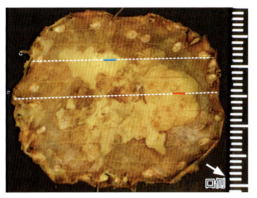

切除标本进行碘染色，可见Part A的隆起型病变呈现边界清晰的碘不染区，Part B呈现边界不清的不规整形碘不染区，中央部分可见伴有所谓glycogenic acanthosis的碘浓染区。

图8 ◆ 福尔马林固定后的碘染色标本本

Part A 中切片e ━ 部分的病理组织学图像见图9A，Part B中切片c ━ 部分的病理组织学图像见图9B，两者都显示为深度T1a–EP的鳞状细胞癌，但厚度不同。图9A中乳头明显伸长，Type B1血管向垂直方向伸长，与图4的NBI放大内镜所见一致。

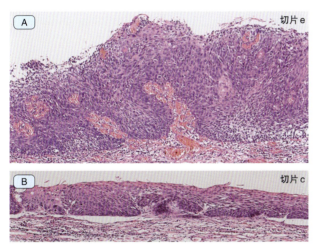

图9 ◆ 病理组织学图像

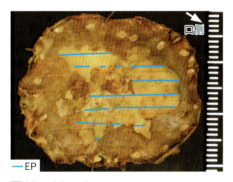

图10中Mapping所示，Part A、B两者均为深度T1a–EP的食管鳞状细胞癌。

图10 ◆ Mapping

1. T1a-EP。
2. Part A、B（参照图1），WLI中，乍一看感觉只有Part A是病变，但是，通过调整空气量，就能诊断伴有Ⅱb型进展（Part B）的癌。

总 结

【最终诊断】
squamous cell carcinoma，pT1a-EP，ly0，v0，HM(-)，VM(-)，pType 0-Ⅱa＋Ⅱb，Mt，Rt，21mm×17mm

① 有厚度的Part A及Ⅱb型进展的Part B构成的鳞状细胞癌。

② 普通内镜观察，病变随着送气伸展出现形态以及厚度的改变，可以诊断深度为T1a-EP。

③ NBI放大观察两者都可见Type B1血管，在Part A内可见更加高度伸长的血管襻。

④ 组织学检查也可见Part A中有明显的乳头伸长，与Type B1血管伸长所见一致。

B.食管

2. 深度诊断 Case ④

依光展和， 小山恒男

【病　例】60多岁，男性。

【主　诉】吞咽不适感。

【嗜好史】饮酒：560mL/d（每周5次），吸烟：无。

【现病史】吞咽热食感觉疼痛，行EGD检查。

1. 该病变的诊断？（图1~图4）

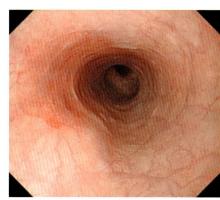

图1 ◆ 普通内镜图像

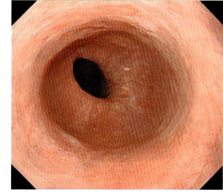

图2 ◆ 普通内镜图像（肛侧）

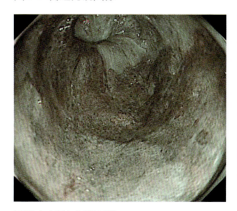

图3 ◆ NBI内镜图像

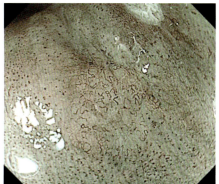

图4 ◆ NBI放大内镜图像

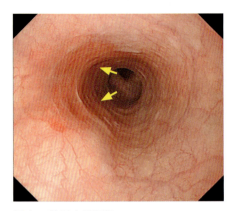

图1 ◆ 普通内镜图像

可见以胸部食管中段左侧壁为中心，边界比较清晰的亚全周性发红（ ⇨ ）。可见高低差不明显的平坦病变，表面未见不规整的凹凸所见，深度诊断为T1a-EP。

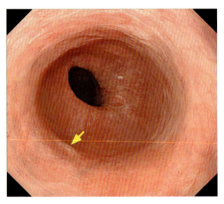

图2 ◆ 普通内镜图像（肛侧）

病变的肛侧可达SCJ附近，可见 ⇨ 指示的白色扁平小隆起，高度很低、伸展良好，深度诊断为T1a-EP。

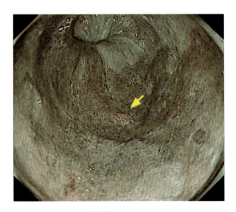

图3 ◆ NBI内镜图像

NBI观察可见发红平坦的病变呈现brownish area，普通内镜观察到的白色扁平小隆起呈现比周围淡的brownish area（ ⇨ ）。

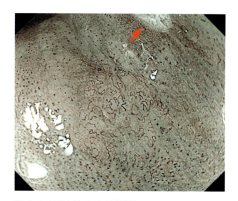

图4 ◆ NBI放大内镜图像

小隆起部分NBI放大观察，在平缓隆起的表面可见扩张、蛇行、粗细不同、形状不均一的、不成襻状的异常血管。判断其为食管学会分类的Type B2血管，同部位诊断深度为T1a-MM~T1b-SM1，为了对比，在近旁做了标记（ ➡ ）。

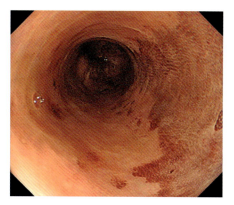

图5 ◆ NBI碘染色图像

喷洒0.75%卢戈氏液后，可见边界清晰的碘不染区。碘染色的非肿瘤部分只残留在食管右侧壁的一部分，诊断为亚全周性病变，给予ESD全周切除治疗。

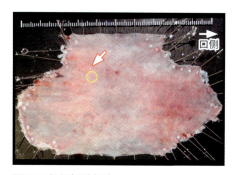

图6 ◆ 新鲜切除标本

新鲜切除标本显示，右侧为口侧。标本几乎全部为边界不清晰的发红的粗糙黏膜，⇨为标记，○为黄色区域，为小隆起部分。

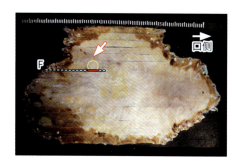

图7 ◆ 福尔马林固定后的碘染色标本

福尔马林固定后的标本进行碘染色，可见标本几乎全部显示不规整形的碘不染区，肛侧边界不清，但其他部分边界清晰，⇨为标识部分，小隆起部分为○区域，下面通过相同部位上的━显示切片F。

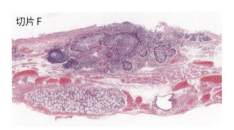

切片 F

图8 ◆ 病理组织学图像

病理组织学图像可见肿瘤细胞形成大小不等的蜂巢样，向黏膜固有层呈扇形浸润，将黏膜上皮从下向上抬举，呈现平缓隆起，深部可见黏膜肌层的浸润，未达黏膜下层，深度为T1a-MM。

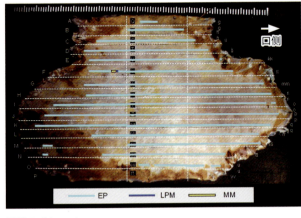

图9 ◆ Mapping

标本行Mapping，病变大部分为深度T1a-EP的平坦病变，肛侧平滑小隆起部分的深度T1a-MM。

1. 肛侧的平滑小隆起部分深度为 T1a-MM，平坦部分为 T1a-EP。

总 结

【最终诊断】
squamous cell carcinoma, pT1a-MM, ly0, v0, HM(-), VM(-), pType 0-Ⅱb＋"Ⅱa", 95mm×60mm

① 在平滑的平坦病变中可见扁平隆起，为高度较低的白色小病变，普通内镜观察诊断深度T1a-LPM。

② NBI放大观察可见扁平隆起部分一致的Type B2血管。但是隆起部分为厚度不大的小病变，所以不考虑SM浸润，诊断深度T1a-MM。

③ 对于广泛病变很难全部进行NBI观察，所以通过普通内镜观察，针对病变内的隆起、凹陷等最深的部分进行进一步NBI放大观察很重要。

B.食管

2. 鉴别诊断Case ⑤

依光展和，小山恒男

【病　例】60多岁，男性。

【主　诉】吞咽梗阻感。

【嗜好史】饮酒：烧酒1杯/日；吸烟：22岁后戒烟。

【现病史】吞咽梗阻感，行EGD检查。

---

1. 该这个病变的深度？（图1～图4）

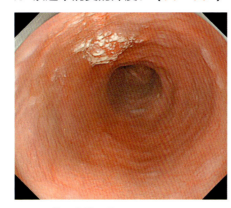

图1 ◆ 普通内镜图像

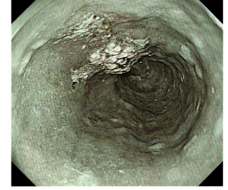

图2 ◆ NBI内镜图像

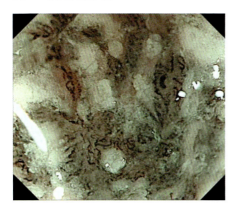

图3 ◆ NBI放大内镜图像

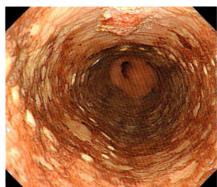

图4 ◆ 碘染色图像

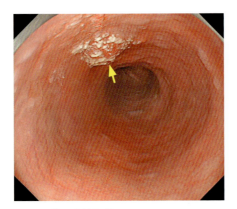

图1 ◆ 普通内镜图像

胸部食管中段左前壁可见平缓抬举的红色隆起型病变，表面可见白色物附着。即使送气伸展管腔，隆起的部分高度还是很高，浸润深度诊断为T1b-SM2。隆起部的口侧可见连续的浅凹陷型病变，有轻度的凹凸不平，该部分的浸润深度诊断为T1a-LPM。

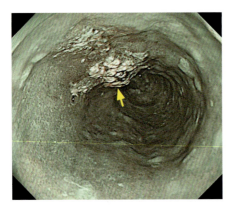

图2 ◆ NBI内镜图像

NBI观察，伴白色附着物的隆起的口侧，可见brownish area的延展，中央部可见白色凹凸不平，与普通观察相比，边界比较容易识别，但口侧的边界稍显模糊。

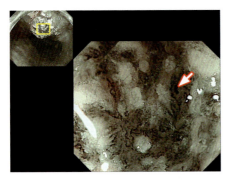

图3 ◆ NBI放大内镜图像

□所示隆起部的NBI放大观察，在白色附着物之间，可见扩张、蛇行、粗细不等、形状不均一、走行不规则的非成襻血管，按照食管学会分类判断为Type B2血管，诊断浸润深度为T1a-MM~T1b-SM1。虽然病变的一部分发现了直径较粗的血管（⇨），但由于非常短，所以没有判断为Type B3血管。

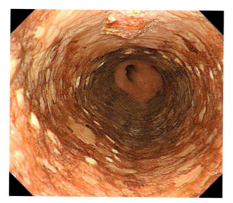

图4 ◆ 碘染色图像

喷洒0.75%卢戈氏液后进行标记的内镜图像。背景黏膜呈斑驳食管，画面左下方也发现了副病变，0-Ⅱc部分可见席纹征，但间隔不均一，席纹征在发红隆起部中断。综上所述，碘染色也诊断为在隆起部深度为T1b-SM2，隆起部周围深度为T1a-LPM的病变。

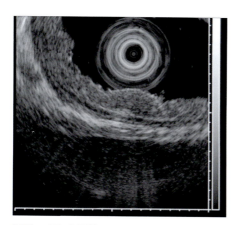

图5 ◆ EUS图像

隆起部的EUS所见。2/5层为有一定厚度的低回声肿瘤像，下方可见凸起的形态，3/5层变薄，4/5层未破坏，浸润深度诊断为T1b-SM2，由于患者拒绝手术，所以实施了ESD。

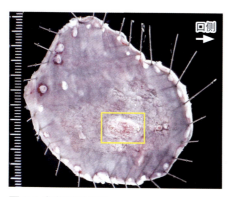

图6 ◆ 新鲜切除标本

新鲜切除标本所见。右侧为口侧，标本中央可见边界清晰的淡红凹陷型病变，凹陷内黏膜整体粗大，右侧有轻度凹凸，凹陷部分中央可见较高的红色隆起型病变。

C. 胃

1. 鉴别诊断 Case ①

植松淳一，河合　隆

Q

【病　例】50多岁，男性。
【主　诉】无特别。
【既往史】糖尿病，高血压病。

1. 胃体中部后壁可见8mm大的隆起型病变（图1，图2），诊断？
2. 超声内镜所见（图3），浸润深度和治疗方案？

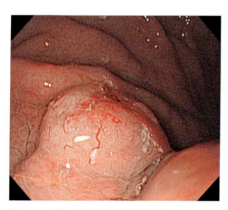

图1 ◆ 胃体中部后壁的隆起型病变

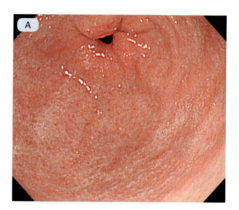

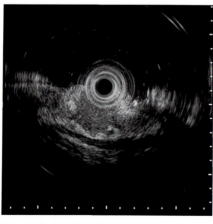

图2 ◆ 胃窦部与胃体部的背景黏膜

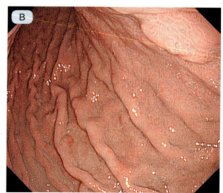

图3 ◆ 超声内镜图像

解 读

● 内镜所见的评估

在胃体中部后壁可见黄色、表面光滑、黏膜下肿瘤样的扁平隆起（图1），隆起顶部伴有血管扩张，可见轻度凹陷，考虑是活检瘢痕（图1B⇨）。之前检查的医院的活检结果按照WHO（2010年）分类（表1）[1]诊断为神经内分泌肿瘤（neuroendocrine tumor：NET）G1，相当于NET G1，G2的胃类癌是存在于胃黏膜深层的、发源于内分泌细胞的上皮性肿瘤，但是，早期就以黏膜下层为中心进行增殖。内镜呈现黄色的黏膜下肿瘤的形态，经常可以看到毛细血管扩张（图1A○）。大多有弹性、较硬且可移动，顶部的不规则凹陷和糜烂是显示恶性程度的内镜所见[2]。

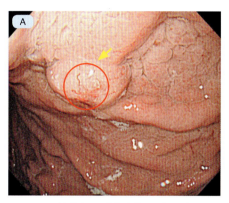
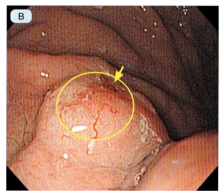

图1 ◆ **胃体中部后壁的隆起型病变（胃类癌）**
A）远景观察所见。B）接近图像。

表1 ◆ **2010年WHO分类中NET的病理组织学分类**

WHO病理组织学分类	核分裂象（/10HPF）	Ki-67指数（%）
1. Neuroendocrine tumor：NET G1（carcinoid）	< 2	≤ 2
2. Neuroendocrine tumor：NET G2	2~20	3~20
3. Neuroendocrine carcinoma：NEC（large cell or small cell type）G3	> 20	> 20
4. Mixed adenoneuroendocrine carcinoma（MANEC）		
5. Hyperplastic and preneoplastic lesions		

背景胃黏膜显示，在胃窦部没有萎缩性变化（图2A），以胃体部为中心可见高度萎缩性变化（图2B），因此疑诊A型胃炎。

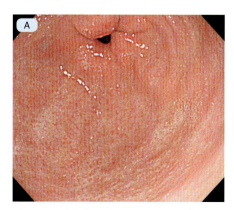
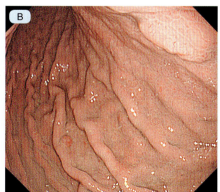

图2 ◆ **胃窦部与胃体部的背景黏膜（胃底腺的高度萎缩）**

● 超声内镜所见和治疗方案的探讨

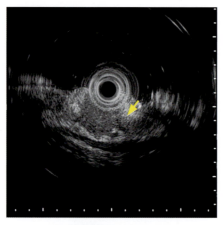

图3 ◆ 超声内镜图像

超声内镜检查可见内部大致均一的低回声肿瘤，以第2层为中心生长，第3层虽然有一部分变薄，但没有发现断裂（图3⇨），深度考虑在SM中层。

胃类癌的治疗方针推荐Gilligan等[3]的治疗指南，根据胃类癌的种类不同选择不同的治疗方案。基本是根据Rindi等[4]的病型分类（表2），Ⅰ型以A型胃炎为背景，Ⅱ型以多发性内分泌腺瘤症（MEN 1型）、Zollinger-Ellison综合征为背景，同时伴有高胃泌素血症，但是Ⅲ型没有特别的背景因素，是单发性（sporadic）的。关于内镜的背景黏膜，Ⅰ型的胃底腺区域萎缩明显，Ⅱ型虽然没有萎缩，但伴有肥厚性胃炎，Ⅲ型则既没有萎缩也没有肥厚性胃炎。治疗方面，在以高胃泌素血症为背景的Ⅰ型、Ⅱ型中，如果肿瘤直径不足1cm且在5个病变以下，首先选择实施内镜切除，除此之外的情况和复发病变推荐幽门侧胃切除+局部切除术。另外，Ⅲ型的恶性度较高，推荐采用以胃癌为标准，行规范的、伴有淋巴结廓清的胃切除术。

本病例有以胃体部为中心的高度萎缩性胃炎，血清胃泌素值为2600pg/mL，明显升高，此外，根据抗壁细胞抗体阳性，诊断为以A型胃炎为背景的RindiⅠ型类癌。肿瘤为直径不足1cm，浸润深度为SM中层的病变，因此实施了ESD。

表2 ◆ 胃类癌的分类和治疗

	特征	内镜的黏膜背景	治疗
Ⅰ型	A型胃炎，高胃泌素血症	胃底腺的高度萎缩	不足1cm，5个病变以下的，可内镜治疗。除此之外，复发病例要外科切除
Ⅱ型	MEN1型，伴随Zollinger-Ellison综合征的高胃泌素血症	没有萎缩，肥厚性胃炎	
Ⅲ型	单发型	没有背景因素	按照胃癌行外科切除

● 根据病理组织学所见的诊断

本病例内镜ESD切除的病理组织标本（图4，图5）。5mm×5mm大的肿瘤主要局限在黏膜下层，一部分向黏膜内突出。肿瘤内有小型核的肿瘤细胞呈细胞巢状增殖，未发现脉管侵袭，水平及垂直切缘为阴性。免疫染色中，chromograninA阳性，synaptophysin阳性，核分裂象不足1/10HPF，Ki-67阳性率为1%~2%，按照WHO分类诊断为NET G1。

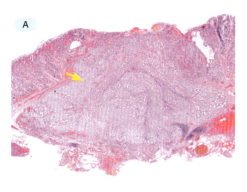
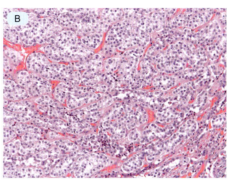

图4 ◆ 病理组织学图像
A）HE染色像：低倍放大，肿瘤局限在黏膜下层（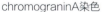）。
B）HE染色像：高倍放大，几乎均匀的、小类圆形核的肿瘤细胞增殖。

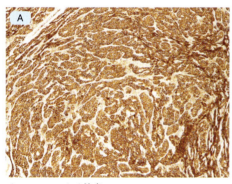
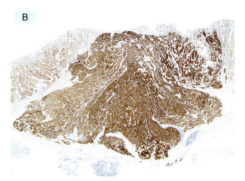

chromograninA染色　　　　　　synaptophysin染色

图5 ◆ 免疫染色图像

A
1. 胃类癌（NET G1）。
2. 浸润深度为黏膜下层，治疗为ESD。

总 结

【最终诊断】
cartinoid tumor（NET G1）

① 内镜所见病变为表面光滑、呈现黄色调的黏膜下肿瘤的形态，伴有表面血管扩张。

② EUS检查进行浸润深度判断，内部大致均匀的低回声肿瘤，主体在第2层，第3层部分变薄，因此诊断深度为SM中层。

③ 诊断为以A型胃炎为背景的I型类癌，直径小于1cm，考虑为浸润深度SM中层，实施了ESD。由于病理组织结果为局限在黏膜下层的5mm大的肿瘤，核分裂象<2/10HPF，Ki-67指数≤2，按照WHO分类诊断为NET G1。脉管浸润阴性，垂直切缘阴性，本病例今后将继续进行内镜的随访观察。

参考文献

［1］「WHO Classification of Tumours of the Digestive System，Fourth edition」（Bosman FT，et al，eds），pp13-14，IARC，2010.

［2］Soga J: Carcinoids and their variant endocrinomas. An analysis of 11842 reported cases. J Exp Clin Cancer Res，22: 517-530，2003.

［3］Gilligan CJ，et al: Gastric carcinoid tumors: the biology and therapy of an enigmatic and controversial lesion. Am J Gastroenterol，90: 338-352，1995.

［4］Rindi G，et al: Gastric carcinoids and neuroendocrine carcinomas: pathogenesis，pathology，and behavior. World J Surg，20: 168-172，1996.

C. 胃

1. 鉴别诊断 Case ②

植松淳一，福澤誠克

【病　例】70多岁，女性。
【主　诉】体检发现胃的异常所见。
【既往史】无特殊。

1. 胃体上部大弯可见30mm大的黏膜下肿瘤（图1，图2），鉴别诊断？
2. 精查和治疗方案？

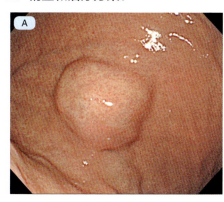
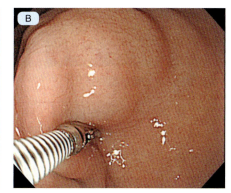

图1 ◆ 胃体上部大弯的隆起型病变

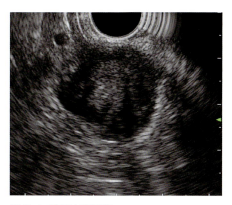

图2 ◆ 超声内镜图像

● 治疗方案和风险分层

　　胸腹部增强CT未发现明确转移，按照GIST诊疗规范，治疗方针采取了外科切除术。切除肿瘤标本大小为27mm×25mm×20mm，病理组织学诊断为c-kit阳性，CD34阳性，αSMA阴性，desmin阴性，S-100阴性，Ki-67阳性细胞率5%，核分裂象3/50HPF，与活检组织一样为低风险组GIST（图4，表）。本病例肿瘤直径5cm以下，通过腹腔镜行胃部分切除术，但是近年来也有很多报道[3]，对于腔内发育型、5cm以下的GIST，采用创伤小的腹腔镜内镜联合手术（LECS）方式治疗。

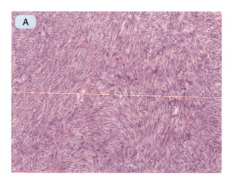
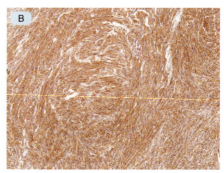
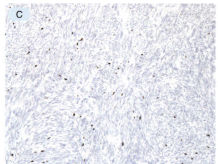

图4 ◆ 外科手术标本的病理组织学图像
A）手术标本组织的HE染色像。
B）手术标本组织的c-kit免疫组织化学染色像。
C）手术标本组织的Ki-67免疫组织化学染色像。

表 ◆ GIST风险分类（Joensuu分类）

风险分类	肿瘤直径（cm）	核分裂象（/50HPF）	原发部位
超低风险	≤2.0	≤5	—
低风险	2.1~5.0	≤5	—
中风险	≤5.0	6~10	胃
	5.1~10.0	≤5	
高风险	—	—	肿瘤有破裂
	>10.0	—	—
	—	>10	
	>5.0	>5	
	≤5.0	>5	胃以外
	5.1~10.0	≤5	

（据参考文献[4，5]制成）

1. 胃体上部好发的SMT有GIST、平滑肌瘤、神经鞘瘤等。

2. 2cm以上的SMT需要精查，进行CT、EUS检查，并尽可能行EUS-FNAB检查。诊断为30mm的低风险组GIST原则上要手术。

总 结

【最终诊断】
gastrointestinal stromal tumor（GIST），27mm×25mm×20mm

① 内镜所见为30mm大的，有弹性，较硬的、表面光滑的黏膜下肿瘤。

② 20mm以上的SMT需要精查，通过EUS诊断为与第4层接续的、内部不均匀的低回声肿瘤，疑诊GIST。

③ 通过EUS-FNAB检查，病理组织学诊断为低风险组GIST（纺锤形肿瘤细胞呈束状排列增值，免疫组织化学染色显示c-kit阳性，CD34阳性，αSMA阴性，desmin阴性，S-100阴性，Ki-67阳性细胞率5%，核分裂象3/50HPF）。

④ 按照GIST诊疗规范进行外科切除，切除标本的病理组织诊断与EUS-FNAB的病理诊断，包括细胞学恶性程度均一致。

参考文献

［1］「GIST診療ガイドライン 第3版」（日本癌治療学会，他／編），金原出版，2014.

［2］Kataoka M，et al: Mucosal cutting biopsy technique for histological diagnosis of suspected gastrointestinal stromal tumors of the stomach. Dig Endosc，25: 274-280，2013.

［3］Hiki N，et al: Laparoscopic and endoscopic cooperative surgery for gastrointestinal stromal tumor dissection. Surg Endosc，22: 1729-1735，2008.

［4］Joensuu H: Risk stratification of patients diagnosed with gastrointestinal stromal tumor. Human pathology，39: 1411-1419，2008.

［5］Rutkowski P，et al: Validation of the Joensuu risk criteria for primary resectable gastrointestinal stromal tumour–the impact of tumour rupture on patient outcomes. Eur J Surg Oncol，37: 890-896，2011.

第5章

胃

1.鉴别诊断 Case ②

C. 胃

1. 鉴别诊断 Case ③

植松淳一，河合　隆

【病　例】60多岁，女性。
【主　诉】胃部不适感。
【既往史】胃溃疡。

1. 胃角部后壁可见肿瘤性病变（图1~图3），诊断？
2. 治疗方针？

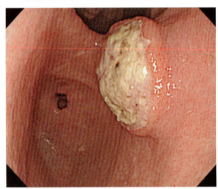

图 1 ◆ 普通内镜图像

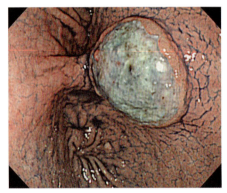

图 2 ◆ 喷洒靛胭脂图像

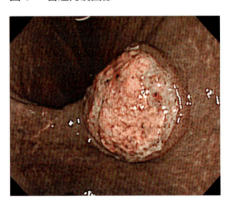

图 3 ◆ NBI内镜图像

解 读

● 内镜所见的评估

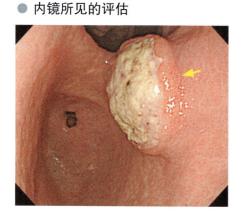

图1 ◆ 普通内镜图像（周堤呈耳廓样的溃疡型肿瘤）

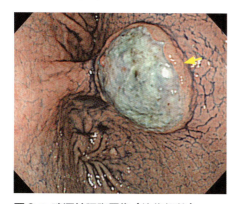

图2 ◆ 喷洒靛胭脂图像（边缘规整）

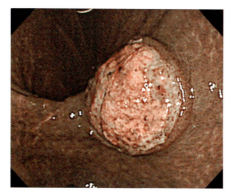

图3 ◆ NBI内镜图像

在胃角部后壁可见直径40mm、伴有表面溃疡形成的肿瘤。病变形态为正常黏膜覆盖的黏膜下肿瘤样改变，溃疡边缘规整，周堤呈耳廓样的改变（图1~图3）。另外，肿瘤比较柔软，伸展性良好。

伴有溃疡形成的黏膜下肿瘤，需要和GIST、恶性淋巴瘤等相鉴别。

● 确定诊断和治疗方案

活检病理组织标本所见（图4）。

HE染色可见病变组织全部由肿瘤细胞增殖形成，大的异型淋巴细胞（图4B⇨）增生。免疫组化染色显示CD20、CD79a阳性、CD5、CD10、Bcl-2阴性，Ki-67细胞阳性率80%以上，据此诊断恶性淋巴瘤（diffuse large B-cell lymphoma：DLBCL）。

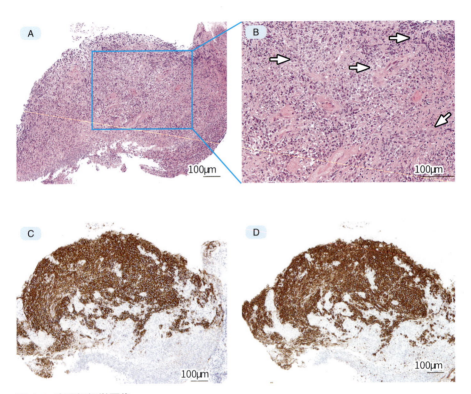

图4 ◆ 病理组织学图像
A）HE染色图像（低倍放大）。B）HE染色图像（高倍放大）。
C）CD20免疫染色。D）CD79a免疫染色。

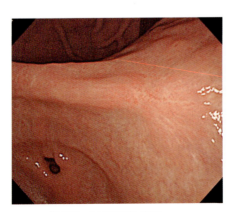

进一步通过其他检查综合评估其临床分期为stageⅠ，给予R-CHOP治疗。之后行胃镜检查确认镜下完全缓解（图5），现在仍维持缓解中。

图5 ◆ 给予R-CHOP治疗后

胃原发恶性淋巴瘤占胃部恶性肿瘤的3%~10%，比较少见，但却是结外淋巴瘤中发生率最高的原发部位。胃恶性淋巴瘤大部分为B细胞性，MALT淋巴瘤和DLBCL约占90%[1]。

MALT淋巴瘤中90%是在*H.pylori*感染引起的慢性胃炎基础上形成的，通过*H.pylori*除菌治疗70%以上的病变会得到完全缓解（CR）。

另外，对局限期的胃DLBCL，确立了给予R-CHOP治疗为主的化学疗法作为标准治疗方案，也获得了很好的治疗效果[2]。近年，也开始报道了针对DLBCL进行*H.pylori*除菌治疗的有效性[3]。

1. Non-Hodgkin's lymphoma and diffuse large B-cell lymphoma（DLBCL）。
2. 临床分期为 stage I，给予 R-CHOP 治疗。

总 结

【最终诊断】
恶性淋巴瘤（diffuse large B-cell lymphoma：DLBCL）

① 内镜所见为约 40mm、伴有表面溃疡形成的黏膜下肿瘤样病变，溃疡边缘规整，周堤呈耳廓样的改变，疑诊恶性淋巴瘤（溃疡型?）。

② 病理组织学可见大的异型淋巴细胞增生，免疫染色为 CD20、CD79a 阳性，诊断为 DLBCL。

③ 临床分期为 stage I，按照 DLBCL 的标准治疗方案给予 R-CHOP 治疗。

参考文献

[1] Nakamura S & Matsumoto T: Gastrointestinal lymphoma: recent advances in diagnosis and treatment. Digestion, 87: 182-188, 2013.

[2] Avilés A, et al: Rituximab and chemotherapy in primary gastric lymphoma. Cancer Biother Radiopharm, 24: 25-28, 2009.

[3] Kuo SH, et al: Helicobacter pylori eradication therapy is effective in the treatment of early-stage H pylori-positive gastric diffuse large B-cell lymphomas. Blood, 119: 4838-4844；quiz 5057, 2012.

1. 鉴别诊断 Case ④

植松淳一，河合　隆

【病　例】50多岁，男性。
【主　诉】胃部不适感。
【既往史】2型糖尿病，慢性肾功不全，高血压。

1. 胃穹隆部可见肿瘤性病变（图1~图3），诊断？
2. 治疗方案？

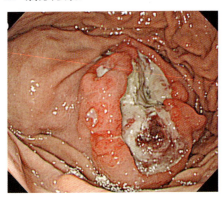

图1 ◆ 普通内镜图像

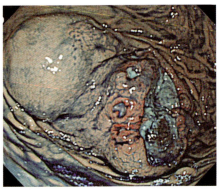

图2 ◆ 喷洒靛胭脂图像

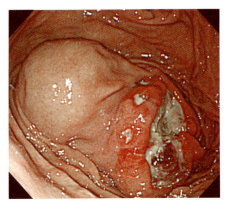

图3 ◆ 普通内镜肿瘤整体图像

解 读

● 内镜所见的评估

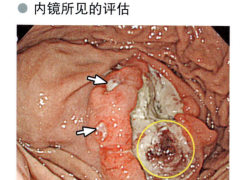

图1 ◆ 普通内镜图像

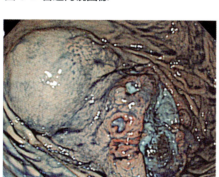

图2 ◆ 喷洒靛胭脂图像

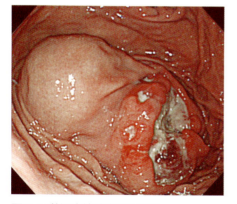

图3 ◆ 普通内镜肿瘤整体图像

在胃穹隆部可见直径80mm、伴有表面溃疡形成的黏膜下肿瘤（图1~图3）。溃疡底呈深凿样，部分伴有血凝块附着（图1○）。另外，周堤有厚度，表面可见小溃疡（图1⇨）。第一诊断考虑GIST。

胃

1. 鉴别诊断 Case ④

● 诊断和治疗方针

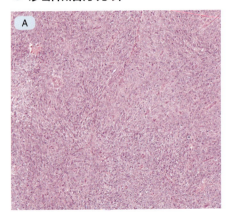

病理组织学图像可见纺锤形肿瘤细胞密集增生（图4A），免疫染色示c-kit阳性（图4B），CD34阳性，Ki-67细胞阳性率25%（图4C），核分裂象50/50HPF，诊断为高风险组GIST。

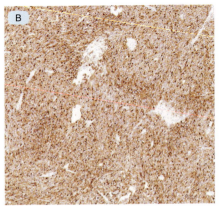
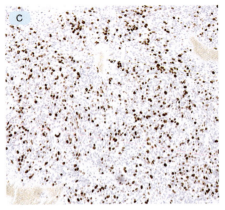

图4 ◆ 病理组织学图像
A）HE染色像。
B）c-kit免疫染色像。
C）Ki-67免疫染色像。

　　根据《GIST诊疗规范》[1]，肿瘤5cm以上，另外，也为了控制出血，采取了外科手术治疗的方案。术前CT检查怀疑肿瘤向膈肌浸润，术中也发现了腹膜转移，因此术后给予了甲磺酸伊马替尼治疗，之后由于出血控制不佳患者死亡。

　　作为GIST的恶性指标包括肿瘤直径10cm以上，核分裂象5/50HPF以上，Ki-67细胞阳性率10%以上等，高风险组GIST的复发/转移高发于肝脏和腹膜，单发转移较少见。单独的外科治疗很难达到根治，优先考虑甲磺酸伊马替尼治疗。

1. Gastrointestinal stromal tumor（GIST）。
2. 高风险组GIST，确认有腹膜转移，给予甲磺酸伊马替尼治疗。

总 结

【最终诊断】
gastrointestinal stromal tumor（GIST），高风险组，膈肌、胰腺、脾脏浸润，腹膜转移

① 内镜可见伴有深大溃疡的 80mm 巨大黏膜下肿瘤。

② 病理组织学可见 c-kit 阳性，CD34 阳性，Ki-67 细胞阳性率 25%，核分裂象 50/50HPF，诊断为高风险组 GIST。

③ 按照 GIST 诊疗规范给予手术治疗，术中发现腹膜转移，因此术后给予甲磺酸伊马替尼治疗。

参考文献

［1］「GIST 診療ガイドライン 第 3 版」（日本癌治療学会，他／編），金原出版，2014.

第 5 章

胃

1. 鉴别诊断 Case ④

C. 胃

1. 鉴别诊断 Case ⑤

関口雅則，小田一郎，谷口浩和

【病　例】50多岁，女性。

【现病史】行上消化道内镜检查，可见胃体中部后壁如图1~图4所示的病变。

1. 该病变的诊断?
2. 治疗方案?

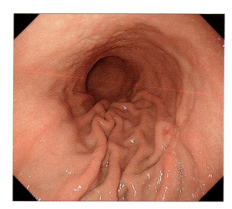

图1 ◆ 普通内镜图像（减少空气量，顺镜观察）

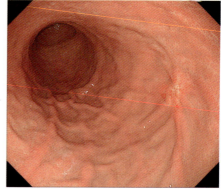

图2 ◆ 普通内镜图像（增加空气量，顺镜观察）

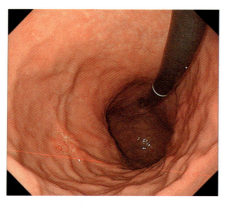

图3 ◆ 普通内镜图像（反转观察）

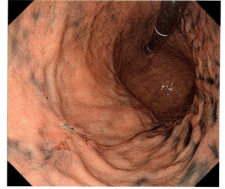

图4 ◆ 喷洒靛胭脂图像（反转观察）

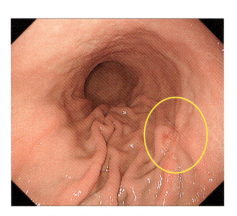

图1 ◆ 普通内镜图像（减少空气量，顺镜观察）

减少胃内空气量可见胃体中部后壁一处黏膜皱襞集中（图1○）。

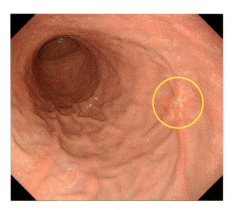

图2 ◆ 普通内镜图像（增加空气量，顺镜观察）

边送气边接近病变，可见伴有皱襞集中的褪色调、不整形、凹陷型病变（图2○）。大小20mm左右，送气后伸展比较好，但伴有轻度的肥厚，凹陷内部可见部分发红的黏膜。

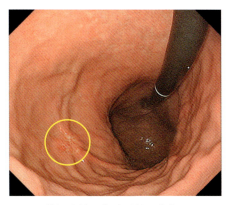

图3 ◆ 普通内镜图像（反转观察）

反转观察也可见病变轻度增厚（图3○）。

第5章

胃

1. 鉴别诊断 Case ⑤

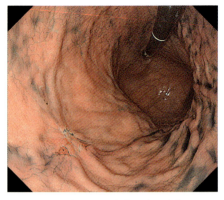

图4 ◆ 喷洒靛胭脂图像（反转观察）

喷洒靛胭脂图像可见不规整形的凹陷的边界以及皱襞中断非常清晰（图4）。另外，保存了黏膜的模样，普通内镜观察在凹陷内可见部分发红黏膜，考虑是残存黏膜或再生黏膜。

病变送气后伸展良好，减少空气量也没有感觉有黏膜僵硬，诊断深度为M，0-Ⅱc，UL（＋）的病变。但是，伴有轻度的肥厚，也怀疑深度可能达到SM。活检诊断低分化腺癌以及印戒细胞癌，实施了保存幽门的胃切除术（pylorus-preserving gastrectomy：PPG）。

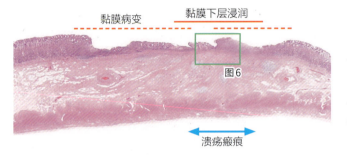

黏膜病变　　黏膜下层浸润
图6
溃疡瘢痕

图5 ◆ 病理组织学图像（显微镜图像）

病理组织学图像可见与褪色调的凹陷区域一致的黏膜层低分化腺癌以及部分印戒细胞癌的增殖，而且病变中心部可见向黏膜下层浸润的低分化腺癌。另外，病变内可见UL-Ⅱs的溃疡瘢痕（◀▶），图5为显微镜图像，图6为图5中□低倍放大像，图7为图6中□高倍放大像，图8显示黏膜下层浸润部分。

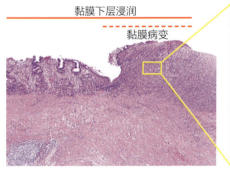

黏膜下层浸润
黏膜病变

图6 ◆ 病理组织学图像（低倍放大）

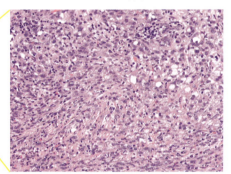

图7 ◆ 病理组织学图像（高倍放大）

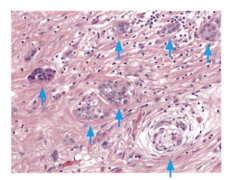

图8 ◆ 病理组织学图像（黏膜下层浸润部分）

● 鉴别疾病

图9、图10为良性溃疡瘢痕的显示图像。

胃体上部前壁可见皱襞集中的瘢痕，中心部分残存黏膜发红，NBI放大观察未见到癌与非癌部分的界线（demarcation line）、不规整形血管结构（irregular microvascular pattern），不规整形表面微细结构（irregular microsurface pattern）等恶性所见。

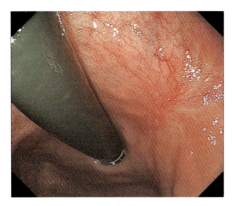

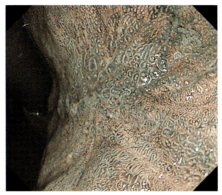

图9 ◆ 良性溃疡瘢痕的普通观察图像　　　图10 ◆ 良性溃疡瘢痕的NBI放大观察图像

1. 0-Ⅱc，UL（＋）型早期胃癌。
2. 保存幽门的胃切除术，或者幽门侧胃切除术。

总　结

【最终诊断】
poorly differentiated adenocarcinoma，pSM2，ly0，v0，0-Ⅱc，UL（＋），23mm×17mm

① 内镜所见为胃体中部后壁伴有皱襞集中的褪色调、不规整形、凹陷型病变。

② 活检病理组织学诊断为低分化腺癌及印戒细胞癌，伴有溃疡瘢痕的未分化型胃癌，必须行外科胃切除术。

C. 胃

1. 鉴别诊断 Case ⑥

关口雅则，小田一郎，谷口浩和

【病　例】60多岁，女性。
【现病史】行上消化道内镜检查，可见胃角前壁如图1~图4所示的病变。

1. 该病变的诊断？
2. 治疗方案？

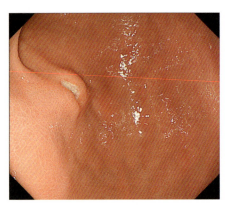

图1 ◆ 普通内镜图像（远景）

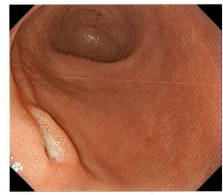

图2 ◆ 普通内镜图像（近景）

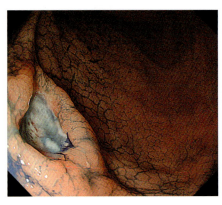

图3 ◆ 喷洒靛胭脂图像

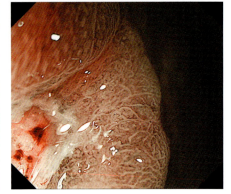

图4 ◆ NBI放大观察图像

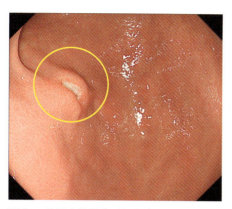

图1 ◆ 普通内镜图像（远景）

胃角前壁可见伴有边缘隆起的溃疡性病变（图1○）。

接近观察可见溃疡边缘整齐，但溃疡周边可见褪色调黏膜（图2），怀疑存在凹陷区域。

喷洒靛胭脂可见溃疡周边的不规整形凹陷变得明显（图3）。

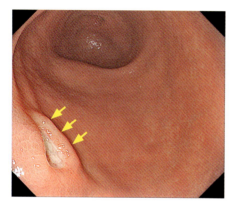

图2 ◆ 普通内镜图像（近景）

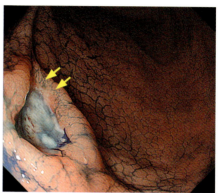

图3 ◆ 喷洒靛胭脂图像

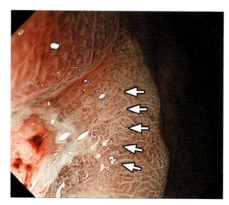

图4 ◆ NBI放大观察图像

NBI放大观察可见凹陷内部存在形状不均一、非对称分布、不规则排列的不规整形微血管结构（irregular microvascular pattern：IMVP），表面微细结构（microsurface pattern）也存在异常，虽然有轻微不确定，但是在凹陷边缘也可明确癌与非癌的界线（demarcation line：DL）（图4）。

由以上结果可诊断病变为0-Ⅱc+Ⅲ型早期胃癌，深度SM。活检诊断低分化腺癌及印戒细胞癌，给予幽门侧胃切除术。

C. 胃

1. 鉴别诊断 Case ⑦

居軒和也，小田一郎，谷口浩和

【病　例】50多岁，女性。
【现病史】因心窝部疼痛行内镜检查，可见溃疡性病变（图1~图3）。

1. 最可疑的疾病？
2. 确定诊断的内镜所见？

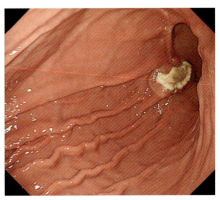

图1 ◆ 普通内镜图像（远景）

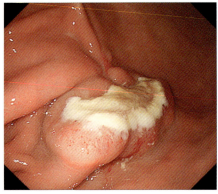

图2 ◆ 普通内镜图像（近景）

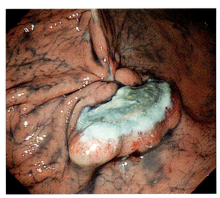

图3 ◆ 喷洒靛胭脂图像

　　胃部原发恶性淋巴瘤除了少部分，大多几乎都是B细胞性的，indolent淋巴瘤的MALT（mucosa-associated lymphoid tissue）、aggressive淋巴瘤的DLBCL（diffuse large B-cell lymphoma）有较大区别。本病例属于DLBCL的内镜所见。胃体下部大弯可见较大的溃疡性病变，由于未造成纤维化，所以比起病变的大小和浸润的深度，胃壁的伸展性较好，感觉病变较柔软等所见更可以作为鉴别要点。病变的主体位于黏膜下，具有黏膜下肿瘤的性质，周边隆起的表面平滑，呈现与周围黏膜同样的光泽。周边隆起呈耳廓样（➡）也是DLBCL的一个特征（图1，图2）。

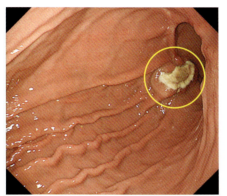

图1 ◆ 普通内镜图像（远景）

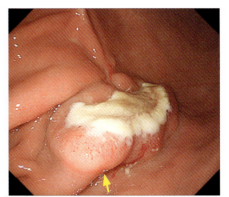

图2 ◆ 普通内镜图像（近景）

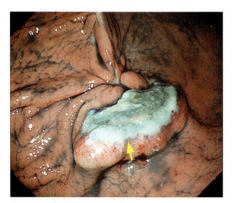

图3 ◆ 喷洒靛胭脂图像

　　喷洒靛胭脂图像可见溃疡边缘圆滑（➡），没有见到肿瘤露出像（图3）。

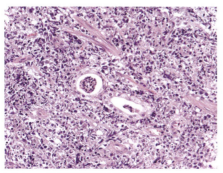

图4 ◆ 病理组织学图像

　　从溃疡底部的活检组织像可见部分腺管残存，中型~大型异型淋巴细胞呈弥漫性浸润（图4）。另外，标本的损伤很明显，由于DLBCL的组织容易破碎，在怀疑是同种疾病的情况下，需要用较大的钳子小心地采集组织等。

　　胃恶性淋巴瘤的治疗可根据病期选择放射线化学疗法或单独的化学疗法。为了确定病期，需要进行全身检查。

● **鉴别诊断**

　　作为鉴别诊断的疾病为2型进展期胃癌（图5，图6），与恶性淋巴瘤相比，胃癌溃疡底显现明显的凹凸不整，溃疡不规则，周边隆起的溃疡边缘可见肿瘤露出像（图6B○）等。另外，整体显示病变较硬的感觉（图5B○）。

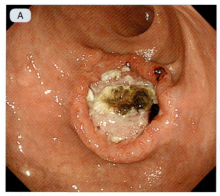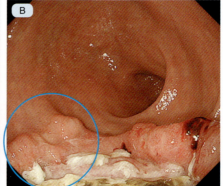

病变整体图像　　　　　　　　　　　　　病变肛侧

图5 ◆ 2型进展期胃癌的普通内镜图像

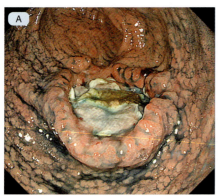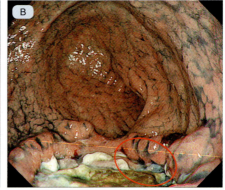

病变整体图像　　　　　　　　　　　　　病变肛侧

图6 ◆ 2型进展期胃癌的靛胭脂喷洒内镜图像

1. 胃恶性淋巴瘤（DLBCL）。
2. 调节空气量后观察，可以确认胃壁保留了伸展性。另外，周边可见覆盖正常黏膜，呈耳廓样改变。

总 结

【最终诊断】

malignant lymphoma，diffuse，large B cell type

① 可见具有周边隆起的溃疡性病变。

② 周边隆起被覆正常黏膜，呈耳廓样改变。另外，比起肿瘤的大小，胃壁保留了伸展性更可以作为诊断恶性淋巴瘤（DLBCL）的依据。

③ 与 2 型进展期胃癌的鉴别很重要。

第5章

胃

1. 鉴别诊断 Case ⑦

C. 胃

1. 鉴别诊断Case ⑧

居轩和也，小田一郎，谷口浩和

【病　例】50多岁，女性。
【现病史】在体检中心的内镜检查时发现胃内凹陷型病变（图1~图4）。

1．最可疑的病变?
2．确定诊断的内镜所见?

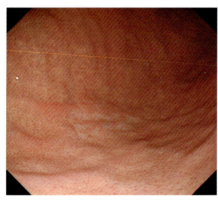

图1 ◆ 普通白光内镜图像（胃角大弯）

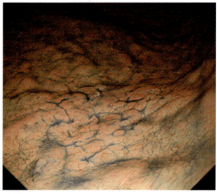

图2 ◆ 喷洒靛胭脂图像

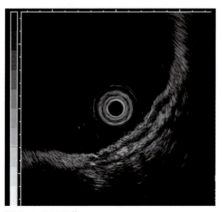

图3 ◆ EUS像

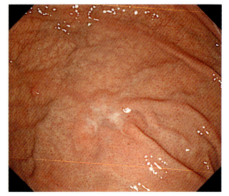

图4 ◆ 普通白光内镜图像（胃体上部大弯）

解　读

　　胃角部大弯可见褪色调凹陷型病变（图1）。靛胭脂喷洒后显示表面结构尚存，没有与褪色区域一致的高低差，是呈现境界不明了的病变（图2）。EUS显示第2层深层至第3层浅层可见带状低回声区（图3⇨），同样的病变在胃体上部大弯也可确认（图4），从以上所见诊断为胃MALT淋巴瘤。

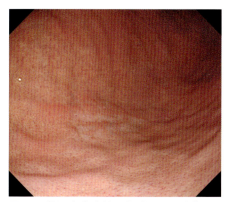

图1 ◆ 普通白光内镜图像（胃角大弯）

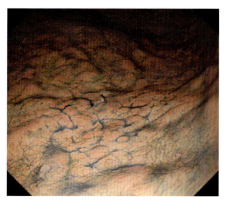

图2 ◆ 喷洒靛胭脂图像

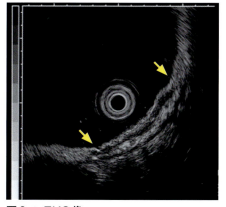

图3 ◆ EUS像

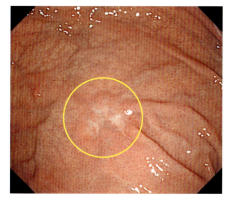

图4 ◆ 普通白光内镜图像（胃体上部大弯）

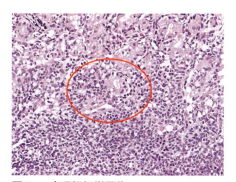

图5 ◆ 病理组织学图像

　　图1的凹陷型病变的活检图像，可见从小型到中等大的淋巴细胞明显浸润，淋巴瘤细胞向腺管内浸润，伴有腺管变形，以及lymphoepitheliallesion（LEL）所见（图5○）。

胃MALT淋巴瘤的肉眼分型多样，没有特定的分类，但按照《胃和肠》的胃恶性淋巴瘤编辑小委员会的分类[1]，可分类为表层扩展型、肿瘤形成型、巨大皱襞型，本病例可归纳在表层扩展型。

局限期胃MALT淋巴瘤中，针对*H.pylori*阳性患者除菌治疗是第1选择。

● 鉴别诊断

胃MALT淋巴瘤表层扩展型特别需要与非萎缩区域的未分化型早期胃癌相鉴别。同样是褪色调，但是未分化型早期胃癌单发较多，经常表现蚕食样所见、边界清晰等特征。

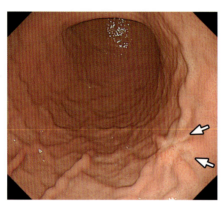

图6所示的是未分化型早期胃癌，可见边界清晰的褪色调凹陷型病变。

图6 ◆ 未分化型早期胃癌

1. 胃MALT淋巴瘤。
2. 着眼于多发褪色调病变，与周围的边界不清晰，缺乏上皮性变化等所见。

总 结

【最终诊断】
gastric MALT lymphoma

① 胃内可见多发境界不清晰的褪色调凹陷型病变。
② 未见与褪色区域一致的黏膜高低差，未见肿瘤形成及巨大皱襞等所见，诊断表层扩展型。
③ 胃MALT淋巴瘤肉眼分型多样，表层扩展型与未分化型早期胃癌的鉴别很重要。

参考文献
[1] 八尾恒良，他: 胃悪性リンパ腫の集計成績. 胃と腸, 15: 906-908, 1980.

C. 胃

1. 鉴别诊断 Case ⑨

居軒和也，小田一郎，谷口浩和

居軒和也，小田一郎，谷口浩和

Q

【病例】70多岁，男性。

【现病史】胃ESD后的随访内镜检查发现了胃内凹陷型病变（图1～图3）。

1. 最可疑的病变？
2. 确定诊断的内镜所见？

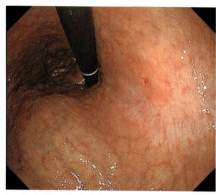

图1 ◆ 普通白光内镜图像

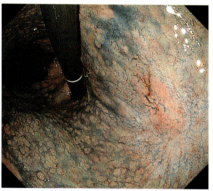

图2 ◆ 喷洒靛胭脂图像

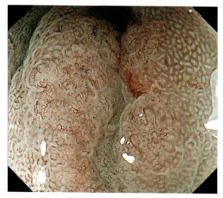

图3 ◆ 图1的NBI放大图像

第5章

胃

1. 鉴别诊断 Case ⑨

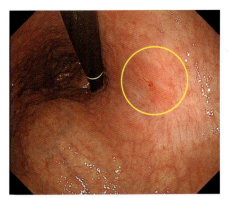

图1 ◆ 普通白光内镜图像

胃体中部小弯的ESD后瘢痕，口侧可见轻度发红的凹陷型病变（图1）。靛胭脂喷洒后凹陷变得清晰，靛胭脂负染的发红区域边界清晰（图2）。NBI放大内镜图像存在demarcation line，其内侧可见irregular microvascular（MV）pattern（⇨所示），诊断为癌（图3）。未见明确的病变厚、皱襞集中等黏膜下层浸润所见，诊断深度为黏膜内癌。

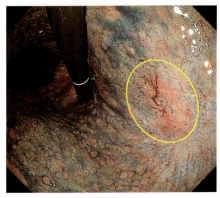

图2 ◆ 喷洒靛胭脂图像

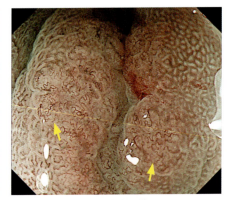

图3 ◆ 图1的NBI放大图像

ESD术后标本的组织学图像可见分化型腺癌的增殖，肿瘤局限于黏膜内（图4）。

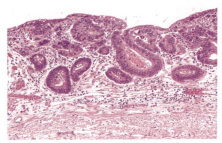

图4 ◆ ESD标本组织学图像

● 鉴别诊断

作为鉴别诊断的胃炎、肠上皮化生性改变等病变中，NBI放大观察确认regular MV pattern plus regular MS pattern可能有助于鉴别。图5A显示胃凹陷型病变，NBI放大观察可见regular MV pattern plus regular MS pattern以及light blue crest（图5B）。综合以上所见，此病例诊断为肠上皮化生。

图5C是图5A的活检病理图像，构成腺管细胞的细胞质内可见分泌类圆形或椭圆形黏液的杯状细胞，另外，细胞质内可见有红色颗粒的潘氏细胞。综合以上所见，诊断为肠上皮化生（➡）。

总 结

【最终诊断】

moderately differentiated adenocarcinoma，0-Ⅱc，M，tub2＞tub1，UL（＋），ly0，v0，HM0，VM0，25mm×23mm，

① 伴有溃疡的情况下，浸润深度诊断很困难，给予PPI治疗后需要再次检查。本病变给予PPI治疗4周后溃疡形成瘢痕。

② 伴有皱襞集中的情况下，同时有棍棒状肥大和皱襞愈合时怀疑病变向黏膜下层以深浸润，但在本病例中没有发现这类所见。另外，送气后黏膜伸展性较好。

③ 通过ESD进行完整切除，结果显示病变以中分化腺癌为主体，局限在黏膜内。

C. 胃

2. 深度诊断 Case ③

大仁田　賢，橋迫美貴子

Q

【病例】80多岁，男性。

【主诉】无特殊。

【现病史】健康体检时在外院实施了上消化道内镜检查，结果显示胃内有肿瘤性病变，为进一步检查和治疗被介绍到本院（图1~图4）。

1. 病变深度?
2. 治疗方案?

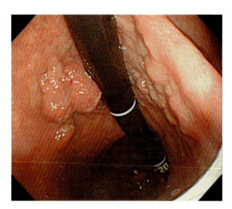

图 1 ◆ 普通内镜图像（反转镜身观察）

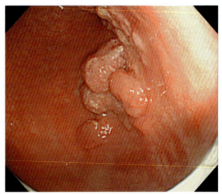

图 2 ◆ 普通内镜图像（正镜观察）

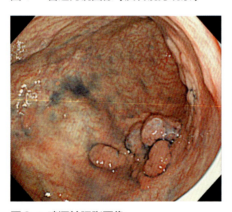

图 3 ◆ 喷洒靛胭脂图像

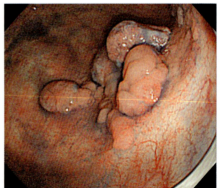

图 4 ◆ 喷洒靛胭脂图像（接近观察）

普通内镜检查中，反转内镜观察胃体下部后壁，可见广泛的隆起型病变，病变的大弯侧隆起的高度较高（图1）。图2是相同病变的正镜观察图像，在大弯侧可见多结节状的隆起型病变（图2○），反转镜身时隐藏在镜身后面的部分是高度较低的隆起，没有发现溃疡。

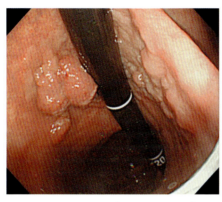

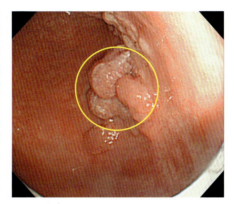

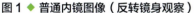

图1 ◆ 普通内镜图像（反转镜身观察）　　图2 ◆ 普通内镜图像（正镜观察）

靛胭脂喷洒图像可见病变约占胃腔的半周，送气后未发现胃壁的僵硬化（图3）。图4是图3的接近图像。没有发现明显的黏膜下层浸润所见，并且在进行荧光观察（AFI）时，可以清楚地观察到病变的边界（图5）。在病变小弯侧的NBI放大观察时（图6），在背景黏膜上发现了light blue crest（⇨）。病变部份的表面构造显示pit样不规则的网状血管（⇨）。在病变大弯侧的NBI放大观察中，可见部分黏膜显示形状比较均匀的villi样结构（图7），虽然黏液附着观察困难，但也看到了结构不均匀的部分（图8）。

虽然不能否定隆起较高的部分有SM浸润的可能性，但由于没有明显的黏膜僵硬，因此诊断为浸润深度M，实施了ESD。

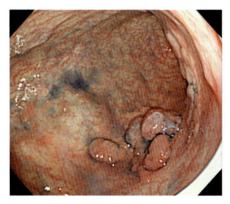

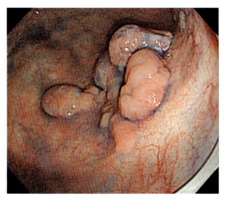

图3 ◆ 喷洒靛胭脂图像　　　　　　　图4 ◆ 喷洒靛胭脂图像（接近观察）

第5章

胃

2.深度诊断 Case③

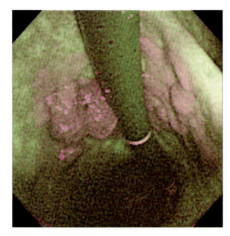

图5 ◆ AFI图像

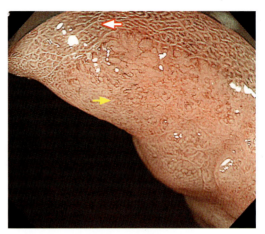

图6 ◆ NBI放大图像（小弯侧）

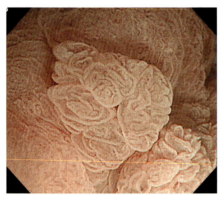

图7 ◆ NBI放大图像（大弯侧①）

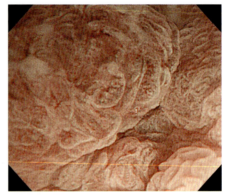

图8 ◆ NBI放大图像（大弯侧②）

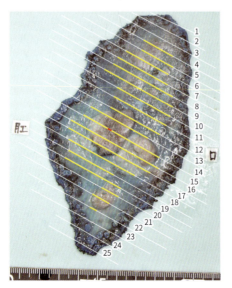

图9 ◆ 切除标本

ESD切除后标本。深度M的部分用 ━ 标记，SM1的部分用 ━ 标记（图9）。

从#14的病变整体显微镜图像看（图10），病变部位的放大观察中，隆起较高的部分以中分化腺癌为主体（图11A），隆起较低的部分以高分化腺癌为主体（图11B），肿瘤的大部分局限在黏膜内，但有一部分向黏膜下层浸润了0.3mm（图11C），并没有发现脉管浸润。

#14

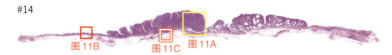

图11B　图11C　图11A

图10 ◆ 病理组织学图像（病变整体显微镜图像）

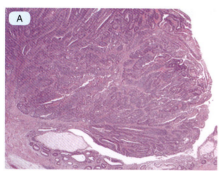
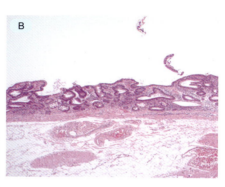
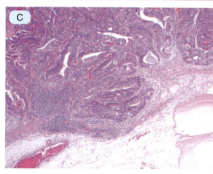

图11 ◆ 病变部分放大图像

1. 黏膜下层浅层（SM1）。
2. 诊断性治疗的ESD。

总 结

【最终诊断】
moderately differentiated adenocarcinoma，0-Ⅱa＋Ⅰ，SM1，tub2＞tub1，UL（-），ly0，v0，HM0，VM0，101mm×46mm

① 肿瘤很大，可以观察到大小不一的结节，所以不能否认其向黏膜下层浸润的可能，但是，由于没有明显的黏膜僵硬，所以诊断为黏膜内病变。虽然实施了ESD治疗，但结果显示病变还是向黏膜下层浸润了0.3mm。

② 有时单纯内镜观察很难鉴别浸润深度是M或SM1。

③ 浸润深度为SM1，肿瘤直径超过30mm的病变本来属于ESD适应证外病变，但由于本例患者高龄，因此没有追加外科切除，目前随访观察中。

胃

2.深度诊断 Case ③

2. 深度诊断Case④

大仁田　賢，橋迫美貴子

【病　例】70多岁，男性。

【主　诉】无特殊。

【现病史】健康体检时在外院实施了上消化道内镜检查，结果显示胃内有肿瘤性病变，为进一步检查和治疗被介绍到本院（图1～图4）。

1. 病变深度？
2. 治疗方案？

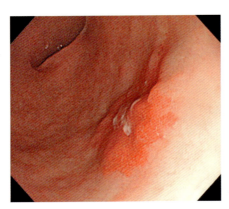

图1 ◆ 普通内镜图像

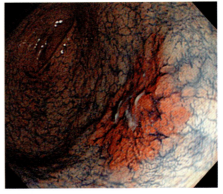

图2 ◆ 喷洒靛胭脂图像

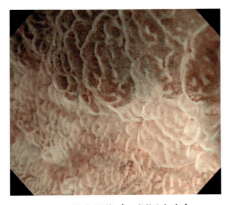

图3 ◆ NBI放大图像（口侧近大弯）

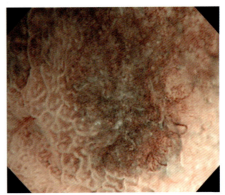

图4 ◆ NBI放大图像（口侧近后壁）

　　普通内镜观察在胃窦后壁可见明显发红的浅凹陷型病变，接近观察可见在病变中心附着白苔，并见周围被牵拉向中心集中的所见（图1）。靛胭脂喷洒后，可见凹陷面凹凸不整，周围的皱襞集中变得更加明显（图2）。

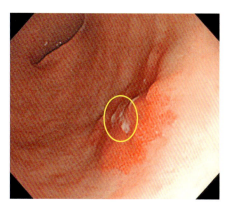

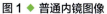

图1 ◆ 普通内镜图像

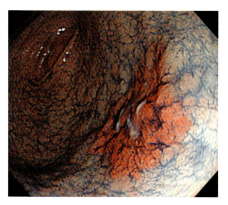

图2 ◆ 喷洒靛胭脂图像

　　病变口侧近大弯部分的NBI放大观察图像显示（图3），病变的边界清晰，肿瘤部分显示villi样结构，稍不均匀。图4是病变口侧近后壁部分的NBI放大观察图像，表面结构略不清晰，可见走行不规则的血管（图4〇）。

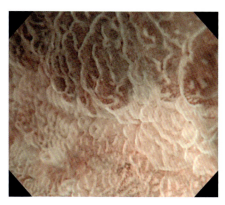

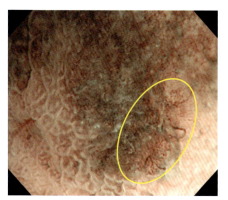

图3 ◆ NBI放大图像（口侧近大弯）

图4 ◆ NBI放大图像（口侧近后壁）

　　病变显著发红，凹陷内的凹凸不规整等所见，也怀疑有SM浸润，诊断为浸润深度SM2＞M，但也不能否定UL（＋）的M癌，作为诊断性治疗实施了ESD。

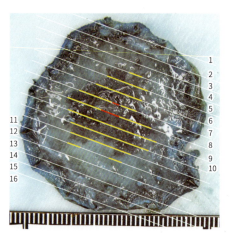

ESD后切除标本。浸润深度M的部分用━标记，SM2的部分用━标记（图5）。

图5 ◆ 切除标本

从#7病变整体的显微镜图像来看（图6），肿瘤为高分化腺癌，病变最深处可见向黏膜下层浸润0.6mm（图7）。没有发现脉管浸润，虽然后来实施了外科的追加切除，但是也没有发现明显的病变残留以及淋巴结转移。

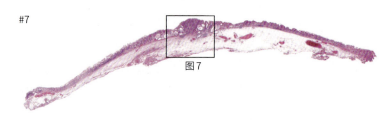

图6 ◆ 病理组织学图像（病变整体显微镜图像）

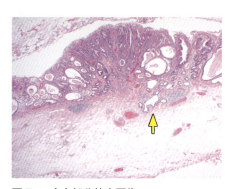

图7 ◆ 病变部分放大图像

1. 黏膜下层深层（SM2）。
2. 外科手术。

总 结

【最终诊断】

well differentiated adenocarcinoma，0-Ⅱc，SM2，UL（+），ly0，v0，HM0，VM0，20mm×19mm

① 在普通内镜观察中发现病变凹陷面的色调明显发红，因此考虑是 SM 浸润。

② ESD 完整切除的结果显示，浸润深度为 SM2，因此追加了外科手术。

第5章

胃

2.深度诊断 Case ④

C. 胃

2. 深度诊断 Case ⑤

大仁田　賢，橋迫美貴子

【病　例】80多岁，男性。
【主　诉】无特殊。
【现病史】健康体检时在外院行上消化道内镜检查，发现胃内有肿瘤性病变，为进一步检查和治疗被介绍到本院（图1~图4）。

1. 病变深度？
2. 治疗方案？

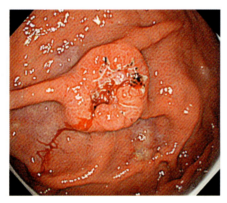

图1 ◆ 普通内镜图像（胃体中部大弯）

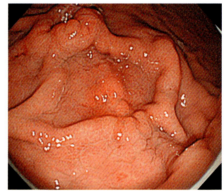

图2 ◆ 普通内镜图像（胃体中部大弯近后壁）

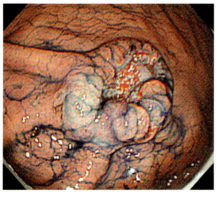

图3 ◆ 喷洒靛胭脂图像

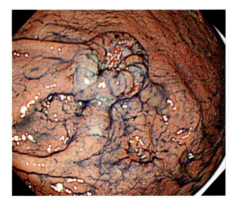

图4 ◆ 喷洒靛胭脂图像（远景）

　　胃体大弯的正镜身观察图像（图1），可见胃体中部大弯一处易出血、不规则的溃疡性病变（→），周围呈现黏膜下肿瘤样隆起，伴有bridging fold，病变近旁后壁近肛侧可见另一浅凹陷型病变（图2）。

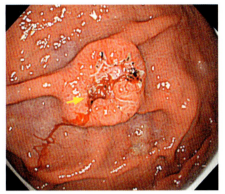

图1 ◆ 普通内镜图像（胃体中部大弯）

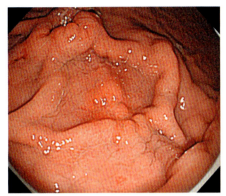

图2 ◆ 普通内镜图像（胃体中部大弯近后壁）

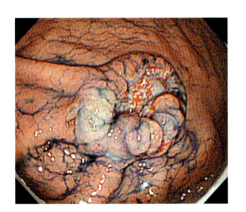

图3 ◆ 喷洒靛胭脂图像

　　靛胭脂喷洒后也显示溃疡周边的隆起部分与背景的正常黏膜一样（图3），浅凹陷型病变也未见明确的上皮性变化（图4）。浅凹陷部分NBI放大观察（图5），与背景黏膜相比，可见病变表面结构显示轻度不规整，很难说是明显的癌显露的内镜所见。

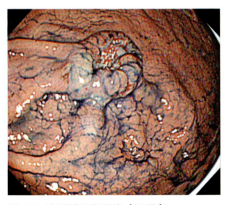

图4 ◆ 喷洒靛胭脂图像（远景）

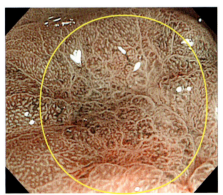

图5 ◆ NBI放大观察

第5章

胃

2.深度诊断 Case ⑤

溃疡性病变显示边缘隆起，呈现黏膜下肿瘤样隆起，并非0-Ⅱa+Ⅱc型，考虑为进展期癌。另外，浅凹陷型病变考虑也是溃疡性病变的癌，向黏膜下进展的所见，实施了外科手术。

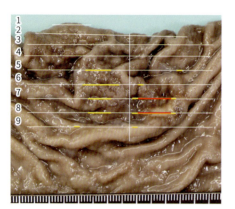

图6 ◆ 切除标本

病变部分切除标本的放大图像（图6），癌露出黏膜表面的部分用━标识，没有露出黏膜表面的部分用━标识。

肿瘤直径42mm×26mm。

#7病变整体的显微镜图像，可见中心溃疡形成部分（↔）为癌露出的部分，黏膜下肿瘤的部分（━）被覆非肿瘤黏膜（图7），肛侧浅凹陷型病变的部分被覆非肿瘤黏膜。病变部分放大像（图8）显示病变整体为中分化腺癌为主体，也混有低分化型成分。最深部露出浆膜层，也确认了有淋巴浸润、静脉浸润及淋巴结转移等。

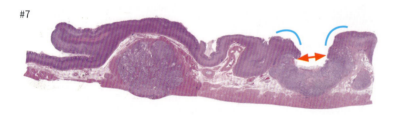

图7 ◆ 病理组织学图像（病变整体的显微镜图像）

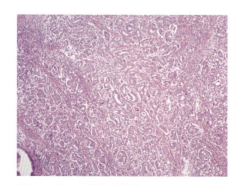

图8 ◆ 病变部分放大图像

1. 浆膜层（SE）。

2. 外科手术。

总 结

【最终诊断】

moderately differentiated adenocarcinoma，Type 2，SE，ly2，v2，pN2，pPM0，pDM0

① 表面看似0-Ⅱa＋Ⅱc型病变，但是隆起部分可见黏膜下肿瘤样改变，因此考虑为进展期癌。

② 本例肿瘤边缘隆起部分被覆非肿瘤黏膜，活检取材时要从溃疡边缘处取病理是重点。

③ 近旁的浅凹陷型病变黏膜面没有明显的上皮性变化，故考虑为黏膜下进展的部分。

④ 基于以上所见，行外科手术切除。

第5章

胃

2.深度诊断 Case ⑤

3. 治疗方法的选择 Case ①

豊泉博史

【病　例】60多岁，女性。

【主　诉】左侧腹痛为主诉就诊。

1. 本病例（图1，图2）内镜下的性质诊断？
2. 治疗方案？

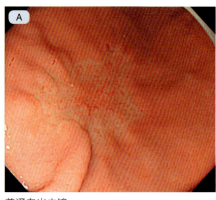

普通白光内镜　　　　　　　色素内镜（靛胭脂）

图1 ◆ 普通内镜图像

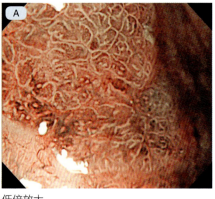
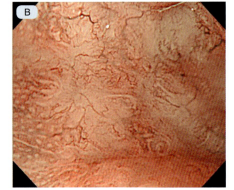

低倍放大　　　　　　　　高倍放大

图2 ◆ NBI 联合放大内镜图像

普通内镜观察（图1A），可见在胃体下部大弯侧有直径35mm×25mm大的褪色调、浅凹陷型病变，与周围的边界非常明显。凹陷内散在发红的黏膜，但是，未见皱襞的前端变细、中断和融合，凹陷面也波及了皱襞上。

在靛胭脂喷洒色素内镜（图1B）中，可见在凹陷部内残存的胃小区，呈现出与通常的凹陷型胃癌不同的内镜所见。

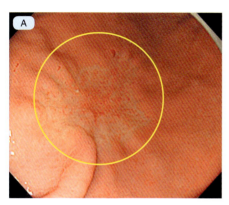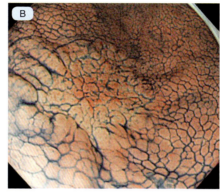

图1 ◆ 普通内镜图像

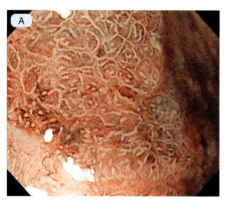

联合NBI与放大内镜观察凹陷内发红的黏膜部位（低倍放大，图2A），可见黏膜纹理残存，血管较密集，但却是胃小凹清晰的正常黏膜图像。

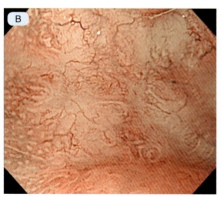

NBI联合放大内镜观察褪色调区域的图像（高倍放大，图2B）褪色调区域中，黏膜细微纹理消失，血管分布少，但与未分化型凹陷型胃癌中观察到的毛细血管纹理（corkscrew pattern）的血管不同，可见扩张、粗细不同、形状不一的血管稍微被拉长。

虽然是病理组织学上有MALT的诊断，但褪色调区域以外的活检是正常组织，所以看到这样的病变时，需要注意观察和活检等。

图2 ◆ NBI 联合放大内镜图像

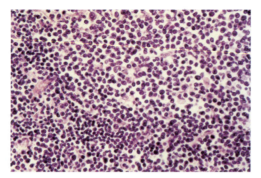

在活检病理组织学图像中，可见到大型异型淋巴细胞的弥漫性增殖（图3）。

图3 ◆ 病理组织学图像

● 鉴别诊断：未分化型凹陷型早期胃癌

未分化型凹陷型早期胃癌的普通内镜图像（图4A）及靛胭脂喷洒色素内镜图像（图4B）。

在胃体中部前壁可见直径为20mm大小的褪色调、浅凹陷型病变，与周围的边界非常明显，呈断崖状。另外，还可见皱襞中断的黏膜集中像，在凹陷面可见被称作岛状结节状隆起（Inzel：图4○）的发红的再生黏膜。

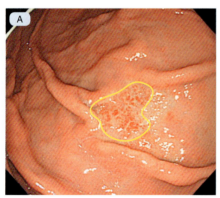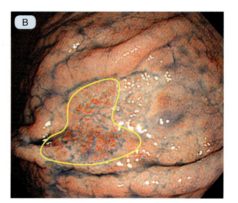

图4 ◆ 未分化型凹陷型早期胃癌

图5是NBI联合放大内镜图像（图5）。图5A是低倍放大像，褪色区域的黏膜微结构消失了，但是可看到在发红部位残留着黏膜纹理（Inzel：图5○）。图5B是高倍放大图像，黏膜纹理消失的部位可见微血管的扩张、蛇行、粗细不同、形状不一，可见血管之间的连接有稀疏的不规则螺旋状的corkscrew pattern。另外，虽然血管很密集，但可以观察到胃小凹的清晰的正常黏膜，这与分化癌的发育方式不同，考虑可能是未分化癌向黏膜下层浸润发育，导致正常黏膜残留的缘故。

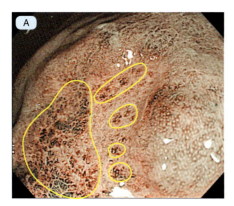
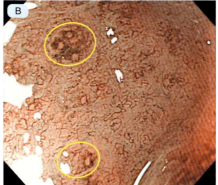

图5 ◆ 未分化型凹陷型胃癌

 1. 胃 MALT 淋巴瘤。
2. *H.pylori* 除菌疗法，放射线照射疗法。

第5章

胃

3.治疗方法的选择 Case ①

总 结

【最终诊断】
　　胃 MALT 淋巴瘤

① 直径 35mm×25mm 褐色调的浅凹陷型病变，与周围黏膜的界线非常明确。凹陷面皱襞前端变细，没有发现中断和愈合。另外，凹陷面残留着胃小凹。

② 发红的黏膜是正常黏膜。

③ 褐色区域黏膜微结构消失，同部位的血管很少，但没有看到凹陷型未分化型胃癌中可见的螺旋状毛细血管图像（corkscrew pattern）。

④ 根据以上判断为胃 MALT 淋巴瘤，进行了 *H.pylori* 除菌、放射线照射治疗。

C. 胃

3. 治疗方法的选择 Case ②

竹内 学，小林正明

【病 例】60多岁，女性。

【主 诉】无。

【家族史】父亲：结肠癌。

【嗜好史】无饮酒、吸烟史。

【现病史】在外院体检行上消化道内镜检查时发现胃窦部幽门前区有黏膜异常，为进一步精查和治疗，介绍到我院就诊。

1. 普通内镜观察病变性质诊断？（图1）
2. NBI放大内镜观察病变性质诊断？（图2～图4）
3. 诊断依据？

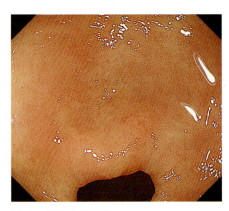

图1 ◆ 普通内镜图像

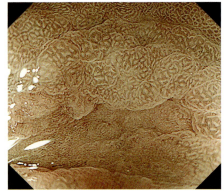

图2 ◆ NBI放大内镜图像

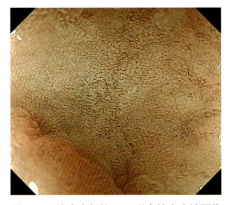

图3 ◆ 凹陷中央部的NBI联合放大内镜图像

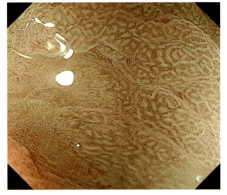

图4 ◆ 凹陷边缘部的NBI高倍放大内镜图像

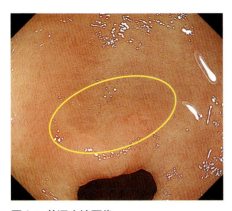

图1 ◆ 普通内镜图像

在普通内镜观察中，在胃窦幽门前区小弯侧可见直径为10mm、略微呈现褪色调的轻度凹陷型病变（图1），边界比较清晰。

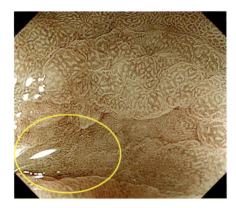

图2 ◆ NBI放大内镜图像

NBI放大观察中可见与凹陷部分一致的DL（demarcation line）（图2），背景黏膜呈椭圆形的规则的pit样结构，凹陷部分呈密度非常高的pit样结构和一部分小颗粒状构造（○），但是微血管的识别很困难。

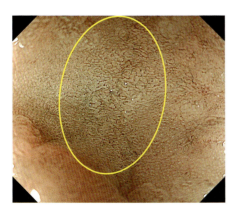

图3 ◆ 凹陷中央部的NBI联合放大内镜图像

在凹陷中央部的NBI放大观察中，虽然看到了一部分mesh样血管（○）（图3），但是在凹陷边缘是伴有LBC（light blue crest）的小型pit样结构。

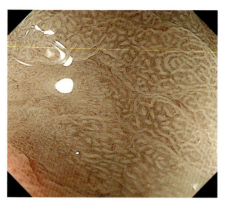

图4 ◆ 凹陷边缘部的NBI高倍放大内镜图像

凹陷边缘部的NBI高倍放大观察（图4）中，微小血管的识别也很困难，是伴有LBC的小型pit样结构密集存在的所见。

综上所述，伴有与凹陷一致的DL，在凹陷部分可见与周围黏膜相比，大小不一的小型腺管密集存在，还伴有LBC，但由于微血管的识别困难，因此诊断为异型性非常弱的高分化型腺癌或者肠型腺瘤，行ESD切除了病变。

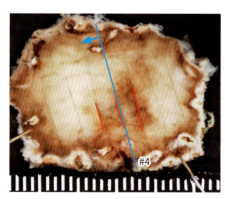

图5 ◆ 切除标本切割后实体照片

在切除标本中，病变呈现轻微褪色调的、轻度的凹陷型病变（图5），其与周围黏膜边界清晰，▬ 显示的是癌的范围。

#4病变部（图5 ▬）的显微镜图像见图6A。与凹陷部分一致，比较直的腺管密集存在。在放大图像中细胞核为纺锤形，N/C比不到50%，是几乎没有分支和蛇行的腺管（图6B）。另外，反映NBI放大图像中LBC的刷缘样改变随处可见，根据以上所见诊断为高异型度腺瘤。

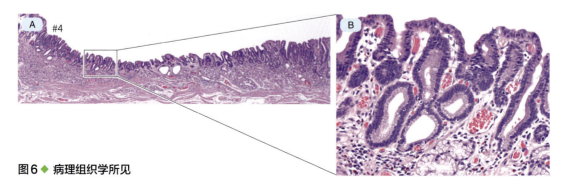

图6 ◆ 病理组织学所见

1. 普通观察呈现边界清晰的不规则形凹陷样病变，略显褪色调，诊断为局限在黏膜内的高分化型腺癌。

2. 低异型度的高分化腺癌或高异型度腺瘤

3. 可见 DL，凹陷内一部分可见 mesh 样血管，但在边缘呈现伴有 LBC 的小型 pit 样结构。

总 结

【最终诊断】

tubular adenoma（high grade），pHM0，pVM0，10mm×8mm，L，Less

① 低异型度的高分化型腺癌和高异型度腺瘤的病理学诊断非常困难，病理科医生之间诊断不一致的情况也很多。

② 在本病例中，细胞异型性也比较弱，腺管的分叉和蛇行弯曲也非常轻微，因此诊断为少见的呈现凹陷性改变的高异型度腺瘤。

③ 从 NBI 放大观察分析，考虑 mesh 样血管部分为低异型度的高分化型腺癌，伴有 LBC 的 pit 样结构部分为腺瘤。

C. 胃

3. 治疗方法的选择 Case ③

竹内　学，橋本　哲

Q

【病　例】50多岁，女性。

【主　诉】无。

【既往史】40岁：子宫肌瘤手术。

【家族史】无特殊记载。

【嗜好史】无饮酒、吸烟史。

【现病史】在其他医院针对十二指肠球溃疡除菌治疗成功，以随访观察为目的行上消化道内镜检查时，发现胃体下部小弯后壁有异常所见，为进一步精查及治疗，被介绍到本院就诊。

---

1. 通过普通内镜观察病变性质诊断？ 鉴别诊断？（图1）
2. NBI放大内镜观察病变性质诊断？诊断依据？（图2~图4）
3. 病变如果诊断为癌，其组织分型及病变范围？

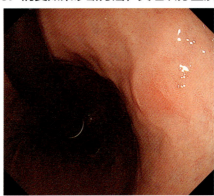

图1 ◆ 普通内镜图像

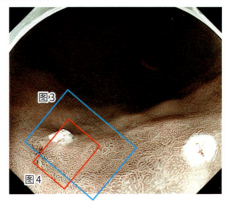

图2 ◆ NBI非放大内镜图像

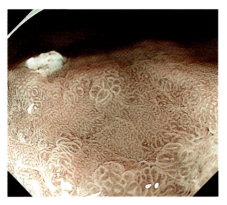

图3 ◆ ☐内的NBI联合放大内镜图像

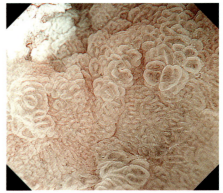

图4 ◆ ☐内的NBI联合放大内镜图像

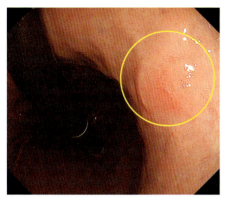

图1 ◆ 普通内镜图像

在进行普通内镜观察时，可见胃体部小弯黏膜缺乏血管透见，可观察到RAC（regular arrangement of collecting venules）。在胃体下部小弯近后壁，可见边缘轻度隆起、直径为10mm的红色凹陷型病变（图1）。边缘隆起部分与周围黏膜呈现相同的色调、性状，发红凹陷部的边界比较明显，但凹陷边缘少见不规则改变，很难鉴别出是胃癌还是糜烂的再生性改变。

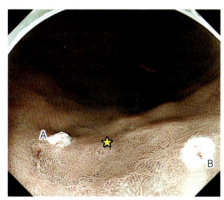

图2 ◆ NBI非放大内镜图像

NBI非放大观察中，与病变凹陷部分一致呈现茶褐色，边缘隆起部分可观察到从类圆形到椭圆形的规则的pit结构，按照八木等的胃炎分类[1]（参照第3章-B-3-①）为B-1程度的病变，凹陷部分的边界部附近进行了2点标记（图2A、B），另外，将凹陷部分的隆起部（☆）作为对照点。

在靠近标记B的凹陷部分行NBI联合放大镜观察中，确认了在比较规则的小型、密度稍高的白点上可识别出pit样表面结构，凹陷边缘密度稍稀疏，也观察到了排列整齐的乳头状结构（图3）。

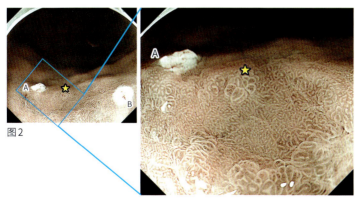

图2

图3 ◆ ☐内的NBI联合放大内镜图像

邻近标记A的凹陷部分虽然也发现了小型、密度高的类圆形及椭圆形的pit样结构，但是微血管的识别很困难（图4）。

综上所述，与凹陷部分基本一致，伴有demarcation line，凹陷部分与周围黏膜相比腺管密度高，虽然很少但大小不一，并且微血管的识别很困难，因此诊断为异型非常弱的超高分化型腺癌，行ESD切除了病变。

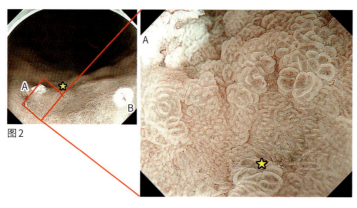

图4 ◆ ▢内的NBI联合放大内镜图像

在切除标本中，病变呈现轻微褐色调的轻度凹陷型病变，表面结构呈颗粒状。图5的标记A、B、★与内镜上的所见一致。

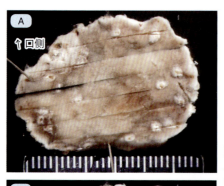

图5 ◆ 切除标本切割后实体照片
—— Adenocarcinoma（pT1a）

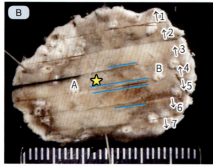
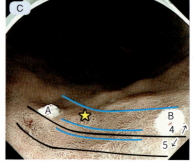

#4病变整体的显微镜图像（图6A）。蓝点部分相当于内镜图像上的标记A、B，红点部分是癌与非癌的分界部，与内镜上略微凹陷的区域一致。在放大图像中，缺乏腺管分支和蛇行弯曲，有纺锤形到卵圆形的核，N/C比为50%左右（图6B），根据以上结果，诊断为局限在黏膜内的低异型度的超高分化型腺癌。

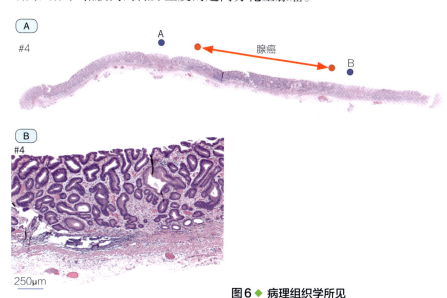

图6 ◆ 病理组织学所见

1. 在普通内镜观察中，高分化型腺癌和糜烂的再生改变可作为鉴别诊断的重点。

2. 具有DL，周围可见比较规整、腺管密度较稀疏的乳头状、颗粒状结构，凹陷内可见略微不规则的pit样结构，与周围黏膜相比，腺管密度较高，因此诊断为癌。

3. 构造是可以清晰地识别的pit样结构，其不规则性非常轻，微血管也难以识别，因此考虑为极度分化的低异型度分化型腺癌，侧方范围与凹陷内一致。

总 结

【最终诊断】

adenocarcinoma（tub1，low grade），pM，ly0，v0，pHM0，pVM0，0-Ⅱc，13mm×8mm，M，Less-Post．另外，根据黏液性状诊断为胃型占优势的胃肠混合型。

① 在普通内镜观察中，肿瘤与非肿瘤的鉴别是很困难的，但是在NBI联合放大内镜观察中，可见病变有边界，凹陷部呈小型轻度不规则且腺管密度较高的pit样结构，据此可以诊断。

② 实际上这是个诊断很难的病例，本病例从周围明显的非肿瘤部分开始，向病变内侧依次进行观察，捕捉观察所见，这是诊断的要点。

参考文献

　　[1]「胃の拡大内視鏡診断」（八木一芳，味岡洋一／編），医学書院，2010．

C. 胃

3. 治疗方法的选择 Case ④

小田島慎也，藤城光弘

【病　例】40多岁，女性。

【既往史】在外院行上消化道内镜检查时，发现胃窦部前壁有章鱼吸盘样糜烂的凹陷型病变，通过活检诊断为Group 3（腺瘤），在同一医院再次进行检查也是同样的结果，被介绍到本院就诊。

---

1. 是应该进行随访观察的病变，还是应该进行治疗的病变？（图1~图4）

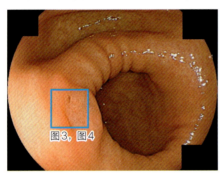

图1 ◆ 普通白光内镜图像

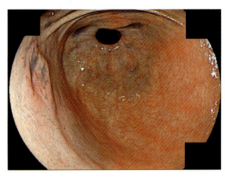

图2 ◆ 色素内镜图像（靛胭脂）

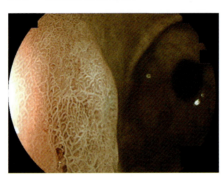

图3 ◆ BLI放大内镜图像
（BLI-bright模式，低倍放大）

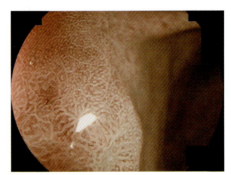

图4 ◆ BLI放大内镜图像
（BLI-bright模式，高倍放大）

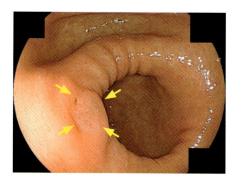

图1 ◆ 普通白光内镜图像

普通白光内镜观察可见胃窦前壁伴有轻微边缘隆起的、正常色调的凹陷区域。图1⇨所示的病变范围内，可见表面黏膜结构轻度不规则，可以认为该部位就是外院内镜检查发现的病变，但是仅凭该图像仍很难鉴别是肿瘤还是非肿瘤性病变。

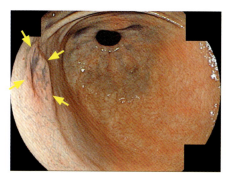

图2 ◆ 色素内镜图像（靛胭脂）

在喷洒靛胭脂染色的色素内镜检查中，从病变的口侧观察病变范围不明确，从其他部位观察也能看到靛胭脂不染的边缘隆起部分（图2⇨），不仅是肿瘤还是非肿瘤的鉴别很困难，就是判断凹陷区域是病变还是包含边缘隆起的区域都是病变也很困难。

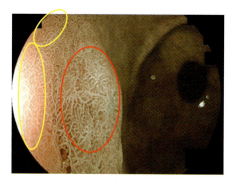

图3 ◆ BLI放大内镜图像
（BLI-bright模式，低倍放大）

在使用BLI-bright模式进行放大内镜观察（低倍放大）中，可见边缘隆起部位与周围正常（非肿瘤）黏膜连续，并可见整齐的表面细微结构（图3○），可以判断边缘隆起部分是由非肿瘤黏膜构成的。观察凹陷区域可见表面黏膜结构虽然看起来有些不规则，但与边缘隆起的非肿瘤黏膜相连，demarcation line无法识别（○的范围）。

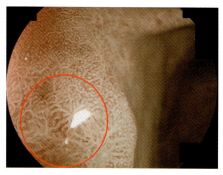

图4 ◆ BLI放大内镜图像（BLI-bright模式，高倍放大）

BLI-bright放大内镜高倍放大观察中，看起来有些不规则的凹陷区域的表面黏膜结构中，没有明显的疑似肿瘤的不规则结构，判断是被反复进行活检后的再生上皮覆盖所致（图4○）。

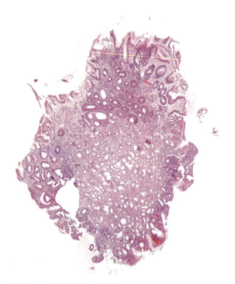

图5 ◆ 本院的活检标本

在本院内镜检查时，从凹陷区域进行活检的标本中，没有发现明显的可疑肿瘤性病变，诊断非肿瘤改变（Group 1）（图5）。

综上所述，在本院进行的内镜检查以及活检的病理诊断中，没有确认被外院内镜指出的病变是肿瘤性病变。但是，在外院活检病理标本中，诊断为Group 3的肿瘤，被指出的病变是凹陷主体的病变，不能说是典型的腺瘤样病变，因此，考虑到这次指出的病变有癌的可能，但是也向患者及其家属进行了说明，即使切除，也有可能标本中不存在肿瘤，在得到知情同意的基础上，采取了通过ESD进行病变切除的治疗方针。

术前进行了病变周围黏膜的活检，确认了非肿瘤部位后，明确了切除范围，在边缘隆起外侧进行病变标记，行ESD完整切除病变（图6，图7）。

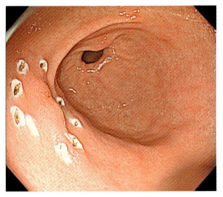

图6 ◆ ESD 时的标记

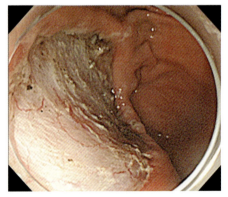

图7 ◆ ESD 完整切除后的溃疡底部

病变标记和▬部分的病理组织学图像见图8、图9，病理所见中可见2mm范围的高分化型腺癌的所见，但是在微小癌病变周围可见覆盖再生上皮，所以内镜做出癌的诊断是很困难的。

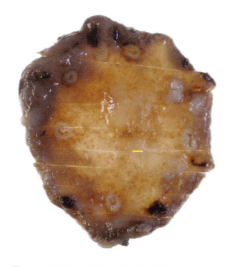

图8 ◆ ESD一次性切除的标本
▬adenocarcinoma，tub1，m

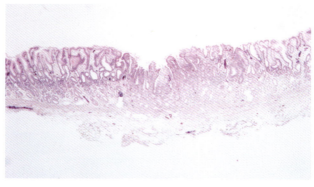

图9 ◆ 图8▬部位病理组织学图像

1. Group 3虽然诊断腺瘤，但是在活检病理诊断中，也存在需要与高分化型腺癌相鉴别的病变。即使在内镜上没有肿瘤性所见的情况下，但已经通过活检诊断了肿瘤，而且是凹陷型病变，所以不能说是典型的腺瘤，因此判断该病例适合内镜治疗。即使是随访观察，如果通过内镜识别是肿瘤性病变是没有问题的，但随访观察也应该慎重进行。

总 结

【最终诊断】
adenocarcinoma，tub1，T1a，ly0，v0，surgical margin：negative，0-Ⅱc，2mm×2mm，pT1aN0M0，stage ⅠA

① 普通内镜观察中发现不规则的凹陷型病变。
② BLI没有明确发现诊断肿瘤的所见。
③ 通过活检病理检查判断为肿瘤，并且由于是凹陷型病变，所以选择内镜治疗。

3. 治疗方法的选择 Case ⑤

小田島慎也，藤城光弘

【病　例】80多岁，女性。

【现病史】在外院内镜检查发现贲门部后壁侧有隆起型病变，活检病理学诊断为 Group 3（腺瘤），被介绍到本院就诊。

---

1. 是应该进行随访观察的病变，还是应该进行治疗的病变？（图1—图4）

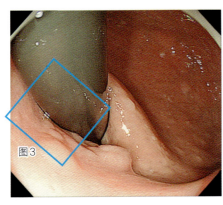

图1 ◆ 普通白光内镜图像（肛侧）

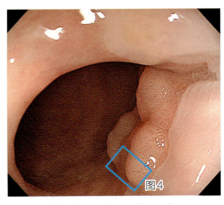

图2 ◆ 普通白光内镜图像（口侧）

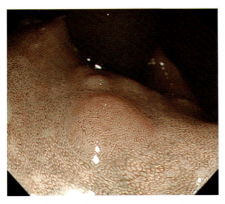

图3 ◆ NBI放大内镜图像（肛侧，低倍放大）

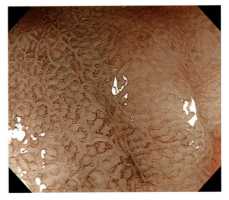

图4 ◆ NBI放大内镜图像（口侧，高倍放大）

解 读

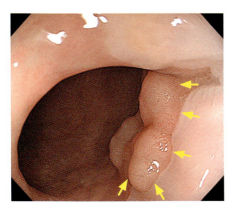

图2 ◆ 普通白光内镜图像（口侧）

从病变口侧（食管侧）进行普通白光内镜观察，可见贲门部后壁有结节样聚集、大小约20mm、正常色调的隆起型病变（图2➡）。仅从该图像来看，周围正常黏膜和隆起病变的边界处黏膜性状有差异，为可疑上皮性肿瘤。

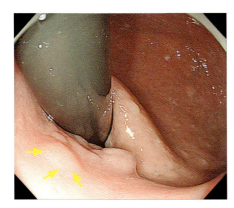

图1 ◆ 普通白光内镜图像（肛侧）

反转镜身从病变的肛侧进行普通白光内镜观察，肛侧似乎可见高度较低的扁平隆起样病变延伸生长，（图1➡），但是边界附近的黏膜性状很难观察清楚。

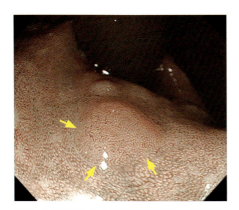

图3 ◆ NBI放大内镜图像（肛侧，低倍放大）

从病变的肛侧NBI放大观察（低倍放大观察）的图像中，图2的扁平隆起型病变处周围正常黏膜和隆起部分的交界处，黏膜性状上存在差异（图3➡），这也提示可疑上皮性肿瘤。

第5章

胃

3.治疗方法的选择 Case ⑤

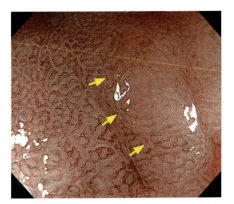

从病变口侧行NBI观察（高倍放大），可见正常黏膜和隆起型病变的边界。按图4➡️所示的右侧是隆起部分，但正常黏膜和隆起部分的黏膜性状差异很小，单纯观察这个部位不能断定就是肿瘤性病变。

图4 ◆ NBI放大内镜图像（口侧，高倍放大）

在前次外院内镜检查的病理活检诊断为Group 3（腺瘤）的肿瘤，虽然在正常黏膜和隆起部分的分界处并非全部都发现了黏膜性状的差异，但由于推测隆起部分的直径为20mm，因此将该病变与前次活检病理所见一并考虑，诊断腺瘤或黏膜内癌的可能性。

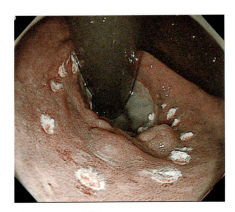

综上所述，认为适合内镜治疗。病变边界不明确的部位，根据术前内镜检查在病变周围进行活检的结果，判断了病变范围，参考其结果进行标记，行ESD完整切除。

图5 ◆ ESD标记

相关标记和▬所示部位的病理组织学图像见图6、图7。结果是诊断20mm×14mm，gastric adenoma。多个区域保持了最表层分化的所见，考虑是通过内镜很难识别病变与正常黏膜之间界线的病变。

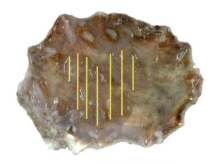

图6 ◆ 用ESD一次性切除的标本
▬gastric adenoma

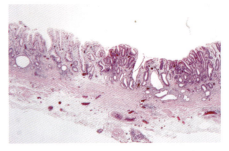

图7 ◆ 图6 ▬部分的病理组织学图像

1. 本病例是在正常黏膜和病变隆起的边界未见结构差异的病变，但是在前次病理诊断为肿瘤，肿瘤直径为 **20mm**，考虑到有可能是癌，在和患者、家属充分沟通的基础上，行内镜切除的治疗方法。结果诊断是 **adenoma**，但在前次内镜检查的活检病理中诊断为 **Group 3**，即使在本院没有明显的癌可疑所见的情况下，参考其肿瘤直径、形态等因素也可以确定内镜的治疗方案。

总 结

【最终诊断】
gastric adenoma，20mm×14mm

① 在普通内镜观察中可见 20mm 的隆起型病变。

② 在 NBI 观察中可见病变的一部分与正常黏膜的界线不明确。

③ 在活检病理诊断中可以诊断为肿瘤性病变，由于病变为 20mm，所以选择了内镜治疗。

C. 胃

3. 治疗方法的选择 Case ⑥

小田島慎也，藤城光弘

【病　例】50多岁，女性。

【现病史】在外院行上消化道内镜检查时，可见胃体中部前壁一处不规则的凹陷型病变，活检后转院到其他医院，再次读片时诊断为Group 4（可疑tub2，por），被介绍到本院就诊（图1～图4）。

1. 为了确定治疗，必要的活检部位？
2. 治疗方案？

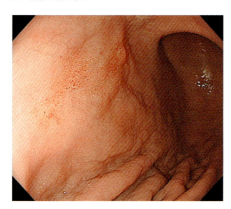

图 1 ◆ 普通白光内镜图像

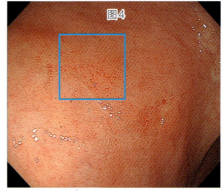

图 2 ◆ 普通白光内镜图像（接近观察）

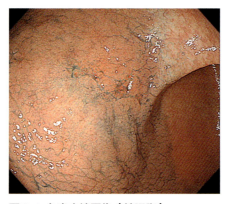

图 3 ◆ 色素内镜图像（靛胭脂）

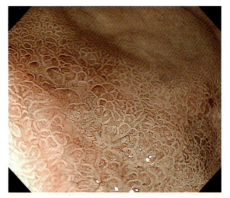

图 4 ◆ NBI放大内镜图像

解 读

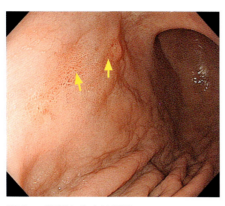

图 1 ◆ 普通白光内镜图像

在胃体中部前壁可见黏膜结构轻度不规整的凹陷区域（图1）。由于数次活检的影响，在同一部位可观察到再生上皮，但是仅凭该图像很难鉴别肿瘤与非肿瘤病变，如果可疑为肿瘤的话，病变范围也很难诊断。

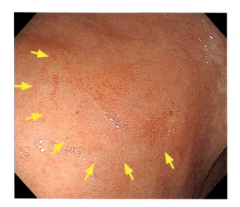

图 2 ◆ 普通白光内镜图像（接近观察）

正面观察凹陷区域的普通白光内镜图像，可见表面结构轻度不整，多处可见褪色调的凹陷区。通过黏膜表面结构的观察，除了凹陷区域以外，无法识别疑诊肿瘤的不规则结构，但是从周围黏膜和色调的变化，可以推测肿瘤的范围（图2）。

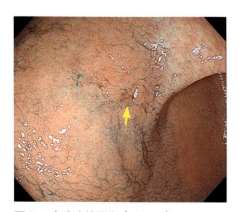

图 3 ◆ 色素内镜图像（靛胭脂）

靛胭脂喷洒后的色素内镜图像（图3），喷洒靛胭脂后凹陷区域（⇨）变得很容易识别，但是在图2中推测的肿瘤范围变得难以识别。

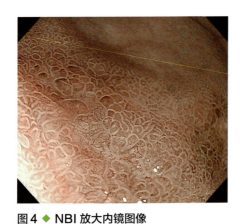

凹陷区域的NBI放大观察图像（图4），可以识别凹陷区域内不规则的微血管结构、微细黏膜表面结构，但是不能清楚地识别凹陷边界处肿瘤与非肿瘤的边界。

图4 ◆ NBI 放大内镜图像

在本院内镜检查时进行的活检中，主要从增殖带的高度观察到的tub2主体的病变，但是可见到sig、por成分并存的所见（图5）。

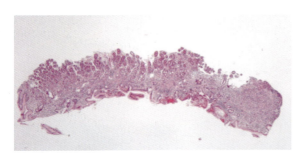

图5 ◆ 本院的活检标本

在肿瘤部位活检的同时也在肿瘤周围的黏膜进行了活检，由于确认了上皮下的肿瘤扩展的范围在白光观察预测的范围内，因此术前确定了肿瘤直径为20mm，另外也没有明显的深部浸润的可疑所见，即使含有por成分，也认为是内镜治疗扩大适应证的病变，标记后行ESD切除了病变（图6，图7）。

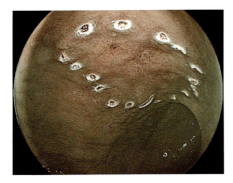

图6 ◆ ESD 标记

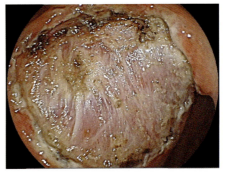

图7 ◆ ESD 完整切除后的溃疡底

ESD完整切除的标本进行了病理学诊断，直径18mm×9mm，0-Ⅱc，pT1a（M），tub2>por1，ly（−），v（−），UL（−），pHM0，pVM0（图8，图9），诊断为内镜治疗扩大适应证病变，之后经过随访观察没有发现复发等所见。

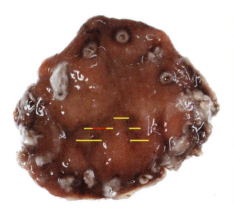

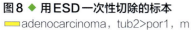

图8 ◆ 用ESD一次性切除的标本
▬adenocarcinoma，tub2>por1，m

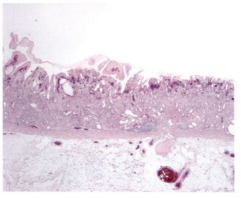

图9 ◆ 图8的 ▬ 部位的病理组织学图像

1. 像本病例这样的组织型为tub2，por的病变，在肿瘤的表层被覆非肿瘤性上皮的情况下，病变范围的诊断需要注意。另外，在存在低分化、未分化成分的情况下，由于该区域的直径也需要决定是否适合内镜治疗，所以需要进行肿瘤范围的诊断。因此，不仅是肿瘤内部的观察，参考白光、色素内镜、NBI放大内镜观察等的观察所见，从已诊断的肿瘤病变周围，向4个方向进行非肿瘤部位的活检，从而判断肿瘤的大小（低分化、未分化区域的直径）是很重要的。

2. 本病例术前诊断组织型为tub2~por，在内镜诊断、组织学诊断中确定大小为20mm的0-Ⅱc型肿瘤。虽然已经预测到病变存在低分化成分，但没有明显深部浸润的内镜所见，由于肿瘤直径为20mm，所以判断为内镜治疗扩大适应证病变，行ESD切除，避免了外科手术。但是，在实际的临床工作中，存在着肿瘤大小和浸润深度都超出预想之外的情况，结果可能不是适合内镜治疗的组织学类型，因此，最好在手术前与患者和家属明确说明情况，并获得他们同意的基础上进行治疗。

总 结

【最终诊断】

adenocarcinoma，tub2＞por，sig，T1a，ly0，v0，surgical margin：negative，0-Ⅱc，18mm×9mm，pT1aN0M0，stage ⅠA

① 普通内镜观察为不规则凹陷区域。

② 在NBI观察可见异常血管，但其范围不明确。

③ 根据白光的色调变化推测出的病变范围，在周围黏膜进行活检，确认了肿瘤没有周边进展后，进行了ESD。

D.　十二指肠

1. 鉴别诊断 Case ①

赤星和也

【病　例】40多岁，男性。
【主　诉】健康体检发现异常。
【既往史】无特别疾病史。
【现病史】健康体检时行上消化道钡餐透视发现异常，进一步行上消化道内镜检查时，在十二指肠球部前壁发现病变。

---

1. 该病变（图1，图2）是上皮性的病变还是非上皮性的病变？
2. 根据本病的EUS所见（图3）可以考虑的疾病？
3. 如何获得本病变的组织学诊断？
4. 本病的治疗方法？

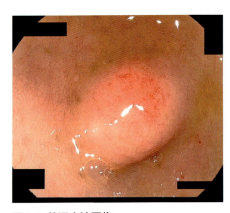

图1 ◆ 普通内镜图像

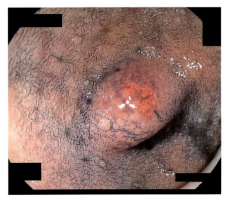

图2 ◆ 喷洒靛胭脂图像

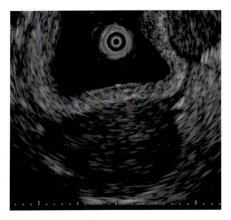

图3 ◆ EUS图像

　　在鉴别隆起型病变是上皮性还是非上皮性的病变时，观察被覆黏膜的性状是很重要的。如果隆起型病变表面被覆黏膜与周围黏膜不同，而且为不规则黏膜，则为上皮性病变；如果被覆黏膜与周围黏膜相同，则为非上皮性病变（黏膜下肿瘤或壁外压排）。本例病变的被覆黏膜虽然在顶部有些发红，但表面性状与周围黏膜相同，为非上皮性病变（图1，图2）。

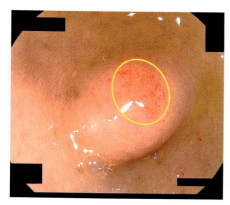

图1◆ 普通内镜图像

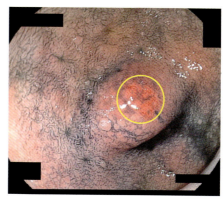

图2◆ 喷洒靛胭脂图像

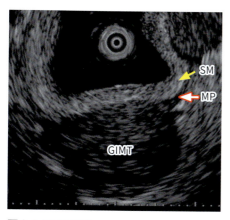

图3◆ EUS图像

　　另外，在EUS图像上，本病变被描述为与第4层（◁MP：固有肌层）有连续性的、大小为15mm的低回声实性肿瘤（GIMT）（图3），SM▷为第3层（黏膜下层）。

D. 十二指肠

1. 鉴别诊断 Case ②

赤星和也

【病　例】50多岁，男性。

【主　诉】十二指肠病变的精查和治疗。

【现病史】因高血压、高尿酸血症、胆石症、慢性胆囊炎，在其他医院随诊中，以进一步行EUS的胆胰系统详细检查为目的介绍到本科。本科用EUS专用机进行胆胰系统详细检查时，通过内镜观察，发现十二指肠降部起始部有小的病变。

1. 该病变（图1，图2）是上皮性的病变还是非上皮性的病变？
2. 该病变的内镜诊断？
3. 该病变（图3 ▷）EUS所示的浸润深度，考虑的治疗方法？

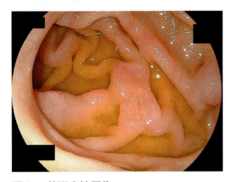

图1 ◆ 普通内镜图像

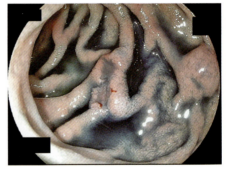

图2 ◆ 喷洒靛胭脂图像

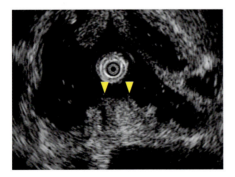

图3 ◆ EUS图像

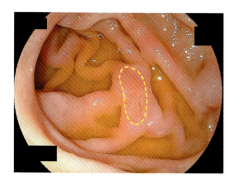

图1 ◆ 普通内镜图像

从普通内镜图像看（图1），本病变的颜色与周围没有太大变化（同色调），形态为大小10mm左右，因为部分区域有浅的不规整形凹陷（○，Ⅱc型样），因此考虑上皮性病变。

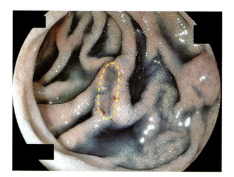

图2 ◆ 喷洒靛胭脂图像

从喷洒靛胭脂的图像看（图2），病变表面可见轻微不规则形状的色素沉积（○），存在浅的不规整形凹陷。

● 鉴别诊断

　　十二指肠腺瘤多呈现白色、微细颗粒状或结节状的Ⅰs、Ⅱa等无蒂性隆起。另一方面，早期十二指肠癌多呈现红色调或同色调、结节状凹凸不平、糜烂、出血等伴有Ⅱc样凹陷，或Ⅰs、Ⅱa等无蒂性隆起[1]。另外，有报道称，两肿瘤的鉴别与肿瘤大小和肉眼分型之间没有相关性。其他的鉴别疾病，包括隆起全体与正常黏膜不同的上皮性病变胃黏膜异位以及黏膜下肿瘤样隆起的顶部有上皮性或糜烂样改变的类癌、转移性肿瘤等。

　　本例病变为单发的、大小15mm左右的不规则形浅凹陷样病变，并且色调与周围黏膜相同，从内镜图像上看为可疑十二指肠腺瘤或早期十二指肠癌。

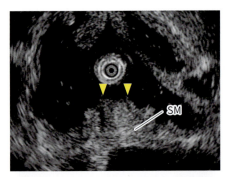

15MHz细径超声小探头扫描病变部位（图3▷），可见第1层的结构不清晰以及第2层的结构变薄，从第3层（SM）以下未发现变化，可以诊断为黏膜病变。另外，未发现肿大淋巴结。EUS考虑为没有淋巴结转移的十二指肠黏膜内癌或腺瘤。

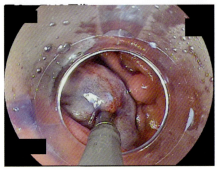

图4 ◆ 基于Clutch Cutter 的ESD

关于早期十二指肠癌的术前活检，有报道称诊断为Group 3的病变占22%~45%，仅凭活检标本鉴别十二指肠癌和腺瘤并不容易，本病例的活检诊断是低异型度的管状腺瘤，但是，也不能否定早期十二指肠癌的可能，所以在得到患者充分的知情同意后，选择了根治性完整切除率高的ESD治疗。十二指肠ESD治疗的穿孔率较高，使用了抓握牵引切除组织很安全的抓握钳（Clutch Cutter）（图4），ESD术后的人工溃疡用金属夹完全缝合，术后没有发生并发症。

ESD术后病理组织学诊断结果显示，边缘隆起部为管状腺瘤，凹陷部（图5◌、图6▬）为局限于黏膜内的高分化腺癌，无脉管浸润，水平切缘、垂直切缘均阴性，ESD为治愈性完整切除（图5~图7）。

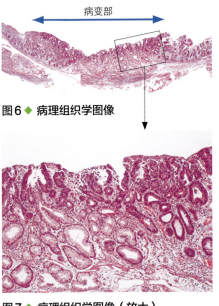

图6 ◆ 病理组织学图像

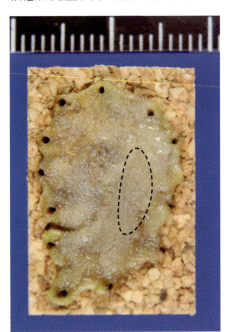

图5 ◆ 切除标本

图7 ◆ 病理组织学图像（放大）

A
1. 上皮性病变。
2. 凹陷型十二指肠腺瘤或Ⅱc型早期十二指肠癌。
3. 浸润深度：M；治疗方法：ESD。

总 结

【最终诊断】
well differentiated adenocarcinoma with adenomatous area，tumor size：15mm×8mm，
tub1，pM，ly0，v0，pHM0，pVM0

① 十二指肠腺瘤和早期十二指肠癌的鉴别诊断，仅从内镜所见来看，在某种程度上是可能的，但也有很多困难。

② 十二指肠腺瘤和早期十二指肠癌的鉴别诊断从活检的病理组织学所见来看也不容易，需要兼顾诊断和治疗的 ESD 或 EMR。

参考文献

［1］稲土修嗣，他：十二指腸上皮性腫瘍の臨床診断と治療 腺腫・癌．胃と腸，46: 1604-1617，2011.

第5章

十二指肠

1. 鉴别诊断 Case ②

2. 深度诊断

原 裕子，土桥 昭，郷田憲一

【病　例】40多岁，男性。

【主　诉】无特殊。

【既往史】肾病综合症（30岁），急性阑尾炎（43岁）。

【现病史】诊断肾病综合症在本院随诊期间，由于贫血和便潜血阳性，行上消化道内镜检查时，发现十二指肠隆起型病变（图1～图4）。

1. 该病变的内镜诊断？
2. 该病变的治疗方法？

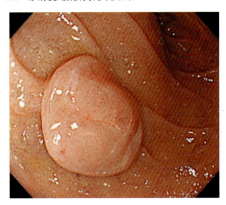

图1 ◆ 普通内镜观察

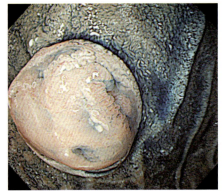

图2 ◆ 喷洒靛胭脂图像

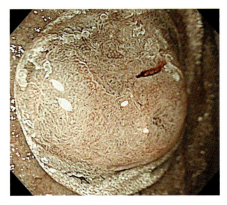

图3 ◆ NBI放大观察

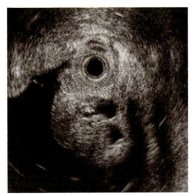

图4 ◆ 超声内镜（EUS）观察

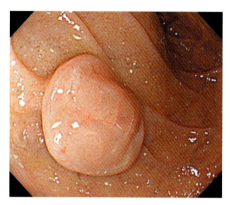

图1 ◆ 普通内镜观察

在普通白光观察（图1）中，可见十二指肠水平部一处有明确边界的、15mm大小的隆起型病变，有饱满的圆顶状隆起，边缘伴有平盘状的低平隆起，呈0-Ⅰs+Ⅱc样病变。

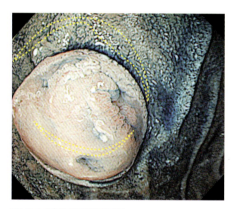

图2 ◆ 喷洒靛胭脂图像

在喷洒靛胭脂图像（图2）中，可见病变的边界很明确，圆顶状隆起部可见多个浅凹陷，圆顶状隆起和平盘状隆起的过渡部可见沟状凹陷（○）。

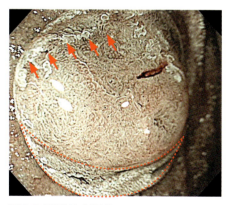

图3 ◆ NBI放大观察

在NBI放大观察图像（图3）中，病变部的黏膜结构整体保持完好，边缘部可见明显的白色绒毛状结构（➡及○），圆顶状隆起部可以看到大小不一的圆形pit，呈现出多彩的表面结构。

第5章 ● Case Study：Q&A　337

在超声内镜图像（图4）中，病变的主体（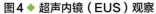）位于相当于黏膜下层的第2~3层，呈现等~低回声混杂的所见。另外，在病变内部可见多个无回声区。

用活检钳触诊时，隆起部、基部都显示弹性柔软、枕垫征阳性所见（图5）。

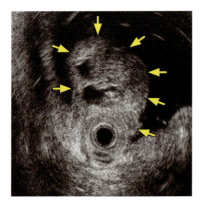
图4 ◆ 超声内镜（EUS）观察

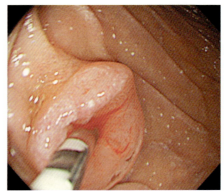
图5 ◆ 活检钳触诊

虽然没有对病变进行活检，但根据普通、色素内镜以及NBI放大内镜观察，考虑是上皮性肿瘤。由于内镜下呈现出0-Ⅰs+Ⅱc样，最初曾怀疑是黏膜下层深部浸润癌，但是，通过活检钳触诊，病变有弹性、柔软，NBI放大观察，表面的黏膜结构基本保存，而且从EUS图像等看，隆起病变的形成在组织学上并不是由于癌的黏膜下层浸润引起的，主要是由于Brunner腺等的囊状扩张引起的，也考虑到可能是腺瘤、黏膜癌，因此采取了诊断性内镜切除的治疗方法，实施了EMR。

图6是切除标本的显微镜图像。边缘显示inverted growth，在密集增殖的腺组织（□）和隆起中央部可见多个扩张的腺管结构（→）。隆起病变的隆起部分边缘被非肿瘤性健康的十二指肠绒毛覆盖（→），inverted growth和扩张的腺组织中，主要显示轻~中度异型的腺瘤图像，高度的核肿大和显著的结构异型的、相当于高异型度腺瘤的图像也混杂在一起（图7上侧）。与腺瘤邻接，可见一部分Brunner腺的增生（图8），也可以看到从Brunner腺的增生到腺瘤的转变图像（图7下 → 上侧）。与Brunner腺增生相邻的腺瘤部分都显示MUC-6阳性，考虑与Brunner腺由来的腺瘤是不矛盾的。在组织学上，诊断为伴随Brunner腺增生的高异型度Brunner腺瘤，切除标本的水平和垂直切缘均为阴性，认为该病变已在内镜上和组织学上完整切除。

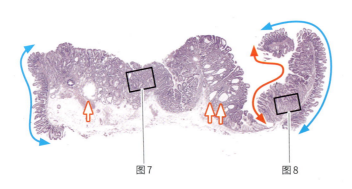

图6 ◆ 切除标本（显微镜图像）
扩张的腺管（⇨）、inverted growth（➡）、隆起部分被覆非肿瘤性的十二指肠绒毛部分（➡）。

图7   图8

解 读

普通内镜图像显示（图1，图2），十二指肠降段的Vater乳头对侧，可见山田Ⅱ型的隆起，30mm左右的隆起型病变。病变饱满感，被覆黏膜是光滑的正常黏膜，呈现黏膜下肿瘤所见。

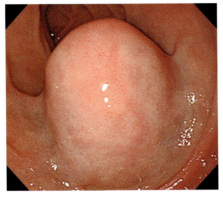

图1◆ 普通内镜图像1

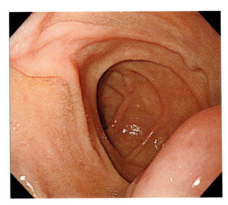

图2◆ 普通内镜图像2

在超声内镜检查（EUS）图像中，病变大小为35.6mm×22.6mm、与肌层（第4层：➡）连续、内部比较均匀的低回声肿瘤，怀疑是GIST（图3）。另外，作为鉴别诊断，还列举了平滑肌瘤、神经鞘瘤等。

图4是腹部造影CT所见，在十二指肠降部可见30mm大小的结节（➡），内部比较均匀，造影后呈现出与消化道黏膜相同程度的增强效果。

由于经过5年的随访观察，病变显示出逐渐增大的倾向，所以作为诊断性治疗的手段，行外科切除了，因此没有进行超声内镜下穿刺吸引法（EUS-FNA）的术前组织学诊断。

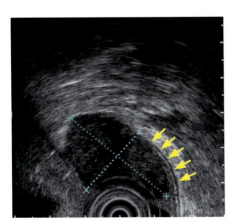

图3◆ 超声内镜图像

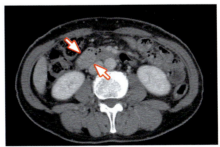

图4◆ 腹部CT

下面是外科切除标本的病理组织学图像（图5，图6）。

肿瘤是以固有肌层来源为主体，向浆膜侧突出的肿瘤，椭圆形、纺锤形核的肿瘤细胞错综增殖，未发现坏死灶。

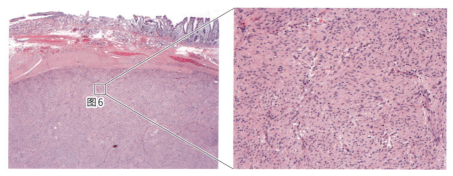

图5 ◆ 病理组织学图像

图6 ◆ 病理组织学图像（放大）

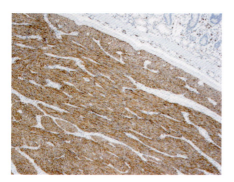

图7 ◆ c-kit免疫组织染色图像

免疫染色显示c-kit阳性，CD34阴性，desmin阴性，S100蛋白阴性，因此诊断为GIST（图7）。

1. 十二指肠 GIST。
2. 基本上通过外科手术完整切除是第一选择，也是唯一的治愈手段。

总 结

【最终诊断】

gastrointestinal stromal tumor（GIST）of the duodenum，35mm×22mm×20mm.
免疫染色：c-kit（+），CD34（-），desmin（-），S100蛋白（-），MIB-1 labeling index：
1.5%。
本例GIST的风险分类属于低风险，切缘阴性，未发现淋巴管、静脉的浸润。

① 本病例中对超过20mm、缓慢增大的SMT实施了EUS，由于怀疑是GIST，所以为了诊断性治疗进行了外科手术。

② 在日本，十二指肠GIST约占全消化道GIST的4%~5%，比较少见。另外，术前能得到诊断的概率很少，除非表面形成溃疡和糜烂，一般通过活检很难进行诊断。因此，应该行EUS-FNA在术前进行诊断。

③ 此外，胃GIST对比其他部位的GIST，相对组织学上恶性度高，复发率也高，预后差，因此适合积极的手术治疗。但是，病变部位不同，有时手术创伤也很大，在Vater乳头附近，有可能行胰十二指肠切除（PD）。原则上，不需要预防性淋巴结廓清，希望能够行保留脏器功能的手术。

④ 不能切除病变时，对于转移、复发GIST，酪氨酸激酶抑制剂是第一选择。给予伊马替尼作为第一选择，当伊马替尼不耐受或耐药的情况下，推荐给予舒尼替尼[1, 2]。

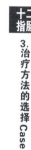

参考文献

[1] Nishada T，et al: Gastrointestinal stromal tumor: a bridge between bench and besides. Gastric Cancer，12: 175-188，2009.

[2] 「GIST 診療ガイドライン 第3版」（日本癌治療学会，他／編），金原出版，2014.

D. 十二指肠

3. 治疗方法的选择 Case ③

田島知明，野中康一

【病　例】70多岁，男性。

【现病史】在癌症体检（X线检查）中提示胃黏膜异常，行上消化道内镜检查发现十二指肠降部有病变（图1~图4）。

1. 该病变的诊断？
2. 治疗方案？

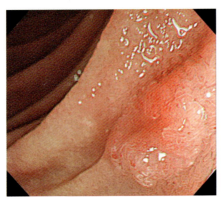

图1 ◆ 普通内镜图像

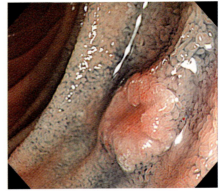

图2 ◆ 喷洒靛胭脂图像

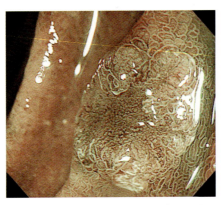

图3 ◆ NBI放大观察（低倍放大）

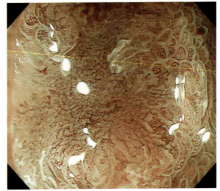

图4 ◆ NBI放大观察（高倍放大）

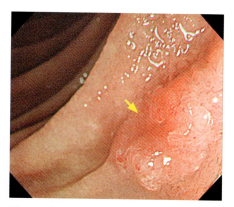

图1 ◆ 普通内镜图像

普通内镜图像（图1）显示，十二指肠降部可见约10mm的凹陷型病变。凹陷面颜色呈浅红色，边缘不规则，与周围的边界比较清晰。

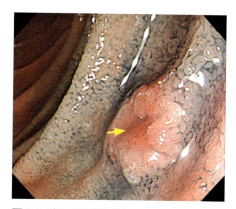

图2 ◆ 喷洒靛胭脂图像

喷洒靛胭脂后的内镜图像（图2）中，强调出凹陷面的不规则所见（➡），边界更加清晰，没有发现有硬度、皱襞异常等疑似黏膜下层深部浸润癌的表现。

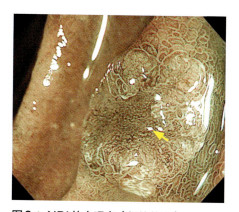

图3 ◆ NBI放大观察（低倍放大）

NBI放大观察（低倍放大）中，病变的边界被比较清晰地扫出，黏膜细微纹理在中心凹陷部分微小化，变得不清晰（➡）（图3）。

第5章

十二指肠

3.治疗方法的选择 Case ③

总 结

【最终诊断】

well differentiated tublar adenocarcinoma，0-Ⅱc，10mm×8mm，M，ly0，v0，LM0，VM0

① 对于十二指肠肿瘤，除了明显的浸润癌之外，作为诊断性治疗的外科切除创伤太大，必须避免。因此，先行内镜治疗是有意义的。

② 但是，由于十二指肠的管腔狭窄，黏膜下层、肌层较薄，Brunner腺引起黏膜下层纤维化等特征，以及由于呼吸运动和胃内弯曲，造成内镜的操作性差等，内镜处理常变得很困难。关于EMR和ESD，要在理解各自的优缺点，并在充分探讨肿瘤的局部位置、恶性度、内镜的操作性等难易程度的基础上进行选择。

③ 对十二指肠肿瘤EMR的适应证为在10mm以内的意见很多 [1, 2]。关于ESD，虽然没有明确指出详细的适应证，但是对于不能进行EMR的大病变和即使很小也伴随纤维化的病变，可以选择ESD [3]。

④ 十二指肠的内镜治疗后的创面，由于胆汁、胰液等的刺激，迟发性穿孔的风险很高，应该尽可能地缝合。就这一点，腹腔镜内镜联合手术（laparoscopy and endoscopy cooperative surgery：LECS）中，由于术后伤口完全封闭是可能的，所以虽然存在病变局限、大小等适应证的问题，但也认为是有用的治疗方式。

⑤ 综上所述：

· EMR：缺点：完整切除率低；优点：治疗时间短，小病变很实用。
· ESD：缺点：治疗时间长，并发症多；优点：大病变也可以完整切除。
· LECS：缺点：增加外科创伤；优点：全层切除，术后创面可以完全封闭。

参考文献

[1] 佐藤嘉高，他：十二指腸腫瘍（非乳頭部腫瘍）における EMR/ESD．消化器の臨床，9: 158-163，2006．

[2] 岩田恵典，豊永 高史：十二指腸腫瘍における EMR/ESD．消化器の臨床，11: 249-253，2008．

[3] 木村隆輔，他：十二指腸腫瘍（非乳頭）の治療（おもに ESD/EMR）の現状．臨牀消化器内科，29: 1605-1613，2014．

D. 十二指肠

3. 治疗方法的选择 Case ④

田島知明，野中康一

【病　例】50多岁，男性。

【现病史】筛查时的上消化道内镜检查中，发现十二指肠有病变（图1，图2）。

1. 该病变的诊断？
2. 治疗方案？

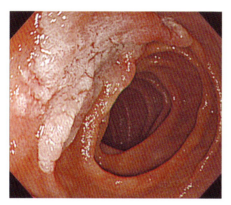

图1 ◆ 普通内镜图像

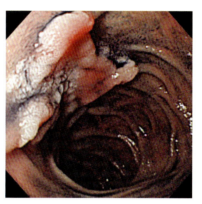

图2 ◆ 喷洒靛胭脂图像

第5章

十二指肠

3. 治疗方法的选择 Case ④

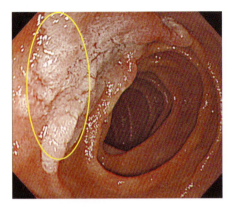

图1 ◆ 普通内镜图像

普通内镜图像（图1）显示，十二指肠降部可见30mm大小、边界清晰的扁平隆起。病变整体上伴有褪色~乳白色的变化（〇），没有发现疑似癌的发红和凹陷。虽然没有感觉到皱襞的集中、肿瘤的硬度及厚度等疑似SM深部浸润的表现，但从肿瘤大小来看也不能否定癌的可能性。

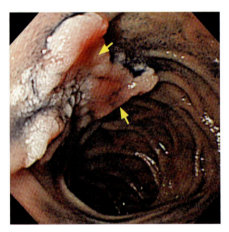

图2 ◆ 喷洒靛胭脂图像

喷洒靛胭脂图像显示病变形态及大小更清晰，与普通内镜图像相比，表面的淡红色更明显（➡），但与普通内镜图像一样，病变内也没有发现凹陷（图2）。

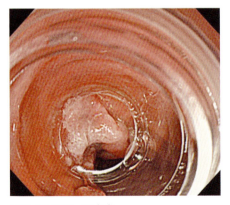

图3 ◆ EMR-C术中

由于缺乏疑似癌的内镜所见，患者本人也不希望外科治疗，所以采用EMR-cap法（EMR-C）进行了分割EMR（图3）。另外，本病例是2007年的病例，当时做了分割切除。如果是现在，像这样大小30mm的病变，考虑到癌的可能性，最好是外科或内镜的完整切除更好。

肉眼观察完整切除，分割EMR后的溃疡用金属夹完全缝合（图4，图5）。

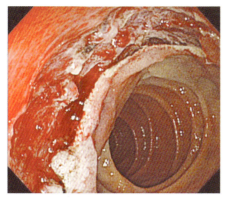

图4 ◆ 分割EMR后溃疡

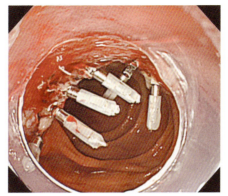

图5 ◆ 金属夹缝合

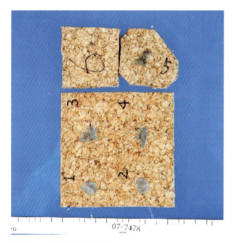

图6 ◆ 分割切除标本

福尔马林固定后的分割切除标本（图6）。分割6部分切除。

分割切除标本的病理组织学图像（图7）显示，大部分呈轻度不规则分支的腺管密集增生，可见长椭圆形核的轻度假多层。一部分分支有几处呈现稍微复杂的形状，可以看到椭圆形到类圆形核的假多层，没有可以诊断癌的异型，所以诊断为腺瘤。

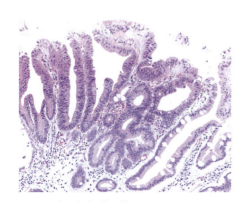

图7 ◆ 病理组织学图像

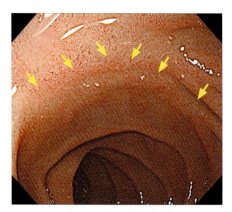

治疗4个月后，随访观察的内镜所见显示，创面（ ➡ ）被正常黏膜覆盖，没有发现残留、复发等改变（图8）。

图8 ◆ 治疗4个月后的普通内镜图像

1. 十二指肠腺瘤。
2. 有必要综合考虑病变性质诊断、肿瘤大小、浸润深度、全身状态、年龄、患者本人意愿、医疗机构的特点等来确定治疗方案。对于30mm的病变，为了详细的病理学评估和避免残留复发，我们认为最好是通过ESD或LECS进行病变的完整切除。

总 结

【最终诊断】
adenoma of the duodenum

① 本病例是2007年的病例，术前诊断是腺瘤，采用EMR-C法对病变行分割EMR。需要注意的是，分割EMR确实分割切除了包括正常黏膜在内的病变而且没有残留，切除标本也全部回收了（如果可能的话可以进行标本的病变重现），切除几个月后通过内镜对切除部位进行评估。

② 如果是现在，该病变是ESD或腹腔镜内镜联合手术（laparoscopy and endoscopy cooperative surgery: LECS）的适应证。

D. 十二指肠

3. 治疗方法的选择Case ⑤

田島知明，野中康一

【病　例】80多岁，男性。

【现病史】主诉便血，行上消化道内镜检查中发现十二指肠降段病变（图1～图3）。

---

1. 该病变的诊断？

2. 治疗方案？

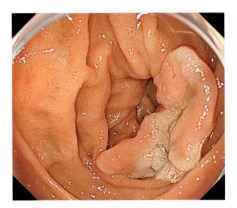

图1 ◆ 普通内镜图像

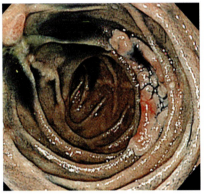

图2 ◆ 喷洒靛胭脂图像

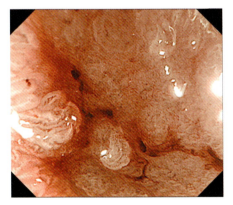

图3 ◆ NBI放大内镜图像

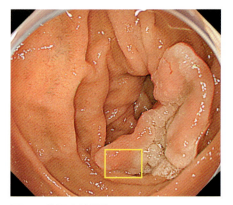

图1 ◆ 普通内镜图像

普通内镜图像显示（图1），在十二指降部可见环1/3周扩展的、30mm的淡红色扁平隆起型病变，表面淡红色部分（□）看起来像浅浅的凹陷。

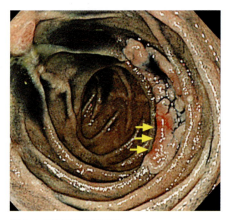

图2 ◆ 喷洒靛胭脂图像

喷洒靛胭脂的内镜图像显示（图2），病变内的浅凹陷（➡）可以清楚识别，边界清晰，病变位于Vater乳头对侧。

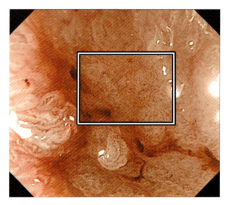

图3 ◆ NBI 放大内镜图像

病变内的发红凹陷区域（图1□）的NBI放大图像（图3）显示，虽然有黏膜纹理不清晰的地方（□），但是缺乏微血管的异型。

● LECS 的操作和顺序

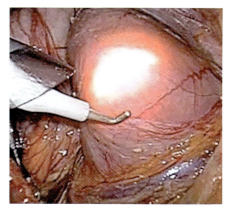

图4 ◆ 腹腔镜下的图像①

病变位于乳头对侧，内镜的操作性没有问题，因此治疗采用LECS（laparoscopy and endoscopy cooperative surgery）进行全层切除。图4为腹腔镜下的视野图像，首先通过内镜光源透过腹部透亮区，从腹腔镜下确认大致位置。

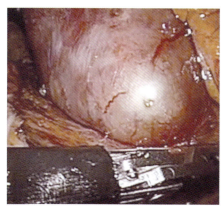

图5 ◆ 腹腔镜下的图像②

其次，从内镜侧用针状刀对病变边界进行全周性标记，故意用凝固波对各个标记穿孔，这样通过腹腔镜可以判断病变边界（图5）。

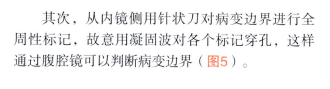

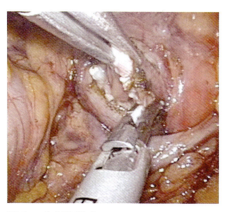

图6 ◆ 全层切除中

沿标记行腹腔镜下全层切除（图6）。

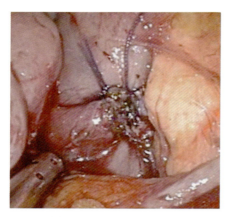

图7 ◆ 缝合部

这是腹腔镜下看到的缝合部。沿肠管的横轴方向全层连续缝合封闭创面（图7）。

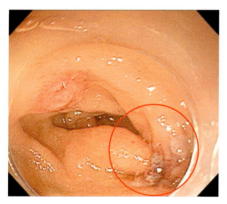

图8 ◆ LECS术后

这是从内镜下看到的缝合部的图像（图8○）。可以看出切除部已经缝合得很好。

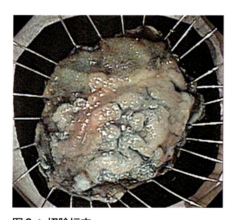

图9 ◆ 切除标本

切除标本大小41mm×30mm，病变大小为36mm×22mm，确保必要切除的最小限度，进行了完整切除（图9）。

病理组织学诊断为腺瘤（low~high grade），为全层性切除，完整及R0切除（图 10）。

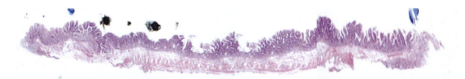

图10 ◆ 病理组织学图像

1. 十二指肠腺瘤。
2. 十二指肠LECS全层切除。

总 结

【最终诊断】
adenoma of the duodenum

① 在十二指肠行内镜治疗，术中、术后并发症的发生率高的问题并没有得到解决。另一方面，外科手术从壁外确定腔内肿瘤的部位也很困难，而且，局部切除根据部位的不同也很严格，因此，将对胃黏膜下肿瘤应用的LECS，应用在十二指肠LECS的情况时有报道[1]。LECS具有能够确定正确的切除线，能全层切除，而且术后创面也可以完成全封闭等优点，另一方面，由于在腹腔内暴露了肿瘤，所以有腹膜扩散的风险，这一点是应该注意的重要问题。

② 这些问题需要认真探讨，但我们认为这也是发挥内镜、腹腔镜双方优点的有效方法。因此，包括适应证和长期预后等在内的详细探讨还需要进一步积累病例。

参考文献

[1] Ohata K, et al: Feasibility of endoscopy-assisted laparoscopic full-thickness resection for superficial duodenal neoplasms. Scientific World Journal, 2014: 239627, 2014.

1. 胃食管反流病 (GERD)

和泉元喜

胃食管反流病 (gastro esophageal reflux disease : GERD) 中，内镜能观察到食管黏膜炎症时，可以诊断为反流性食管炎。近年来，GERD 与可能成为癌发源地的 Barrett 食管的关联越来越受到关注。另一方面，内镜观察没有异常所见时，诊断为非糜烂性胃食管反流症 (non-erosive reflux disease : NERD)，与反流性食管炎相比，NERD 应用质子泵抑制剂 (PPI) 等抑制胃酸分泌的药物无效的例子也很多，未必能说明两者属于系列关联疾病[1]。诊断反流性食管炎时，黏膜变化越轻微，内镜检查的医生之间越容易出现差异。本文对反流性食道炎的内镜诊断进行系统概述。

❖ 反流性食管炎的内镜下严重程度分类

在欧美提倡 Savary and Miller 分类等严重程度分类，近年来使用了 Los Angeles 分类[2,3]。把"与看起来更正常的周围黏膜明确区分的、白苔或者发红的区域"理解为 mucosal break（黏膜损害），根据其扩展的范围分为 Grade A 到 Grade D 的 4 个级别。但是，在有胃食管反流症状的病例中，存在食管黏膜未见糜烂和发红等情况。在日本，考量黏膜颜色变化的分类 Los Angeles 分类修订版[4]正在普及（表）。在这个分类中，加入了内镜上没有观察到变化的 Grade N 和只观察到黏膜颜色变化的 Grade M。也就是说，根据内镜所见对 GERD 进行分类，用于治疗效果的评估。

❖ 内镜诊断时的技巧和注意点

用混合了少量硅油及链酶蛋白酶的水，充分冲洗掉黏膜表面的唾液和黏液后进行观察和采集图像，是基本的操作技巧。

以下根据 Los Angeles 分类修订版，说明 Grade M 到 Grade D 的内镜所见。

表 ◆ Los Angeles 分类修订版

Grade	特征
Grade N	未见内镜所见的变化
Grade M（图1）	栅状血管透见不佳，黏膜白浊
Grade A（图2）	黏膜损害局限于 1 条黏膜皱襞上，长度不足 5mm
Grade B（图3）	黏膜损害局限于 1 条黏膜皱襞上，长度大于 5mm
Grade C（图4）	黏膜损害连续存在于 2 条黏膜皱襞以上，但是非全周性
Grade D（图5）	黏膜损害全周性存在

（引自文献4）

1 Grade M（图1）

在Grade M中，即使送气使下部的食道腔扩张，栅状血管网的透见也不佳，能看到黏膜的白浊。沿着皱襞白浊的病例（图1A），从食管胃结合部（ECJ）正上方黏膜的口侧边缘白浊的病例（图1B），到下部食管黏膜全周性白浊的病例（图1C），程度各不相同。在只有轻微变化的病例中，内镜医生对所见的掌握方法各不相同，难以诊断的情况下根据送气量的不同，食管下部的血管透见也不同。光量的调节也很重要。目前，仅凭Grade M诊断反流性食管炎很难，可以通过活检的病理诊断作为参考[5]。在后述的Grade A以上的病例中，药物治疗有效的病例在治疗后的内镜检查可见Grade M，可以作为治疗效果判定的指标。粗糙的白浊黏膜需要与肿瘤性变化相鉴别。

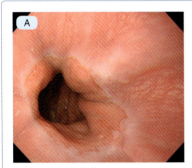
沿皱襞的白浊黏膜

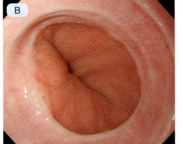
ECJ正上方的轮状白浊黏膜

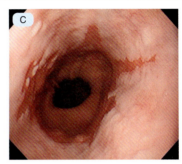
送气后血管透见消失的白浊黏膜

图1 ◆ Los Angeles 分类　Grade M

2 Grade A（图2）

在Grade A中，可见从ECJ开始的、长度连续不超过5mm的线状黏膜损害（发红、糜烂、溃疡）（图2A）。由于也存在仅有轻微糜烂的病例，所以需要对ECJ

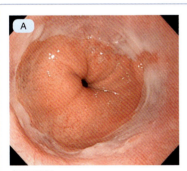
普通观察

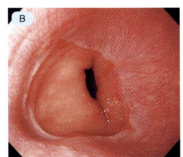
吸气时

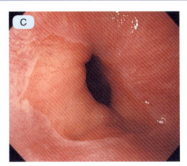
呼气时

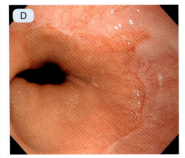
接近观察

图2 ◆ Los Angeles 分类　Grade A

进行全周性观察。即使通过送气使下部的食管腔扩张，也不能在一个画面上进行图像采集的情况时，将吸气时（图2B）和呼气时（图2C）的图像分别采集的话，可以整体记录。在糜烂和溃疡部的接近观察中，边缘可见再生上皮（图2D）。

3 Grade B（图3）

在Grade B中，从ECJ朝向口侧观察，可见长度超过5mm的线样黏膜损害（发红、糜烂、溃疡），长度因病例而异（图3A、B）。食道裂孔疝较大时，通过胃内的胃镜反转操作进行观察，可以很容易把握整体情况（图3C）。

像这样，是Grade A还是Grade B的分类是根据黏膜损害的长度来决定的，长度的测定根据检验者的不同而不同。在笔者的医疗机构中，利用打孔，用一次性手套制作直径为5mm的圆盘通过用活检钳等夹持，放置在病变附近，可以进行更正确的大小测定（图4）。此时，Barrett食管的长度和测定都可以同时进行。经鼻胃镜等细径活检管道也可以通过，蠕动时也很难脱落。在日常的内镜手术时，测量各种病变的大小，为了知道大概的长度，培养感觉也很重要。

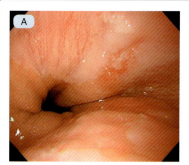

10mm的线样糜烂

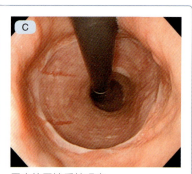

超过50mm的线样糜烂

胃内的胃镜反转观察

图3 ◆ Los Angeles 分类　Grade B

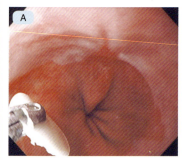

用活检钳从内镜管道送入圆盘

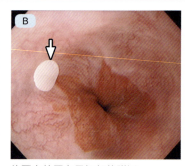

将圆盘放置在目标部位附近

图4 ◆ 病变部的测定
使用由一次性手套制作的圆盘推测病变的正确大小。

4 Grade C（图5）

在Grade C中，黏膜损害（发红、糜烂、溃疡）的一部分与其他黏膜皱襞上的黏膜损害是连续的，但不是全周性的（图5A）。由于周围黏膜的白浊，有舌状和带状的Barrett黏膜和黏膜损害部同时呈现相对发红的情况（图5B），需要进行详细的观察。呈现类圆形糜烂和溃疡的情况需要与肿瘤性变化相鉴别。

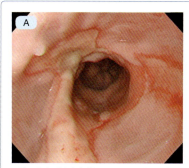

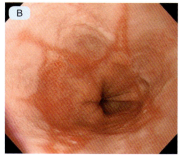

看起来部分融合的ECJ正上方的糜烂、溃疡

与糜烂、溃疡混合存在的舌状Barrett黏膜

图5 ◆ Los Angeles 分类　Grade C

5 Grade D（图6，图7）

　　在Grade D中，可见黏膜损害（发红、糜烂、溃疡）为全周性的（图6）。高龄者呕吐咖啡样残渣行内镜检查时，会有相当程度的黏膜损伤波及口侧（图6C）。PPI有效，但如果出现瘢痕狭窄，有时会需要进行球囊扩张术（图7）。

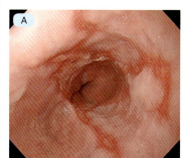

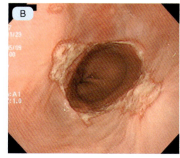

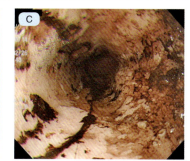

全周性轮状糜烂、溃疡

ECJ正上方全周性连续的不整形糜烂、溃疡

没有正常黏膜的全周性稍深的溃疡

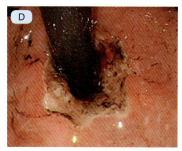

同一病例的胃内反转观察

图6 ◆ Los Angeles 分类 Grade D

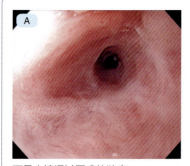
可见内镜通过困难的狭窄

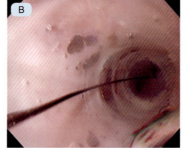
球囊扩张术

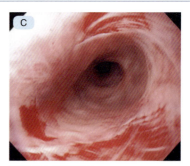
扩张后内镜能通过

图7 ◆ Grade D PPI给药后的狭窄病例

🔹 需要与反流性食管炎鉴别的疾病

在反流性食道炎合并Barrett食管的情况，需要注意Barrett腺癌的存在。在普通内镜观察中，用反流性食道炎不能解释的情况下，要注意在放大观察和活检中不要忽略。ECJ附近黏膜的详细观察困难的情况下，如果安装透明帽，就可以不受呼吸运动和蠕动影响，进行详细观察和活检。并且，通过透明帽的直径可以测定病变的大小（图8）。另外，即使糜烂和溃疡很轻微，也有通过肉芽组织的形成识别隆起型病变的情况（图9），通过活检容易诊断，通过给予PPI也有缩小的情况。

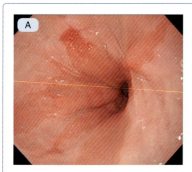

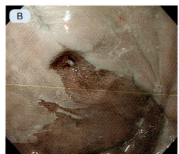

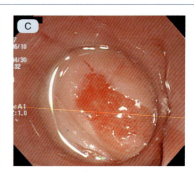

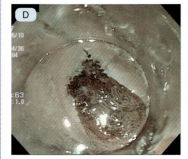

图8 ◆ Barrett腺癌

A）白光的非放大观察中，在舌状的Barrett黏膜的口侧，可见边界不清晰的发红区域，伴有轻微的白色附着物。

B）在NBI非放大观察中，该部位呈现边界不清的褐色区。

C）安装透明帽进行观察，比起Grade A的反流性食管炎，发红部位更有可能是Barrett腺癌区域的一部分。

D）进一步用NBI观察，可见与鳞状上皮区域的界线虽然清晰，但是变得不整齐。细微纹理不清晰，也可见网状的血管纹理。

※在之后的ESD中，可见局限在SMM之前的4mm×6mm大的高分化型腺癌。（well differentiated adenocarcinoma in the Barrett's esophagus。4mm×6mm, M 2（T1a-L P M）（T1a-S M M），U L（－），ly0, v0, LM（－），VM（－））。

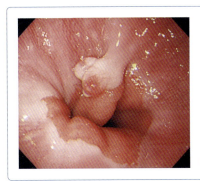
図9 ◆ 炎性息肉

参考文献

［1］Wu JCY, et al: Distinct clinical characteristics between patients with nonerosive reflux disease and those with reflux esophagitis. Clin. Gastroenterol. Hepatol, 5: 690-695, 2007.

［2］Armstrong D, et al: The endoscopic assessment of esophagitis: A progress report observer agreement. Gastroenterology, 111: 85-92, 1996.

［3］Lundell LR, et al: Endoscopic assessment of oesophagitis: Clinical and functional correlates and further validation of the Los Angeles classification. Gut, 45: 172-180, 1999.

［4］星原芳雄: GERDの診断 （3）内視鏡診断と分類. 臨牀消化器内科, 10: 1563-1568, 1996.

［5］市川一仁, 他: GERDの病理はどこまで解明されたか. 消化器内視鏡, 10: 1445-1450, 2007.

2. 食管疱疹和巨细胞病毒感染

藤原　崇，藤原純子

食管的病毒性病变一般由疱疹病毒（HSV）、巨细胞病毒（CMV）引起的，本文对这些病毒引起的食管病变的内镜图像进行解说。

HSV食管炎

疱疹病毒（herpes simplex virus:HSV）食管炎，一般是在处于免疫抑制状态的患者中发病，三叉神经节潜伏感染的HSV从唾液排出，感染到食管复层鳞状上皮而发病，但是在没有基础疾病的成人中偶尔也有发病。

根据病变时期的不同，内镜下所见也不同。在初期图像中可见数毫米左右的小水疱形成。这样的上皮脱落后，可形成伴边缘隆起的浅溃疡。进一步发展的话，形成融合性的溃疡。与溃疡相连的黏膜上皮多为白浊化（图1），这是内镜所见的特征之一。合并症有出血、食管气管瘘、难治性溃疡等的报道。

病理所见显示，感染细胞中出现Cowdry A型核内包涵体和引起磨玻璃样变化

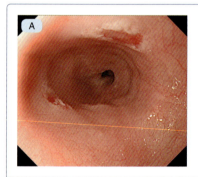
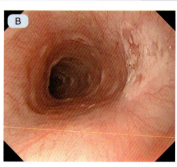

图1 ◆ HSV食管炎
胸部上段~腹部食管散在糜烂，围绕糜烂的周围上皮呈白浊改变。

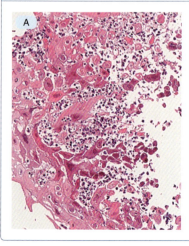
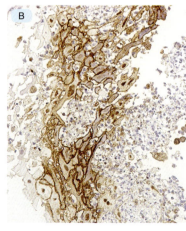

图2 ◆ 病理组织学图像
A）从溃疡边缘部的黏膜上皮进行的活检中，发现了大量核内包涵体。
B）这些细胞在HSV免疫组织化学染色中呈阳性。

的核内包涵体（图2）等特征，由于病毒存在于鳞状上皮，因此不适合从溃疡底部进行活检，而是从溃疡边缘和残存的鳞状上皮进行活检。

免疫功能正常者，大多会自然好转，但是症状严重的情况，可以通过口服抗病毒药改善症状。对于免疫功能缺陷患者，需要给予阿昔洛韦等抗病毒药。

✿ CMV食管病变

巨细胞病毒（cytomegalovirus:CMV）食管病变在非HIV（human immunodeficiency virus）感染者中很少发病，CD4（cluster of differentiation）值在100/μL以下的HIV感染者中好发。在HIV感染者的CMV食管病变中，约90%的病例中CMV antigenemia为阳性[1]。内镜可见病变有主要从胸部中段食管到食管胃结合部（esophagogastric junction：EGJ）多发的倾向，大小从几厘米到几厘米不等。肉眼形态典型所见为溃疡底部缺乏白苔附着的深凿样溃疡（图3，图4），但更多的是深凿样溃疡以外的不规则形状和地图状（图5）、类圆形等糜烂、浅溃疡形成，这种情况内镜诊断比较困难。在EGJ正上方，通过类似胃食管反流病的线状糜烂、溃疡（图6）中活检，也有CMV感染的情况[1]。另外，在病理组织学上可见包涵体（图7），CMV的免疫染色呈阳性。但是由于活检的阳性率低，所以在怀疑是CMV食管病变时，主要从溃疡底以及溃疡边缘部进行多处活检。治疗方案根据需要，使用更昔洛韦、膦甲酸钠等抗CMV药物。

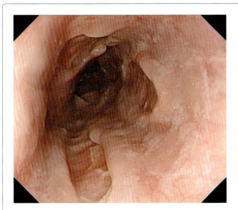

图3 ◆ CMV食管病变（深凿样溃疡①）
在胸部中段食道，可见多发的深凿样溃疡，溃疡底部未见白苔附着。

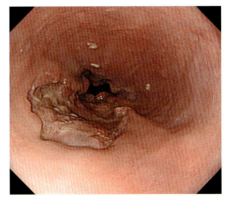

图4 ◆ CMV食管病变（深凿样溃疡②）
胸部下段~腹部食管发现约半周性的深凿样溃疡，溃疡的边缘隆起。

第6章

2. 食管疱疹和巨细胞病毒感染

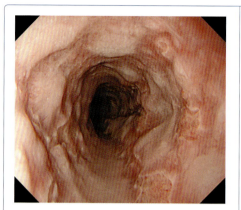

图5 ◆ CMV食管病变（地图状溃疡）
从胸部中段~下部食管可见地图状的糜烂、溃疡的扩展。

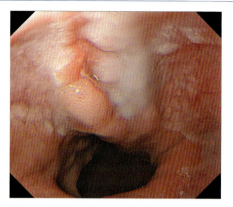

图6 ◆ CMV食管病变（线状溃疡）
EGJ正上方，可见GERD样的线状糜烂。

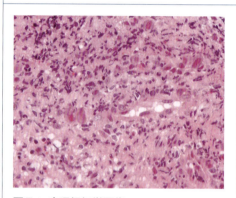

图7 ◆ 病理组织学图像
肉芽组织中随处可见有包涵体的较大细胞。

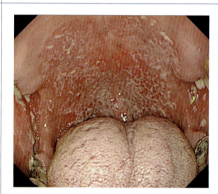

图8 ◆ 口腔内念珠菌
软腭及颊黏膜上有白苔附着。

 Pit fall CD4值较低的HIV感染者接受内镜检查时，需要注意其经常合并食管念珠菌病。CD4值低下的HIV感染者的上消化道内镜检查中，食管病变，除了CMV之外，还需要确认有无HSV、卡波西肉瘤、恶性淋巴瘤等。因为在重度食管念珠菌病中，食管黏膜面几乎无法观察到，所以在内镜检查前，要确认口腔咽头有无念珠菌的感染（图8），在伴有吞咽障碍和胸部不适时，可作为食管念珠菌病先行经验性治疗[2]。

 Point
因为CMV食管病变以HIV为背景疾病的情况较多，无法确定是否明确其它基础疾病的时候，必须进行HIV的检查。

参考文献
[1] 藤原 崇，他：HIV感染症患者の上部消化管病変．胃と腸 46：240-253，2011．
[2] 「深在性真菌症の診断·治療ガイドライン2014」（深在性真菌症のガイドライン作成委員会/編），215-221，協和企画，2014．

3. 念珠菌感染

古川龍太郎

念珠菌是在人的皮肤、口腔咽头和消化道等经常存在的真菌，也是机会性感染的原因。本文在介绍食管念珠菌病的同时，对与之关联密切的口腔咽喉念珠菌病也加以解说。

危险因素

口腔咽喉、食管的黏膜念珠菌病是伴随免疫功能不全的机会性感染。造成免疫功能不全的疾病及因素可以列举如下：人类免疫缺陷病毒（human immunodeficiency virus：HIV）感染、恶性肿瘤、控制不佳的糖尿病、肝功能衰竭、应用抗癌药或免疫抑制药、全身应用类固醇药物、高龄等[1, 2]。

此外，局部的主要原因包括吸入类固醇制剂、口腔内不卫生、唾液减少、抗菌素对常驻菌群的抑制、酸分泌抑制药和胃切除引起的食管内pH上升、食管狭窄等，但是导致常驻念珠菌发病的机制还不明确[2]。

另一方面，健康的成人中也有发现黏膜念珠菌病的情况。有报道称，以上消化道内镜检查整体为参数，食管念珠菌病的患者比例为0.32%~1.17%，其中约半数是没有明显基础疾病的健康成人[3]。

症状

在口腔咽喉部念珠菌病中，有时会出现疼痛和味觉异常，但一般缺乏自觉症状，大多不被重视[4]。

在食管念珠菌病中，有时可以出现吞咽困难感、吞咽时疼痛、烧心、恶心等症状，但是，半数左右的病例没有消化道症状，所以即使没有症状也不能否定诊断。在重症病例中，也有出现食管狭窄、出血、瘘的情况[1-3]。

诊断

如果肉眼或内镜能确认念珠菌的白苔，就可以诊断为黏膜念珠菌病。白苔为灰白色~乳白色，周围的黏膜常伴有发红和糜烂。

初期的口腔咽喉部念珠菌病中，可以观察到分散在软腭的点状白苔。如果不去处理的话，颊黏膜、咽喉部和舌头会被白苔覆盖，急性口腔念珠菌的白苔用压舌板等可以很容易剥离，剥离后的黏膜面会形成糜烂而造成疼痛。

食管念珠菌病的特征是其白苔通过水洗不能剥离。如果是轻症的话，白苔只是点状分布（图1），而重症病例的白苔会融合成线状、块状（图2），也会呈现覆盖食管黏膜全周的"white carpet"状的外观（图3）。

此外，在食管念珠菌病的严重程度分类中，有Kodsi分类（表）[1]。Grade 3、4也有无症状的情况，所以严重程度与临床症状不一定完全一致。

念珠菌常驻于消化管中，从正常黏膜中也可以培养出来的，所以真菌学、病理学的检查不是必需的，但在与其他疾病鉴别困难的情况下也要考虑。另外，通过真菌学的检查来鉴别菌种，对抗真菌药的选择是有意义的[4]。

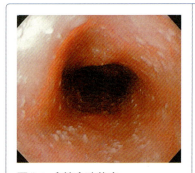

图1◆ 食管念珠菌病
相当于 Grade 1～2

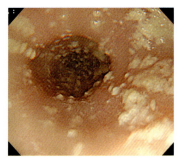

图2◆ 食管念珠菌病
相当于 Grade 3

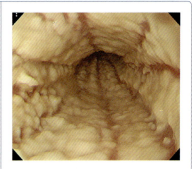

图3◆ 食管念珠菌病
相当于 Grade 4

表 ◆ **Kodsi 分类**

Grade 1	少数可见 2mm 以下的白苔
Grade 2	可见 2mm 以上的白苔，数量也较多
Grade 3	白苔融合，可见线状、块状隆起的白苔
Grade 4	白苔几乎覆盖全周，可见糜烂和狭窄

（据参考文献1制成）

参考文献

[1] Asayama N, et al: Relationship between clinical factors and severity of esophageal candidiasis according to Kodsi's classification. Dis Esophagus, 27: 214-219, 2014.

[2] 石川祐司: 食道カンジダ症に対するイトラコナゾール内用液の有効性. 新薬と臨牀, 57: 640-652, 2008.

[3] Choi JH, et al: Prevalence and risk factors of esophageal candidiasis in healthy individuals: a single center experience in Korea. Yonsei Med J, 54: 160-165, 2013.

[4] 藤井 毅: AIDS指標疾患としての真菌症. 深在性真菌症˜SFI Forum˜, 6: 22, 2010.

4. IBD 合并食管病变

国崎玲子，安原ひさ惠

> 以溃疡性结肠炎、克罗恩病、肠道白塞病为代表的炎症性肠病（inflammatory bowel disease：IBD），近年来国内患者数急剧增加，内镜检查时遇到食管病变的情况也在增多。IBD 以下消化道病变为主体，在食管中有时也可见病变，有助于确定诊断。克罗恩病和白塞病中较多，在中段食管好发，多发阿弗他样病变和溃疡病变较多见。
>
> 在克罗恩病中的特征所见是通过喷洒色素可扫出细微病变的纵行排列，白塞病的特征是在中段食管形成较深的单发溃疡。

❋ 克罗恩病的食管病变

食管病变的发生率为0.2%~15%，好发部位在中段~下段食管，表现为多发细小的阿弗他样糜烂和浅的不规则溃疡等较多（图1A、B）。深溃疡和纵行溃疡（图1C）等重度病变较少[1,2]。另外，食管病变程度有时与下消化道的疾病活动度无关。

多数细小病变在普通内镜检查中观察困难，必须喷洒靛胭脂，确认病变的纵行分布倾向，这对诊断很有用（图1A、B）。通过活检对非干酪样类上皮肉芽肿的检出率较低，为0%~27%[2]。

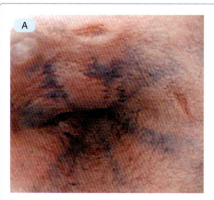
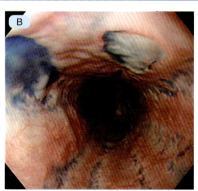
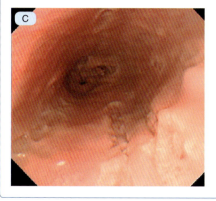

图1 ◆ 克罗恩病的食管病变

A）多发的淡红色凹陷，喷洒靛胭脂发现周围有肉眼无法确认的纵行分布的多发微小凹陷。

B）中段食管的浅类圆形溃疡，周围可见纵行排列的多发微小凹陷。

C）纵行溃疡。

（A，C：安原 ひさ惠，他：びらん·潰瘍を呈する食道病変の内視鏡診断 炎症性腸疾患合併例. 胃と腸，50：151-158，2015より転載）

❀ 肠白塞病的食管病变

　　白塞病是以复发性口腔溃疡、皮肤症状、外阴部溃疡、眼部症状这4个主要症状为特征的自身免疫性疾病，以回盲部的深凿样溃疡为典型所见，但在其他肠管中也散在病变。

　　食管病变的发生率为0%~11%，好发部位为中段食管，多发阿弗他样糜烂（图2A）和圆形溃疡（图2B）的报道较多。其他，也有单发的巨大溃疡（图2C）、多发不规则溃疡、食管狭窄和气管瘘等的报道[1, 3]。

　　白塞病的食管溃疡，与克罗恩病相比，是边缘整齐的圆形溃疡，边缘白苔明显，边缘的隆起清晰，这一点对鉴别有帮助。

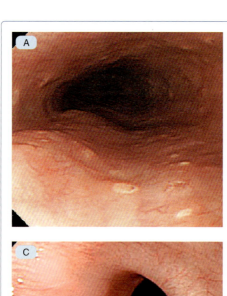
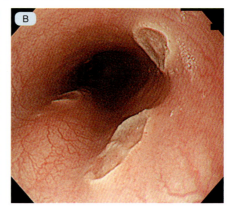
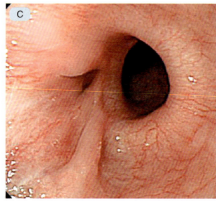

图2 ◆ 白塞病的食管病变
A）多发食管糜烂，附着厚白苔，边缘白苔很明显。
B）多发圆形溃疡。
C）伴假憩室形成和轻度狭窄，中段食管的孤立性溃疡瘢痕。
（安原 ひさ恵，他：びらん・潰瘍を呈する食道病変の内視鏡診断　炎症性腸疾患合併例. 胃と腸，50：151-158，2015より転載）

溃疡性结肠炎的食管病变

极为罕见，在已经报道的21例病例中，中下部食管的单发~多发的深凿样溃疡较多[1, 4]（图3）。

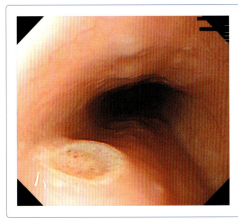

图3 ◆ 溃疡性结肠炎的食管病变
溃疡性结肠炎病例中可见中段食管的孤立性圆形溃疡，肉眼上与肠白塞的病变很难鉴别。
（安原 ひさ恵，他：びらん·潰瘍を呈する食道病変の内視鏡診断 炎症性腸疾患合併例. 胃と腸，50：151-158，2015より転載）

Point

克罗恩病和白塞病的食管病变的鉴别大多很困难，"明明是食管还要喷洒靛胭脂吗？"虽说如此，也一定要喷洒靛胭脂，确认有无纵行排列的凹陷病变（克罗恩病）。边缘规整的圆形溃疡，伴有volcano样的边缘隆起，或者中段食管的单发深溃疡性病变等，比起克罗恩病更怀疑是白塞病。通过活检很少能得到疾病的特异性诊断，内镜的肉眼诊断是关键，认识到这一点非常重要。

MEMO

通过对原发病的免疫抑制治疗，排除由巨细胞病毒和疱疹病毒引起的食管病变也很重要。

参考文献

［1］安原 ひさ恵，他：びらん·潰瘍を呈する食道病変の内視鏡診断 炎症性腸疾患合併例. 胃と腸，50: 151-158, 2015.

［2］Decker GA, et al: Crohn's disease of the esophagus: clinical features and outcomes. Inflamm Bowel Dis, 7: 113-119, 2001.

［3］Kawabata H, et al: Intestinal Behçet's disease with an esophageal ulcer. Gastrointest Endosc, 58: 151-154, 2003.

［4］Asakawa A, et al: Case of ulcerative colitis associated with oesophageal ulcer. J Int Med Res, 28: 191-196, 2000.

5. 食管和胃静脉曲张

森 直樹，今津博雄

到目前为止，有关食管静脉曲张的内镜诊断方法进行了各种各样的探讨，1979年设定了食管静脉曲张记录标准[1]，该标准将①占据部位、②形态、③颜色、④红色征、⑤有无伴随食管炎作为主要观察项目。此后，对记录标准又进行了修改，形成了现在的食管、胃静脉曲张记录标准（门静脉高压症处理规则第3版）[2]。

本文以这个食管、胃静脉曲张记录标准的要点为中心，对食管、胃静脉曲张的内镜诊断进行解说。

❄ 食管静脉曲张记录标准（表）

1 占据部位（location：L）

作为食管静脉曲张的占据部位，将食管分为上、中、下3个部分，分别将到达上段食管部分记载为Ls，将延伸到中段食管的部分记载为Lm，将局限于下段食管的部分记载为Li。但是，在内镜下，特别是中下段食管的界线很模糊，所以作者记录从门齿到食管静脉瘤上端的距离。

2 形态（form：F）

这个因素不仅是形态，还加入了静脉曲张的大小。存在数条的情况下记载最粗的静脉曲张的形态所见。也就是说，治疗后看不到静脉曲张的为F0，直线型比较细的静脉曲张为F1，串珠状的中度的静脉曲张为F2，结节状或肿瘤状的粗的静脉曲张为F3（图1）。

表 ◆ 食管静脉曲张记录标准

占据部位（L）	形态（F）	颜色（C）
Ls　局限于上段食管 Lm　波及中段食管 Li　局限于下段食管	F0　治疗后看不到静脉曲张 F1　直线型细的静脉曲张 F2　串珠状且中等程度的静脉曲张 F3　结节状或肿瘤状粗的静脉曲张	Cw　白色静脉曲张 Cb　蓝色静脉曲张

红色征（RC）	出血所见	黏膜所见
R0无发红所见 R1局限性少数发红 R2 RC1和RC3之间 R3全周性多数发红 红蚯蚓：RWM 樱桃红斑：CRS 红血豆：HCS	<出血中所见> 　喷出性出血（spurting bleeding） 　涌出性出血（gushing bleeding） 　渗出性出血（oozing bleeding） <止血后所见> 　红色血栓（red plug） 　白色血栓（white plug）	E　糜烂 UI　溃疡 S　瘢痕

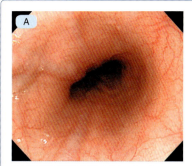
F1的蓝色静脉曲张（F1，Cb）

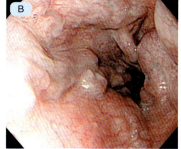
F2的蓝色静脉曲张（F2，Cb）

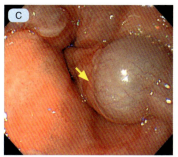
F3的蓝色静脉曲张（F3，Cb）（）

图1◆ 蓝色静脉曲张

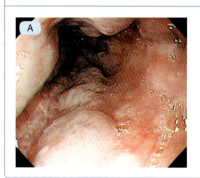

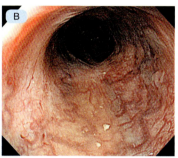

图2◆ 送气引起的静脉曲张所见的不同

A）送气不充分的状态下观察可见F2样的蓝色静脉曲张。

B）充分送气使食管扩张的状态下观察可见不是F2，而是治疗后的F0静脉曲张。

> **Pitfall** F因子是在送气时食管充分扩张的状态下进行判断的。根据送气的程度，静脉曲张的形态很容易发生变化，必须注意不要用超过实际大的F因子进行判断（图2）。

3 颜色（color：C）

表示食管静脉曲张的颜色分为白色静脉曲张（Cw），蓝色静脉曲张（Cb）。治疗后血栓化的静脉曲张在颜色（Cw，Cb）后面附记-Th。

4 红色征（red color sign：RC）

是指覆盖静脉曲张的食管黏膜变成红色的情况，有红蚯蚓（red wale marking，RWM）、樱桃红斑（cherry red spot：CRS）、红血豆（hematocystic spot：HCS）3种。RC的程度，未见红色征的为RC0，局限性少数的为RC1，RC1和RC3之间的记录为RC2，全周性多数记录为RC3。另外，静脉曲张间有teleangiectasia的情况，附记Te。这个RC与出血相关，在决定治疗适应证上是最重要的（图3）。

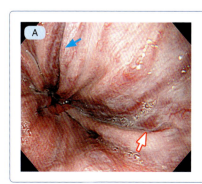

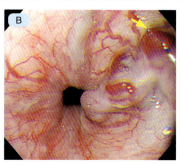

图3◆ 发红所见

A）红蚯蚓（RWM，➡）和樱桃红斑（CRS，⇨）。

B）红血豆（HCS，⇨）。

5 出血所见（bleeding sign）

出血中的所见分别用jet样血液从静脉曲张喷出的喷出性出血（spurting bleeding）、慢慢涌出的涌出性出血（gushing bleeding）、渗出的渗出性出血（oozing bleeding）来记录。止血后的所见分别是红色的纤维蛋白栓的红色血栓（red plug）和白色的纤维蛋白栓的白色血栓（white plug）。红色血栓大多在止血后2天内可以观察到，白色血栓大多在止血2~7天后可以观察到[3]。

> **Pit fall** 对于喷出性出血和涌出性出血，通过充分的冲洗和吸引，可以很容易地在内镜下观察到。红色血栓和白色血栓如果仔细地观察的话，即使很小也不会漏诊。但是，对于表现为吐血和柏油便等高危食管静脉曲张患者，即使行内镜检查，也有不能明确判断出血点的情况。当然，静脉曲张以外的病变出血的可能性也要考虑到，但这种情况下，食管胃结合部正下方的细静脉曲张出血的情况比较多见。作者在很难确定出血点时，会在内镜前端安装透明帽，仔细观察食管胃结合部附近部位。

6 黏膜所见（mucosal finding）

重视治疗后的变化，分为糜烂、溃疡、瘢痕3种，分别附记E、Ul、S。

胃静脉瘤记录标准

虽然以食管静脉曲张记录标准为基准，但占据部位、RC的记录方法有所不同。

1 占据部位（location：L）

胃静脉曲张中，局限于贲门部的静脉曲张记为Lg-c，从贲门部向穹隆部连续的静脉曲张记为Lg-cf，局限于穹隆部的静脉曲张记为Lg-f。

> **Point** 胃静脉曲张根据存在部位的不同，血流动力学也有很大的差异。也就是说，Lg-c是与食管静脉曲张连续的静脉曲张，治疗也可以按照食管静脉曲张来考虑。Lg-cf和Lg-f作为血流排出血管，大多有粗的肾静脉系统的短路，内镜治疗中有时治疗很困难，因此适用B-RTO。

2 红色征（red color sign：RC）

胃静脉曲张中不进行RC的程度分类，完全没有发红所见的记录为RC0，发现RWM、CRS、HCS中的任何一个记录为RC1。

在日本，对食管、胃静脉曲张的预防治疗非常盛行，其是非还存在异议，但是一定要使用这个记录标准，准确地找出静脉曲张出血的内镜所见和出血的危险因素，决定治疗的适应证和方法。

参考文献

[1] 日本門脈圧亢進症研究会：食道静脈瘤内視鏡所見記載基準. 肝臓, 21: 779-783, 1980.

[2] 「門脈圧亢進症取扱い規約 第3版」（日本門脈圧亢進症学会／編），pp37-40，金原出版，2013.

[3] 幕内博康, 他：食道静脈瘤出血点からみた再出血予測因子ならびに硬化療法後の再出血. 消化器内視鏡, 6: 75-81, 1994.

6. 胃息肉

望月惠子，田尻久雄

> 胃息肉是突出向胃腔的局限性黏膜隆起型病变的总称，通常不包括非上皮性病变和恶性病变。肉眼形态分型广泛使用山田、福富分类，胃息肉大部分是增生性息肉或胃底腺息肉。

定义

胃息肉（gastric polyp）※的定义是"胃黏膜上皮的局部异常增生而突出到胃腔的隆起型病变"。一直以来，这是来源于肉眼形状的定义，不包括非上皮性隆起型病变和肉眼明确是恶性的病变，将良性的上皮性隆起型病变作为胃息肉来处理（但是，息肉中也包括一部分伴有癌病灶的病变）。

定义肉眼形态分型

最广泛使用的是山田、福富分类[1]，从隆起型病变的起始部的形态不同分为4型（图1）。

过去本来这个分类，与上皮性、非上皮性的区别和良性、恶性的区别没有关系，是来源于肉眼形状的分类，所以包含了黏膜下肿瘤和隆起型早期胃癌等所有的隆起型病变，但是现在作为良性的上皮性隆起型病变的胃息肉的分类使用的情况比较多。

分类	形状	定义	参照
I型	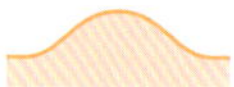	隆起的起始部平滑，没有形成明确的边界线	图2
II型	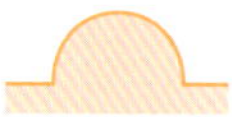	隆起的起始部形成明确的边界线，但是没有收缩变细，乍一看与I型类似（无蒂性）	图3
III型	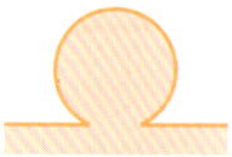	在隆起的起始部形成明显的收缩变细，但没有蒂（亚蒂性）	图4
IV型	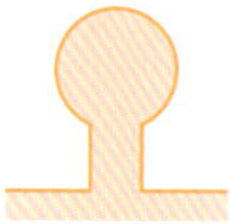	在隆起的起始部可见明显的蒂（有蒂性）	图5

图1 ◆ 山田、福富分类

名词解释

※ 息肉：息肉这个名称来源于拉丁语的polypodus，意思是many footed，最初是乌贼的名称。后来被导入医学用语，最初是用于鼻部肿瘤，后来被用于消化管黏膜上发生的有蒂性肿瘤，本来都是来源于肉眼形状的名称[2]。

✿ 从病理组织学分类看内镜所见

　　在良性隆起型病变的病理组织学分类中，大多大致分为增生性息肉（腺窝上皮性、幽门腺性、胃底腺性）和腺瘤（腺瘤参照第5章C-3-②）。临床上，将腺窝上皮及幽门腺增生所产生的部分作为增生性息肉（hyperplastic polyp），与胃底腺增生性变化所产生的胃底腺息肉（fundic gland polyp）分开考虑。

1 增生性息肉的诊断要点（图3~图5）
- 背景伴有胃黏膜的萎缩性变化，多见于胃体下部至胃窦部。
- 呈现山田、福富分类的Ⅱ、Ⅲ、Ⅳ型等各种各样的形态，发红明显，表面多形成糜烂和溃疡。
- 大小从直径5mm以下到30mm左右，但20mm以上的息肉需要与合并癌和早期癌进行鉴别。

2 胃底腺息肉的诊断要点（图2）
- 背景不伴胃黏膜的萎缩性变化，多见于胃体部和穹隆部。

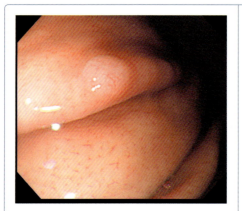

图2 ◆ 山田、福富分类 Ⅰ型
胃体中部大弯，大小3mm，胃底腺息肉。

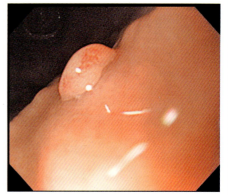

图3 ◆ 山田、福富分类 Ⅱ型
胃体中部大弯，大小3mm，增生性息肉。

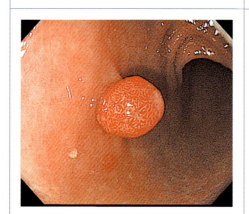

图4 ◆ 山田、福富分类 Ⅲ型
胃体下部前壁，大小8mm，增生性息肉。

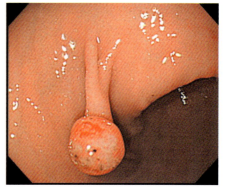

图5 ◆ 山田、福富分类 Ⅳ型
胃体下部小弯，大小8mm，增生性息肉。

· 山田、福富分类的Ⅰ、Ⅱ型，大小多在10mm以下，表面光滑，与周围黏膜颜色相同。

 Pit fall 用普通内镜鉴别增生性息肉及其癌变病例是很困难的，但是大小在**20mm以上、表面凹凸不整、广基性的息肉并发癌的发生率很高**。要捕捉病变的整体图像（形态、颜色、硬度、大小等），在活检的时候，不仅是息肉的表面，慎重起见，还要从基部也行活检。内镜诊断和活检诊断不一致的情况下，不能仅依靠活检诊断，而是必须进行再次检查，最好利用色素内镜和放大内镜对黏膜微细纹理和微小血管进行观察。另外，在怀疑合并癌时，也要考虑行电切除术完整切除病变[3]。

MEMO
增生性息肉多为 *Hp*（*H.pylori*）阳性，通过 *HP* 除菌（保险适用外），很大比例的息肉会消失。胃底腺息肉多为 *Hp* 阴性。

参考文献

［1］山田達哉，福富久之：胃隆起性病変．胃と腸，1: 145-150，1966.

［2］中村卓司：胃ポリープ．日本臨床，22: 1979-1987，1964.

［3］田尻久雄，丹波寛文：Ⅰ．集検からみた診断能 3．胃ポリープ 内視鏡の立場から．日本内科学会雑誌，81: 617-621，1992.

第6章

6.
胃息肉

7. 慢性胃炎

伊藤公訓

> 慢性胃炎是针对组织学诊断的炎症所见而使用的用语，也用于内镜诊断。慢性胃炎与幽门螺杆菌感染胃炎几乎是同义的，在临床上具有很大的诊断意义。另外，在日本，慢性胃炎诊断中新提出了"京都分类"。

所谓慢性胃炎，本来是指在胃黏膜上发生了组织学胃炎的用语。因此，内镜诊断中的慢性胃炎，是指由组织学炎症引起的内镜形态变化的用语。到目前为止，关于胃炎的内镜诊断，虽然推出了各种各样的分类，但是用内镜正确地诊断组织学胃炎却很困难。本来，在内镜的胃炎诊断中，应该推荐使用国际标准的悉尼分类[1, 2]，但是，从与组织学胃炎的对应这一点来看，悉尼分类还存在很多问题。

2013年2月，在日本，幽门螺杆菌（*H.pylori*）感染胃炎成为了新的除菌治疗的适应疾病。在除菌治疗时，必须事先进行内镜检查，诊断慢性胃炎。这里的慢性胃炎与*H.pylori*感染胃炎几乎是同义的，从考虑除菌治疗方面看，在临床上是很重要的。近年来，明确提示了内镜所见和*H.pylori*感染状态（未感染、已感染、现症感染）相对应的京都分类新鲜出炉（表）。这是2014年，春间、加藤等推荐的

表 ◆ 胃炎京都分类

存在位置	内镜所见名称	英文标记	*H.pylori*感染	*H.pylori*未感染	*H.pylori*除菌后
胃黏膜整体	萎缩	atrophy	○	×	○~×
	弥漫性发红	diffuse redness	○	×	×
	腺窝上皮增生性息肉	foveolar-hyperplastic polyp	○	×	○~×
	地图状发红	map-like redness	×	×	○
	黄色瘤	xanthoma	○	×	○
	血红素	hematin	△	○	○
	线状发红	red streak	△	○	○
	肠上皮化生	intestinal metaplasia	○	×	○~△
	黏膜水肿	mucosal swelling	○	×	×
	斑状发红	patchy redness	○	○	○
	凹陷型糜烂	depressive erosion	○	○	○
胃体部	皱襞肿大，蛇行	enlarged fold, tortuous fold	○	×	×
	白浊黏液	sticky mucus	○	×	×
胃体部~穹隆部	胃底腺息肉	fundic gland polyp	×	○	○
	点状发红	spotty redness	○	×	△~×
	多发性白色扁平隆起	multiple white and flat elevated lesions	△	○	○
胃体下部小弯~胃角小弯	RAC	regular arrangement of collecting venules	×	○	×~△
胃窦部	鸡皮疙瘩	nodularity	○	×	△~×
	隆起型糜烂	raised erosion	△	○	○

○: 经常可见; ×: 不可见; △: 有时可见
（引用自文献3）

一种新的胃炎分类方法。提取与*H.pylori*感染胃炎相对应的内镜所见，目的是客观且简便地诊断未感染（正常胃）、已感染、现症感染。这些分类的意义，不仅是对*H.pylori*感染胃炎进行除菌前诊断，还在于正确评价各病例的胃癌风险。其中最基本的是，体部萎缩性变化（萎缩性胃炎）的评估，1969年竹本等发表了以内镜萎缩移行带的概念作为评估基础（图1）[4]。这是将胃黏膜萎缩的胃内延展确定萎缩边界的位置，进行平面内镜诊断的方法，作为胃炎诊断的标准标记法，现在也被广泛使用（图2）。

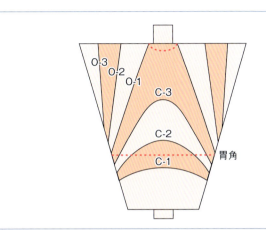

图1 ◆ 木村、竹本分类的模式图
表示在大弯处切开展开时的萎缩边界。分为C（closed type）-1、C-2、C-3、O（open type）-1、O-2、O-3 6个级别。
（引自文献5）

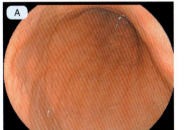

正常胃体下部正镜观察图像

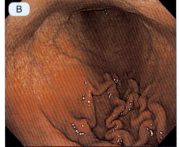

萎缩性胃炎病例的胃体下部正镜观察图像。可见明确的萎缩边界

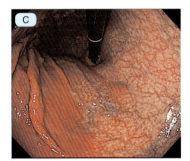

萎缩性胃炎病例的胃体部小弯的反转内镜图像。超越贲门的萎缩边界进展。木村、竹本分类中被分类为O-1

图2 ◆ 萎缩性胃炎病例的内镜图像

参考文献

[1] Misiewicz JL, et al: The Sydney System: A new classification of gastritis. Working party Reports in 9th World Congress of gastroenterology, 1990.

[2] Dixon MF, et al: Classification and grading of gastritis. The updated Sydney System. International Workshop on the Histopathology of Gastritis, Houston 1994. Am J Surg Pathol, 20: 1161-1181, 1996.

[3] 「胃炎の京都分類」（春間 賢／監），日本メディカルセンター，2014.

[4] Kimura K & Takemoto T: An endoscopic recognition of the atrophic border and its significance in chronic gastritis. Endoscopy, 3: 87-97, 1969.

[5] 「最新内科学大系（41）消化管疾患 2 胃炎」（木村 健，小林絢三／編），中山書店，1993.

8. 鸡皮样胃炎

伊藤公訓

> 所谓鸡皮样胃炎，是指呈现出以胃窦部为中心的、小颗粒状隆起密集存在的特异内镜所见的疾病。有报道指出鸡皮样胃炎有症状率高，溃疡、肿瘤等的并发率也高。

🔹 鸡皮样胃炎的特征及内镜图像

所谓鸡皮样胃炎，是指以胃窦部为中心、存在密布微细小颗粒的慢性胃炎的特殊类型。这个概念可以追溯到1962年竹本等所报道的"内镜下的鸡皮疙瘩现象"[1]。每个隆起都是半球形的，几乎都是均匀的，通过喷洒靛胭脂可以清楚地观察到（图1A、B）。在组织学上，除了黏膜固有层的慢性炎症细胞浸润外，还可以在固有层观察到伴有胚中心的淋巴滤泡形成。这个淋巴滤泡是结节状隆起的主体。如果再近距离观察的话，隆起中央可以观察到特征性的白点（图1C）。这个白点考虑是上述观察到的淋巴滤泡的本体。这个内镜图像经常在胃窦部观察到，

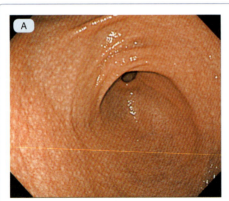

普通内镜图像

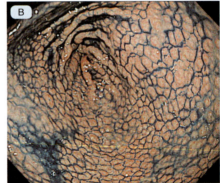

喷洒靛胭脂图像

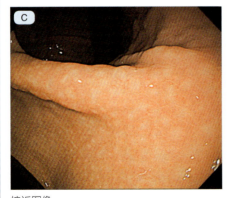

接近图像

图1 ◆ 鸟皮样胃炎的内镜图像

但有时也可在胃体部观察到。

从组织学来探讨，在胃体部也多见同样的组织学炎症所见的情况，也就是说，内镜所见虽然胃窦部显著，但本质上是波及胃体部的广泛的慢性胃炎。

🔹 鸡皮样胃炎的临床图像

有报道指出，本症的临床意义是，与通常的慢性胃炎相比，有症状的比例较高，十二指肠溃疡和缺铁性贫血等并存疾病的比例也较高[2]。特别是，其显示出可能与胃体部发生的未分化型胃癌的相关性非常重要[3, 4]。

鸡皮样胃炎多见于年轻女性，实际上在小儿中可见率也很高。几乎所有病例都有幽门螺杆菌感染。关于鸟皮样胃炎的自然病程有很多不明之处，但一般认为几乎都是随着年龄的增长而消退的。也就是说，成人鸡皮样胃炎的存在，反映了鸡皮样现象长时间持续，这可能与并存疾病的发现率相关。

Pitfall 在胃窦部可以看到褪色调、大小不一的扁平隆起（图2）。这些是反映伴随萎缩性胃炎的（特异型）肠上皮化生的所见，不是鸡皮疙瘩现象。注意隆起的形状和融合倾向等，注意不要将两者混为一谈。另外，乍一看是类似鸡皮样胃炎的内镜图像，但有时中心的白点不明显。在这样的例子中，如果喷洒靛胭脂，就会发现大多不是半球形隆起，而是不均匀的胃小凹纹理（图3），这种情况下，在组织学上也能看到与鸡皮样胃炎不同的图像，有必要与典型的鸡皮样胃炎区别开。

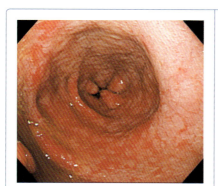

图2 ◆ 显示与鸡皮样胃炎类似的图像 特异型肠上皮化生

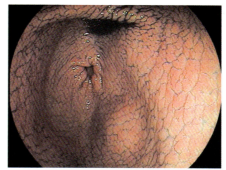

图3 ◆ 显示与鸡皮样胃炎类似图像的胃炎 喷洒靛胭脂图像

参考文献

[1] 竹本忠良：いわゆる内視鏡的鳥肌現象について.「胃と腸 内視鏡検査のポイント」, 医学書院, 1972.

[2] Miyamoto M, et al: Nodular gastritis in adults is caused by Helicobacter pylori infection. Dig Dis Sci, 48: 968-975, 2003.

[3] Miyamoto M, et al: Five cases of nodular gastritis and gastric cancer: a possible association between nodular gastritis and gastric cancer. Dig Liver Dis, 34: 819-820, 2002.

[4]「胃炎の京都分類」（春間 賢/監）, pp52-56, 日本メディカルセンター, 2014.

9. 急性胃黏膜病变（AGML）

和泉元喜

上消化道出血行紧急内镜时，应该事先记住的疾病有急性胃黏膜病变（AGML），本文以该疾病的内镜诊断为中心进行概述。

AGML 的病态

急性胃黏膜病变（acute gastric mucosal lesion：AGML）的概念是Katz等在20世纪60年代提出的。对消化道出血患者通过急诊内镜检查和活检进行病理诊断，以应激为中心，说明了各种各样的因素连锁产生急性糜烂性胃炎和急性溃疡、出血性胃炎的机制[1]。之后，关于AGML的病态有很多报道，但是，包含用语的恰当性在内等方面，还没有达到一致的见解。目前，一般认为是"将药物、压力以及其他原因引起的胃黏膜急性炎症性病变（出血、糜烂、溃疡）一并纳入其中，再加上突发性的强烈自觉症状（显性出血、上腹部痛等）的疾病"[2]。有时需要输血，也有反复再出血导致治疗困难的病例，但通过保守治疗迅速治愈的病例也很多。

内镜诊断时的技巧和注意点

AGML的内镜观察结果多种多样，好发部位在胃窦部和胃体部，几乎所有的病例病变在广泛区域内多发。发病早期行内镜检查的话，可见多发的、伴有凝血块和黑苔的不规则形状的糜烂和浅溃疡以及周围黏膜的浮肿性变化等典型所见（图1）。但是，很难鉴别较深的糜烂和浅溃疡，也可以观察到不伴有糜烂和溃疡的、多发点状出血的病例，有时可以观察到暴露血管（图2）。在使用抗血小板药和抗凝药的患者中，使用最小尺寸的夹子进行机械止血处理是有效的。

由于AGML通过胃酸分泌抑制药等的保守治疗可以比较迅速地治愈，根据内镜检查的时期不同，内镜所见也会发生变化。因此，症状出现后，尽量迅速行内镜检查进行诊断。在糜烂和溃疡不明显、黏膜皱襞肥厚很明显的病例中，需要注意与肿瘤性病变的鉴别。另外，根据内镜所见，梅毒、结核、巨细胞病毒等感染的鉴别也是必要的，因此，还需要收集其他的临床所见。以鉴别诊断为目的进行活检时，比起出血的急性期，尽量在恢复期进行活检。在AGML中，十二指肠球部和降段也会合并同样的病变（图3）。

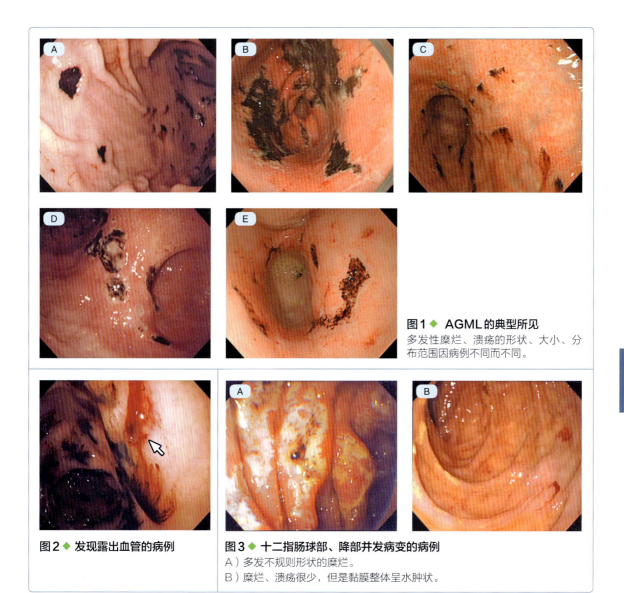

图1◆ AGML的典型所见
多发性糜烂、溃疡的形状、大小、分布范围因病例不同而不同。

图2◆ 发现露出血管的病例

图3◆ 十二指肠球部、降部并发病变的病例
A）多发不规则形状的糜烂。
B）糜烂、溃疡很少，但是黏膜整体呈水肿状。

参考文献
[1] Katz D & Siegel HI: Erosive gastritis and acute gastrointestinal mucosal lesion. Progress in Gastroenterology, pp67-96, Grune & Stratton, 1986.
[2] 「消化器内視鏡用語集 第3版」（日本消化器内視鏡学会用語委員会／編），pp78-79，医学書院，2011.

第6章

9.急性胃黏膜病变（AGML）

10. 胃溃疡

望月惠子，田尻久雄

胃溃疡是指"胃壁的组织缺损达到黏膜下层以深的病变"，本文将对胃溃疡的定义、分类、用语等进行解说。

概述

胃溃疡分为急性胃溃疡和慢性胃溃疡，根据病期、病变部位呈现非常丰富多彩的内镜所见。急性胃溃疡是急性胃黏膜病变（AGML，参照第6章-9）的病态之一，其特征是多发的不规则形状的浅溃疡。

慢性胃溃疡反复复发，分为活动期、愈合期和瘢痕期，内镜所见的特征因病期而异。崎田等的分类[1]表示了通过内镜观察到的溃疡的修复过程，被广泛使用（图1）。

（简单地说，"胃溃疡"多指慢性胃溃疡，下文将慢性胃溃疡记录为胃溃疡）。

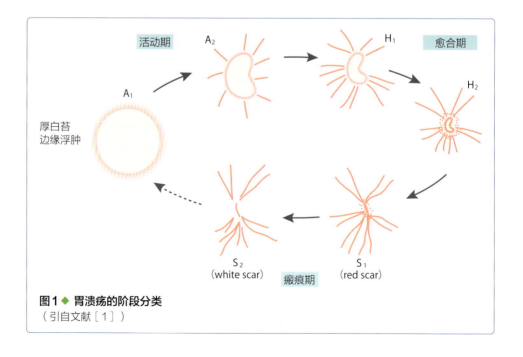

图1 ◆ 胃溃疡的阶段分类
（引自文献［1］）

胃溃疡的阶段分类（崎田等的分类）

1 活动期（active stage）

● **A₁期**（图2）

附着厚厚的白苔，周围的黏膜呈浮肿状膨隆，完全看不到再生上皮的时期。

● **A₂期**（图3）

周围的浮肿减退，溃疡边缘明显，在溃疡边缘出现少量再生上皮。多见溃疡边缘的发红和溃疡边缘白色的苔带，能够追踪到溃疡边缘的黏膜皱襞集中的时期。

2 愈合期（healing stage）

● **H₁期**（图4）

白苔变薄，再生上皮向溃疡内凸出，从边缘部到溃疡底的黏膜坡度变得平缓，溃疡的黏膜缺损明显，溃疡边缘的线被明确包围的时期。

● **H₂期**（图5）

H₁期的溃疡面进一步缩小，溃疡的大部分被再生上皮覆盖，可见毛细血管集中像的宽度比白苔的宽度变得更宽的时期。

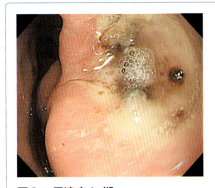

图2 ◆ 胃溃疡 A₁期
胃角部小弯可见A₁期的溃疡，溃疡底被厚厚的白苔覆盖，伴有暴露血管和血凝块。周围黏膜呈浮肿状隆起，未见再生上皮。

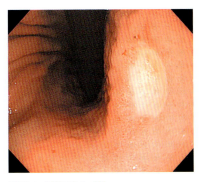

图3 ◆ 胃溃疡 A₂期
胃体下部小弯可见A₂期的溃疡。白苔的溢出消失，溃疡边缘变得清晰，可见少量再生上皮出现。溃疡周围的浮肿减退。

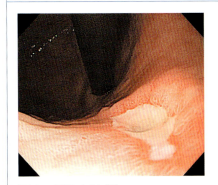

图4 ◆ 胃溃疡 H₁期
胃体中部小弯可见H₁期的溃疡。白苔开始变薄，溃疡边缘明显，可见全周性再生上皮的出现。

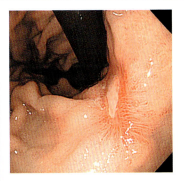

图5 ◆ 胃溃疡 H₂期
胃角部小弯可见H₂期的溃疡。溃疡面缩小，溃疡边缘的再生上皮的宽度变宽，毛细血管集中像的宽度比白苔的宽度还宽。

3 瘢痕期 (scarring stage)

白苔消失，溃疡表面被再生上皮修复的时期。

● **S₁期** (图6)

白苔消失，溃疡面被发红的再生上皮覆盖的时期，也被称为红色瘢痕（red scar）。

● **S₂期** (图7)

溃疡面再生上皮的发红消失，变成与周围黏膜相同颜色或白色的时期，也被称为白色瘢痕（white scar）。

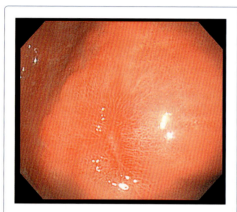 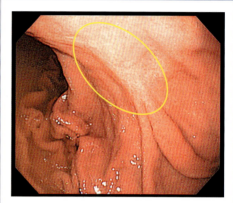

图6◆ 胃溃疡 S₁期
可见胃体下部小弯S₁期的溃疡。
白苔消失，溃疡面被覆发红的再生上皮。

图7◆ 胃溃疡 S₂期
胃体上部后壁S₂期的溃疡（○）。
溃疡面再生上皮的发红消失，变成与周围黏膜相同颜色的溃疡瘢痕。

> **技巧**
>
> **胃溃疡活检的技巧**
>
> 在活动期和愈合期的胃溃疡进行活检时，需要从白苔附着部边缘进行活检，而不是从溃疡的中心进行活检。因为从中心进行活检时，采集坏死物质和肉芽组织，无法进行正确的诊断，也无法与胃癌进行鉴别。
>
> 另外，使用内镜检查的活检材料进行 *H.Pylori* 的诊断时，最好不是从溃疡的边缘进行活检，而是从胃体上~中部大弯和幽门胃窦部大弯这2处进行活检。

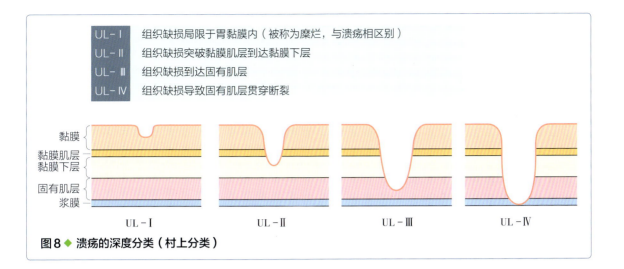

UL-I	组织缺损局限于胃黏膜内（被称为糜烂，与溃疡相区别）
UL-II	组织缺损突破黏膜肌层到达黏膜下层
UL-III	组织缺损到达固有肌层
UL-IV	组织缺损导致固有肌层贯穿断裂

黏膜
黏膜肌层
黏膜下层
固有肌层
浆膜

UL-I   UL-II   UL-III   UL-IV

图8◆ 溃疡的深度分类（村上分类）

Point

根据溃疡深度的分类（图8）

　　在溃疡深度的分类中，"村上的分类"[2]被广泛使用，根据黏膜缺损的深度分为UL-I～IV。

　　UL-I的组织缺损仅限于黏膜内，被称为"糜烂"，与溃疡相区别，UL-II以上的为溃疡。由于该分类是病理组织学的分类，因此与通常的内镜所见不一定一致，但在用超声内镜诊断溃疡的深度时被利用。

Pit fall Dieulafoy溃疡是指由于深达胃黏膜下层的微小黏膜缺损导致动脉破裂，引起急剧大量出血的疾病，好发于贲门部和胃体上部。在大多数情况下，不能自然止血，所以不行随访观察，而是行内镜治疗或外科治疗。

参考文献

[1] 崎田隆夫：胃の病変—胃潰瘍.「消化管内視鏡研修の実際」（崎田隆夫，他／編），pp376-396，中外医学社，1981.

[2] 村上忠重：病理.「胃·十二指腸潰瘍のすべて」（吉利 和，他／編），pp79-102，南江堂，1971.

11. 十二指肠溃疡

望月惠子，田尻久雄

十二指肠溃疡与胃溃疡并列为消化性溃疡的一系列疾病，与胃溃疡相比更多发，容易引起球部变形，因此呈现多种形态。本文介绍十二指肠溃疡的分类及其图像。

十二指肠溃疡的定义和发生率

十二指肠溃疡的定义是"十二指肠壁的组织缺损达到黏膜下层以下的病变"。在日本，它比胃溃疡要少，多发于年轻人。十二指肠溃疡大多发生在球部，常多发。并发穿孔的比例比胃溃疡高。发生在球部的肛侧的溃疡被称为球后溃疡，发生率低，仅占全部消化性溃疡的5%以下，但出血的概率稍高，容易引起变形、狭窄、梗阻等症状。

> **MEMO**
> 20%左右的十二指肠溃疡可合并胃溃疡。

十二指肠溃疡的分类

1 阶段分类

十二指肠溃疡的阶段分类过去有各种各样的分类，现在以胃溃疡的阶段分类为基准，使用崎田等的分类，一般分为活动期（A_1期，A_2期），愈合期（H1期，H_2期），瘢痕期（S_1期，S_2期）（图1~图6，另外参照第6章-10）。

但是，十二指肠溃疡与胃溃疡不同，容易引起变形，有很多报道认为，根据瘢痕期的颜色进行S_1、S_2期分类存在不适合的问题，也在讨论新的阶段分类。

榊等使用放大内镜，从放大观察的观点出发，关注溃疡瘢痕纹理，提倡内镜下溃疡瘢痕的阶段分类（Sa，Sb，Sc）。Sa是在粗大再生黏膜的中心部分存在无结构凹陷部分的瘢痕，Sb是从边缘直到中心部分都被粗大再生黏膜覆盖的瘢痕，Sc显示与周围相同的细小纹理的瘢痕。在探讨此分类与溃疡复发的关系时，报道了Sa瘢痕高频率复发，未发现Sc瘢痕复发[1]的结果。能够预测复发，所以是评估治疗效果的有用的分类。

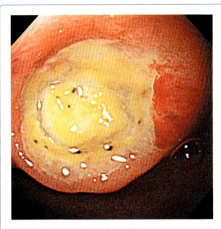

图1◆ 十二指肠溃疡 A₁ 期

在十二指肠球部可见A₁期溃疡。

溃疡底部有厚厚的白苔，周围黏膜水肿，易出血，未见再生上皮。

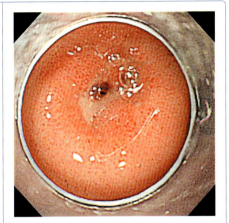

图2◆ 十二指肠溃疡 A₂ 期

在十二指肠球部可见A₂期溃疡（在直视镜上安装透明帽进行观察）。

溃疡底的白苔虽少，但可见露出的血管。

溃疡边缘的浮肿减退，可见少量再生上皮的出现。

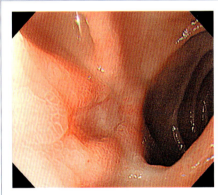

图3◆ 十二指肠溃疡 H₁ 期

十二指肠球部前壁可见H₁期溃疡。

溃疡底的白苔变薄，溃疡边缘出现全周性再生上皮。

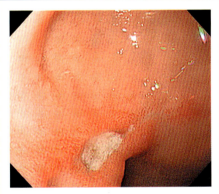

图4◆ 十二指肠溃疡 H₂ 期

十二指肠球部前壁可见H₂期溃疡。

溃疡底的白苔缩小，溃疡边缘的再生上皮变宽，变得更红。

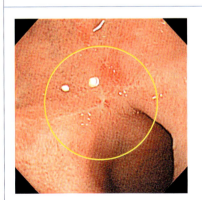

图5◆ 十二指肠溃疡 S₁ 期

十二指肠球部后壁可见S₁期溃疡。

白苔消失，溃疡面被红色的再生上皮覆盖。

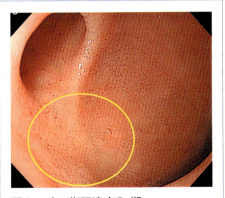

图6◆ 十二指肠溃疡 S₂ 期

十二指肠球部前壁可见S₂期溃疡。

溃疡面再生上皮的发红消失，可见幅度较宽的褪色的溃疡瘢痕。

② 根据类型分类（表）

另外，作为类型分类，也可分为单发溃疡、对吻溃疡、线状溃疡这3种类型[2]。

单发溃疡可以看到1个溃疡，好发于幽门轮正下方和十二指肠球部前壁。但是，需要注意的是，幽门轮正下方的单发溃疡很少[3]，只看到线状溃疡和对吻溃疡的一部分的情况较多见（图7）。

对吻溃疡可以看到2个溃疡相对的情况，大多在ridge的两侧可见溃疡（图8）。

线状溃疡是指溃疡或溃疡瘢痕在球部环1/3周以上的溃疡，容易反复复发（图9）。

表 ◆ 类型分类

类型	特征
单发溃疡	可见1个溃疡（图7）
对吻溃疡	可见2个溃疡位置相对（图8）
线状溃疡	溃疡或溃疡瘢痕在球部环1/3周以上的溃疡（图9）

（引自文献［2］）

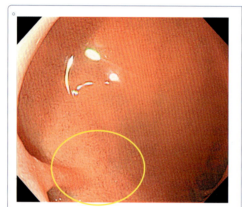

图7 ◆ 十二指肠溃疡 单发溃疡
幽门轮正下方可见S₁期的单发溃疡。

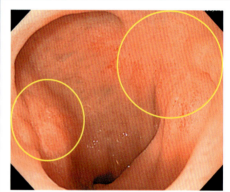

图8 ◆ 十二指肠溃疡 对吻溃疡
十二指肠球部前壁和后壁可见对吻溃疡瘢痕。

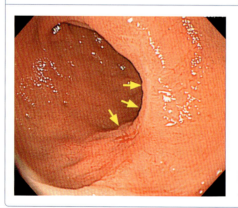

图9 ◆ 十二指肠溃疡 线状溃疡
从幽门轮正下方到十二指肠上角，可见线状溃疡。

技巧

为了避免溃疡的漏诊，进行正确的阶段分类、类型分类时，有必要向球部充分注气，仔细地进行彻底的观察。但是，越过幽门轮就是球部黏膜，由于接触和吸引等容易损伤黏膜，引起出血，详细的观察变得很困难。在变形和狭窄的情况下，球部成为切线方向，用直视镜进行观察并不容易，有必要在直视镜的前端安装透明帽，或者更换侧视镜进一步观察病变。

另外，十二指肠溃疡多发的情况常见，会引起变形和复杂的皱襞集中，因此，充分观察这些溃疡的走向对于消除漏诊是很重要的。

MEMO

从十二指肠球部（特别是球后部）到水平段如果见多发溃疡和糜烂时，会疑诊 Zollinger-Ellison 综合征、胃泌素产生性肿瘤、克罗恩病等，有必要进一步详细检查。

● **降霜糜烂**

"降霜糜烂"是指十二指肠溃疡周围发红的黏膜上，出现斑点状小白斑的内镜所见，是合并十二指肠溃疡较多的糜烂（图10）。

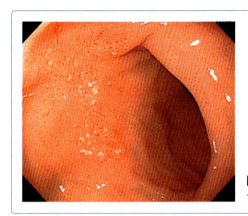

图10 ◆ 降霜糜烂
合并十二指肠球部后壁的S_2期溃疡的降霜糜烂。

参考文献

[1] 榊 信廣，他：*Helicobacter pylori*除菌後の十二指腸潰瘍の内視鏡的治癒過程．消化器内視鏡，13: 791-795，2001.

[2] 丹羽寬文：十二指腸潰瘍の内視鏡診断．最新医学，37: 524-530，1982.

[3] 金澤雅弘，他：再発しにくい十二指腸潰瘍の形態的特長．消化器内視鏡の進歩，37: 65-69，1990.